指压养生与疾病防治

主编

董晓蕾　鲍自立　谢英彪

副主编

薛　亮　朱永华　徐大可

编著者

章　瑞　李文德　吴兆书

周明飞　卢　岗　陈泓静

谢　勇　王　燕　余俊俊

尚芸芸

金盾出版社

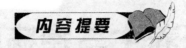

内容提要

　　本书简要介绍了指压的作用机制、基本手法、操作要点、注意事项和禁忌证等基础知识；详细介绍了常用穴位的定位和主治，指压养生的方法，以及内科、外科、儿科、妇产科、耳鼻咽喉科等常见疾病的指压操作方法。全书内容丰富，通俗易懂，科学实用，特别适合广大群众阅读参考。

图书在版编目（CIP）数据

　　指压养生与疾病防治/董晓蕾，鲍自立，谢英彪主编 . —北京：金盾出版社，2018.9（2019.8 重印）
　　ISBN 978-7-5186-1478-3

　　Ⅰ.①指…　Ⅱ.①董…②鲍…③谢…　Ⅲ.①穴位疗法—养生（中医）　Ⅳ.①R245.9②R212

　　中国版本图书馆 CIP 数据核字（2018）第 188367 号

金盾出版社出版、总发行

北京太平路 5 号（地铁万寿路站往南）
邮政编码：100036　电话：68214039　83219215
传真：68276683　网址：www.jdcbs.cn
三河市双峰印刷装订有限公司印刷、装订
各地新华书店经销

开本：850×1168 1/32　印张：9　字数：225 千字
2019 年 8 月第 1 版第 2 次印刷
印数：4 001～7 000　册　定价：28.00 元

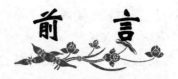

前　言

　　指压疗法又称指针疗法、穴位按摩疗法、点穴疗法，是我国劳动人民和医家在长期的劳动、生产、生活和医疗实践中创造和发展起来的。指压是在人体体表穴位和特定的刺激线上，运用点、按、拍、掐、叩、捶等不同手法，来达到通经活血、祛病养生的作用。指压疗法主要运用阴阳、脏腑、经络、腧穴等中医理论来指导治疗，以简、便、廉、验、速为主要特点。指压疗法有许多长处，它不需要药物和设备，手法施术简便，容易学习和掌握，随时随地均可施治；治疗效果较好，并且安全，适应证较广；它可以用来给别人治病，还可以用于自我治疗，在民间深受欢迎。在中医学发展中，指压点穴除被医家所应用外，还被武术家等所掌握运用，其养生作用各具特色。尽管指压由来已久，但由于其技法历来流传繁简不一，又大多混淆于按摩中而难以自立。随着科学的不断进步发展和现代人生活需求的观念改变，指压技法已被不断整理发掘，成了一种很有应用价值的治病养生方法。

　　指压的治病养生原理与针灸相同，刺激部位也与针灸基本一致。所不同的是针灸需要刺入皮内，而指压点压在体表，但所有达到的刺激效应基本一致。指压手法可以引起患者体内的局部和全身反应，从而调整机体功能、平衡阴阳、消除病理因素，达到治病养生的目的。人体由脏腑、经络及各种器官组织构成，脏腑产生气血，通过经络来营养全身。经络内与脏腑相连，外与穴位相通，指压通过按压体表穴位，使穴位处产生酸、麻、重、胀、热、蚁行、微痛等经气反应，而这些反应则通过经络传导至脏腑，改变脏腑的病理状态，使人体恢复正常的生理功能。

指压不受场所的限制，随时随地均可应用，而且无药物的不良反应，可长期治疗。此法比较安全，男女老幼无论有病或无病均能接受。指压既可以防治疾病，又可以养生保健，还可以用于急救。掌握一些指压的知识、方法和技能，对家庭成员的健康大有益处。

我们编著《指压养生与疾病防治》旨在普及保健养生方法，通过以指代针，按压人体穴位来刺激经络、脏腑，从而达到祛病养生的目的。本书在参阅大量古今指压治病养生文献的基础上，简要介绍了指压养生的基础知识和相关经络穴位，重点阐述指压治病养生的方法与应用。衷心希望广大读者开卷有益，能够从本书介绍的指压养生智慧中受到启迪，过好开心、快乐的每一天。

作　者

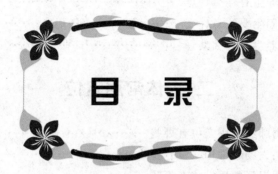

目　录

一、指压养生基础知识

指压养生与疾病防治

二、人体常用穴位

三、指压养生健身

指压养生与疾病防治

四、指压防治疾病

一、指压养生基础知识

1. 指压养生是怎样产生的

指压是在患者体表穴位和特定的刺激线上，运用点、按、拍、掐、叩、捶等不同手法，来达到通经活血、祛病健身的作用，以促使机体的功能恢复正常。指压主要运用阴阳、脏腑、经络、腧穴等理论来指导治疗，以简、便、廉、验、速为主要特点。指压有许多长处，它不需要药物和设备，手法施术简便，容易学习和掌握，随时随地均可施治；治疗效果好，又安全，而且适应证比较广；它可以用来给他人治疗，也可以进行自我治疗，历来深受人们欢迎。指压是以对症治疗为主的，有一定的适用范围；对某些病症还需要配合其他疗法，方能取得更好的效果，如急性胆囊炎等，止痛效果很好，但仅是对疼痛症状的缓解起作用，而要根本治疗则仍需配合其他疗法。

指压是随着人类生活经验的积累和生产力的提高而逐渐从一些偶然的、一般的感性经验认识基础上，逐渐发展提高到理性上的认识，并不断发展完善成的一门独具传统医学特色的非介入性自然疗法。指压的起源时间已难以考证，但应远早于推拿、针灸等疗法。当初，由于生产力水平的低下和医疗知识的贫乏，人们没有条件制造任何医疗器具，一旦发生病痛，便会下意识地用手来抚摸或按压患处，以求缓解病痛。从这个意义上来说，手是最原始的医疗工具。手既可以用来抚摩体表局部，也可以揉按某些特定部位(后来的穴位)。人们发现，用手按压某些特定部位时，可以治疗一些疾病或缓解一下病痛，而且可以在其他人身上再现。例如，头痛时用手指按压两颞部(即太阳穴)或眉毛中点稍上部(即阳白穴)能缓解疼痛；呕吐时用手指按压上腹部靠近贲门的部位（即上脘穴）或两前臂内侧中央距手腕约两横指宽处（即内关穴）能止呕吐；牙痛时用手指按压患侧下颌角前咬肌隆起处（即颊车穴）或两手背虎口稍上方处（即合谷穴）能使牙痛停止发作等，这样的例子相当多。人们通过这样长期反复的实践，终于有了用手指按压体表某些特定部位来缓解病痛的经验，随着经验的反复验证并逐渐推广，最终形成了指压养生治病的方法。

远在两千多年前的春秋战国时期，指压就在民间广泛运用了。相传东汉末名医华佗曾用指压点穴结合中药、针灸，成功地抢救了尸厥（昏厥）患者。中医经典著作《黄帝内经》中也有许多关于指压点穴推拿法的记载，点穴治疗的病症有痹证、痿证、口眼㖞斜及胃痛等。《素问·举痛论》云："寒气客于胃肠之间、膜原之下，血不得散，小经络急引故痛。按之则气血散，故按之痛减。"《黄帝内经》中还记载了用于点按或按压的工具。东晋医药学家葛洪的《肘后备急方》中记载有救治卒中的方法："令爪其患者人中，取醒。"这表明指压点穴疗法不但可用于治疗常见病、多发病，而且还可用于治疗急症。明代针灸医家杨继洲在《针灸大成》中首次提出"指针术"。到了清代，医家对"指针术"已有了较具体的论述。现在，随着针灸疗法和推拿疗法的不断相互渗透，点穴推拿疗法临床运用的穴位大量增加，手法也从单纯的点按发展为以点按为主的多手法综合运用，其治疗范围也不断扩大。点穴推拿已逐渐形成一种独特的治疗方法。

在我国传统医学发展中，指压点穴除被医家所应用外，还被武术家、养生功家所掌握运用，其养生作用各具特色。尽管指压由来已久，但由于其技法历来流传繁简不一，又大多混淆于按摩中而难以自立。随着科学的不断进步发展和现代人生活需求的观念改变，指压技法已被不断整理发掘，形成了一种很有应用价值的治病养生方法。

2. 指压的作用机制是怎样的

指压的治病养生原理与针灸相同,刺激部位也与针灸基本一致。所不同的是针灸需要刺入皮内,而指压点压在体表,但所有达到的刺激效应基本一致。指压手法可以引起患者体内的局部和全身反应,从而调整机体功能、平衡阴阳、消除病理因素,达到治病养生的目的。人体由脏腑、经络及各种器官组织构成,脏腑产生气血,通过经络来营养全身。经络内与脏腑相连,外与穴位相通,指压通过按压体表穴位,使穴位处产生酸、麻、重、胀、热、蚁行、微痛等经气反应,而这些反应则通过经络传导至脏腑,改变脏腑的病理状态,使人体恢复正常的生理功能。

(1)活血通络:经络是由经脉和络脉共同组成的。其中经脉又是由十二正经和奇经八脉构成的。手的三条阴经自胸的内侧循行到手;手的三条阳经自手的外侧循行到头;足的三条阴经自足的内侧循行到腹;足的三条阳经自头的外侧循行到足。它们都按照一定的走向循行于人体的头面、躯干、四肢及体内的脏器,是经络系统的主要部分。奇经八脉中的督脉和任脉分别起着统管阳经和阴经的作用,此二经合于十二经又总称十四经。中医学认为,人体的一切组织器官全靠气血的濡养,才产生它们各自的功能活动。气血在人体内的运行是以经络作为途径的。人体全身各器官组织都有经络分布,经络与经络之间又是相互沟通的,在体内形成四通八达的网络系统,这就是人体的经络系统。整个经络系统内,气血可以到处流通,信息可以相互传递和反馈,故只要通过按压不同的穴位,就能达到治疗人体各种病变的目的。指压就是依据脏腑、经络理论,通过望、闻、问、切等较为简单的手段来诊断和分析病情,选取与治疗有关的穴位,采用各种相应的技法,通过经络来调整人体的脏腑及各组织器官的功能,使人体恢复健康,从而达到治愈疾病的目的。人体患病时,内脏病变可通过经络反映到体表一定部位,而外邪侵袭体表也可以通过经络传入内脏。人体上的穴位是经络气血出入的部位,五脏六腑气血都通过这些途径进行输注。治疗疾病时,可选取与病症有关的经络上体表某些穴位,或某些部位上的特殊反应点,运用手指端进行点按。这种刺激能够起到活血去瘀,疏通经脉的作用,从而收到血气调和,运行通畅,除病强身的效果。这种刺激可以调整体内气机,使过盛或不足的状况恢复正常,增强抗病能力,起到防病保健、扶正祛邪的作用。

(2)调整脏腑功能,增强人体抵抗力:中医学认为,经络是人体气血循行的通道,具有沟通上下内外,联络脏腑肢节的作用。穴位是经络在人体表面的反应。通过经络的联系,脏腑的病理变化可以反映到人的体表。外邪侵袭体表时,可以通过经络传入内脏,而体表接受的各种刺激也可传导到体内的脏腑。指压通过刺激一定的穴位治疗疾病,依靠的就是经络的传导作用。

(3)扶正祛邪:扶正就是提高抗病能力,祛邪就是祛除致病因素。疾病的发生、发展及其转归的过程,即正气与邪气相互斗争的过程。"正气存内,邪不可干""邪之所凑,其气必虚"。如果正气旺盛,邪气就不足以致病。如正气虚弱,邪气就会乘虚侵入而致病。得病之后若正能胜邪,则邪退而病向愈;若正不敌邪,则邪进而病恶化。指压能通过手法的补泻来补充正气和祛除邪气,从而达到扶正祛邪的作用。

(4)调和阴阳:阴阳学说认为,从经络脏腑到病因病机乃至于辨证施治,无一不包含着阴阳对立统一的规律。人体在正常的情况下保持着阴阳相对平衡的状态,如果因七情六淫及跌仆损伤等因素使阴阳的平衡遭到破坏时,就会导致"阴胜则阳病,阳胜则阴病"等病理变化,从而产生"阳盛则热,阴盛则寒"的临床症候。治病的关键在于根据症候的属性来调节阴阳的偏盛偏衰,使机体转归于"阴平阳秘",恢复其正常的生理功能,从而达到痊愈的目的。指压调和阴阳的作用,基本上是通过经穴配伍和点穴手法补泻来完成的。例如,由肾阴虚、肝阳上亢而引起的高血压头痛,治当育阴潜阳,取太溪穴用补法,配太冲穴用泻法,以调整明阳的平衡。

(5)"以痛为俞"和"痛点转移":指压主要是在痛点上施以各种手法,逐渐使"痛点"消除,袪除疾病,趋于健康;也可采用上病下治、左病右治、循经取穴等方法,使施术处的痛感超过病灶本身的痛感,从而减轻或消除疼痛,达到治病的目的。

(6)消食导滞:中医学认为,饮食内伤,百病丛生。由于脾胃受伤,而导致运化功能障碍,升降失常,因而致生种种病变,故又有"脾胃为百病之源"之说。而指压通过点压脾胃脏腑经脉之有关穴位,或辅之其他相应经穴,能健脾和胃,消食导滞,使脾胃功能得以正常发挥。

(7)理气止痛:中医学认为,气血运行于全身,健康者气血畅通,周流不息,有了疾病时,则气血失和,壅滞不通。通则不痛,不通则痛。因此,其治疗原则是疏通气血,舒筋活络。指压则能使局部血管扩张,组织充血,加强血液循环,因而有疏通气血和经络的作用,而达到理气止痛之目的。

(8)理筋正骨:由于外伤内挫,跌扭伤筋,关节脱臼,肿胀疼痛,活动受限,而指压通过分筋、顺筋、点压按揉等技法,能使偏者顺,离者复,关节脱位者及肌腱滑脱者复位,使神经、肌纤维、韧带微细错位者理正,因而可达到理筋正骨,整形复位之作用。

(9)剥离粘连:患者因局部瘀血而产生的硬结、粘连,可引起患部长期疼痛和关节活动障碍,如肩周炎等,用指压手法能使粘连的组织分离,有镇痛和恢复关节功能的作用。

(10)缓解痉挛:指压可以有效缓解局部的血管痉挛和反射性肌肉痉挛,并能使周围神经的高度兴奋降低,从而减轻患者的疼痛。

(11)开闭通窍:凡遇危急患者神志昏迷,人事不省,若不急救,每致危候。而指压某些穴位,以掐法操作,多可转危为安,醒神复苏。例如,指掐人中穴,救治昏迷患者,多可立见其功。由此证明,指针具有开闭通窍,醒神复苏之效,指压是临床救急之良法。

(12)滑利关节:凡关节功能活动障碍,屈伸不利,疼痛的患者,用指压并辅以活动关节的手法,可以收到滑利关节、恢复功能的作用。

(13)增强免疫力:由于指压能增强血液循环,调节脏腑功能,促进机体代谢旺盛,恢复机体阴阳的相对平衡,从而有增强自身免疫功能,达到强身健体之功效。

(14)美容健体:指压具有调和气血,平衡阴阳,增强血液循环,进行代谢旺盛的作用,故而能达到美容美发,减肥健体的功效,可以使人延缓衰老。

现代医学认为,指压可以调节神经系统的功能,反射性地改善了病变部位的血液循环和新陈代谢,从而促进病变部位组织细胞的恢复或再生能力,达到治愈疾病的目的。指压造成的刺激可通过穴位内的神经末梢向中枢传导,从而引起体内神经系统产生一系列的调节作用。研究表明:压力大、频率快的指压手法可引起神经兴奋,如晕厥时,重而快地反复切按人中、涌泉等穴可使患者苏醒;压力小、频率慢的指压手法可使神经兴奋得到抑制,如失眠时轻压慢按神门、三阴交等穴可使患者入睡。另外,刺激穴位可使脑组织释放一种称为内啡肽的物质。此物质可与脑组织内的吗啡受体结合而产生类似于注射吗啡的镇痛效果,从而达到止痛的目的。

实验证明:压挤跟腱能抑制丘脑束旁核和中央外侧核被痛觉冲动所触发而产生的痛反应。它对豚鼠脑干网状结构中与疼痛有关的神经元的单位放电,也有明显的抑制作用。指压背俞穴可明显抑制腹肌的反射性放电。指压健康人的太阳、颊车穴10分钟之后,不少人有欲睡或逐渐入睡的现象。指压合谷穴能引起脑电α波强化或中慢波增多的现象,提示它对大脑皮质有一定程度的抑制作用。在指压猫的"太阳""颊车"穴的条件下,牵拉胃幽门或刺激内脏大神经时，肠神经自发放电紊乱现象与对照组相比极为轻微，说明指压穴位在一定程度上抑制了内脏牵拉反应和牵拉痛。在指压穴位的过程中，脑内可产生具有镇痛作用的化学物质，如果将正在接受指压的家兔脑脊液注入另一家兔的脑中，另一家兔的痛阈也会升高。但直接接受指压的动物痛阈升高快，持续时间长，而接受脑脊液的动物痛阈升高慢，持续时间短。

3. 指压的基本手法有哪些

指压手法经历代流传而繁简不一，并多与按摩法融为一体，约有十余种之多。指压手法有基本手法和辅助手法两大类。基本手法是最基础、最常用的手法，一般在每次治疗中都是不可缺少的。而辅助手法的使用就比较局限，只在有特殊需要时才使用。根据指压技法的特点，以执简去繁、精练实用为原则，我们主要介绍一些常用的手法，全面学习掌握，以求实用。

4. 什么是点法

用拇指、食指、中指的指端点按穴位的方法，称为点法或点压法；两指如钳形相对点压穴位的方法称为叩点法。点法着力面小，刺激性强，临床应用广泛，适用于全身各部位的经络或穴位。点法具有开通闭塞、补泻经气、调和阴阳、通络止痛、消肿化瘀等作用。在应用时可根据治病和保健的需要，选择轻点、中点和重点，使得受术者既能达到治疗和保健的目的，又能感觉舒适。点法一般以轻点为补，重点为泻。其变化手法如下。

（1）单指点法：是以拇指或食指、中指在选定穴位区域进行不同节律、不同力度的点压手法。

①拇指点法。用拇指指腹按触患者皮肤，其余指似握空拳，力达拇指。

②中指点法。全手掌指关节微屈，食指按于中指背侧，拇指腹

抵住中指第三指节处,其余二指似握拳,形成拇指与食指夹固于中指前后的姿式。

(2)剑指点法:剑指点法常与单指法相伍而用。食指与中指紧并伸直,拇指指腹搭在无名指和小指上,形似剑状而称为剑指。施术时剑指对准所选区域穴位,以不同节律、不同力度运用点击或点压滑行等变化手法。

(3)拳立点法:常用于下肢及肌肉较为丰厚区域。手握空拳,拇指抵压在食指与中指指尖处,中指屈指高于其他各指,形成锥形。施术时以中指尖端按触选定穴位区域,进行点压、按、滑、揉等不同的配合手法。

(4)梅花指点法:常用于大面积区域及肌肉丰厚之处。五指并拢微屈,各指尖平齐似梅花形。施术时将五指尖在选定穴位或区域施以不同节律与不同力度的点击、点压、旋转等手法。

(5)肘立点法:一般治疗时多在臀部肌肉丰厚之处施术。方法是:医者屈肘,以肘尖对准施术部位,运用点压、点揉等手法。

点法施术要领为指端与患者肌肤夹角应>60°。点击速度一般每秒钟2～3次或4～6次。并可分为一虚二实、二虚二实、三虚三实或五虚二实的不同节律加以运用。所谓“虚”,是指施用力度而言,也即虚者力轻,实者力重,实者速快,虚者速缓。施术宜快、慢、轻、重、刚、柔相济。同时还要求意、力、气三者相随,手法灵活而流畅。

临床施术力度方面可分为轻点、中点、重点。所谓轻点,是一种力度相对弱的刺激手法,施术时主要运用前臂力量,临床多用于虚证、儿童、妇女及老年体弱和重症患者。中点,是力度介于强弱之间的适中刺激手法,既可用于虚证,也可用于实证。重点,是相对比轻、中手法而强些的刺激手法,施术时主要运用上臂力量,多用于体质强壮与实证患者。

5. 什么是揉法

揉法是指用手指的末端在穴位上做环形揉按的一种手法,在临床中,常与按法、捏法、搓法等结合使用,特点是轻快柔和,均匀深透,适用于全身各部位。指揉法多用于头面、胸腹、颈项、四肢关节及全身穴位;掌揉法多用于肩背、腰臀及下肢;鱼际揉法多用于头面、颈项、胸腹及四肢。揉法具有舒筋通络、温经散寒、活血散瘀、消肿止痛、宽胸理气、健脾和胃、调节胃肠蠕动等作用,主治脘腹胀满、胸闷胁痛、便秘泄泻、头痛眩晕、口眼㖞斜、小儿疳积、耳鸣耳聋等病症。揉法在施术时,常以力度的轻重变化而分为"补法"与"泻法"。揉法具有益气和血、疏通经络、泻热散寒、消滞化瘀、散结止痛等效果。

揉法的变化手法,可根据病患部位和病症类别而选用。但无论采用何种手法,在施术中都要求揉按端应紧贴所选穴位皮肤进行不移动的环形平揉运动,揉法所以要求手端不与所选穴位皮肤移离摩擦,一是区别于按摩术中的"摩法";二是以免因与患者皮肤表面反复摩擦而损伤之。其常用变化手法如下。

(1)指揉法:多适用于人体狭小部位的运用。一般可分为拇指揉法、剑指揉法、三指揉法、五指揉法等。

(2)掌揉法:掌揉法是以掌根、大鱼际或全掌紧贴吸定于施术部位,施以平缓回旋的揉动。本法多适用于人体面积较大部位,如背、腰臀、大腿等肌肉较为丰厚之处。

(3)拳揉法:拳揉法是以半握拳状,拳心向下,吸定皮肤做迂缓回旋揉动的一种手法。

(4)肘揉法:肘揉法是前臂紧贴所选患者穴位或区域,做左、右旋转用力揉动的一种手法。

拳揉法与肘揉法均属用力较重、刺激性较强的手法。

揉法的施术力度一般仅可至皮下组织,属适中力度的手法。

如病情需要,则可根据患者体质强、弱、虚、实程度来决定。如属体质极度虚弱者,施术时还需将手臂提起,以减轻重量。在施用重手法时,也应将力度掌握在患者能够忍受的范围内,切忌施用暴力与手法过重而产生不良反应。

揉法施术时,施术者手指的末端不可离开被压穴位的皮肤,手指犹如"吸附"在穴位上,连同皮肤及皮下组织做小范围转动。旋转1圈为1次,揉按频率可快可慢,一般每穴揉2~3分钟,频率为每分钟50~90次。节律宜和缓,力度宜由轻而渐重。由于病情不同,揉按的频率及每次揉按的时间均不同。

揉按时间的长短还与该穴在治病处方中所处的地位有关,主穴揉按的时间应长些,而配穴揉按的时间相对较短些。揉按穴位的面积应视疾病的性质、体质的强弱、年龄的大小及穴位所处的部位而定。虚证、体弱、年老及幼小者宜小;实证、体壮、青壮年者宜稍大;皮肉浅薄处及骨骼隆起部位,揉按面积较小,如眉棱骨、手足背部等穴位;肌肉丰厚处揉按面积相对大些,如腹、背、腰、臀、股部等穴位。

揉法相对于扣、捏、切等法而言,其刺激强度较轻,但就揉法本身而言,操作中还有轻、较轻、中等、较重、重等程度之分。一般来说,轻病、表证或者老幼及体弱者手法宜轻或较轻;重病、里证或者青壮年及体壮者手法宜较重或重;病情轻重、表里不明显及体质一般者手法可用中等强度。不仅揉法如此,其他各种指压手法均可按此标准进行轻重不同的操作,揉法以轻柔舒缓见长,具有协调脏腑、经络的功能,可行气活血,和络舒筋,缓痉解结,平调阴阳,如果与扣、捏等法适度合用,疗效能得到较大的提高。

6. 什么是按法

按法是指压中运用较广的一种手法。所谓"按"即"压"的意思,因此临床中常将按与压并称为"按压法"。按法的主要施术特点是,手掌向下按,此法以轻按为补,重按为泻,慢按为补,快按为泻。两指如钳形相对按压穴位的方法称为扣按法;按指循一定线路推移的方法称为循按法。

按法为重刺激,多用于四肢或肌肉丰满部位的穴位,常与揉、推、拨法配合运用。指按法接触面小,力量集中,刺激较强,适用于全身经穴,具有泻实补虚、镇静解痉、止痛活血等功效,常用于各种痛症,如胃脘痛、胆石症、腰背痛等的治疗。掌按法接触面大,压力亦大,适用于腰背脊柱及脘腹部,具有理筋整复、活血止痛、开通闭塞、温里散寒、回阳救逆等作用,主治风寒痹痛、脘腹冷痛、五更泄泻、月经不调、寒凝经痛等病症。操作中应根据具体情况决定施力大小和操作时间。按法的变化手法主要有按压法和按拨法。

(1)按压法:将拇指伸直,其余四指握空拳,或伸张扶持于所按穴侧旁。拇指与所按部位成45°~90°,按压之力由轻而重。

(2)按拨法:在拇指按压同时,拇指端向左右做不滑动及不移动的拨动。本法要求按拨灵活,指不移动,以免与皮肤摩擦而造成损伤。此法一般多用于腰背部及四肢部。轻拨为补,重拨为泻。

按法的施术要点,主要是在施术力度与节律方面。施术时运用臂力,使力气从臂部直贯指端,并逐渐增大压力。临床施术要求快、慢、强、弱相济,手法力度宜由轻而渐重,或由重而渐轻。节律的掌握宜和缓、灵活、恰到好处。

7. 什么是扣法

扣法是指用手指指端在穴位上较重按压的一种手法。采用扣法时,指端紧紧按压皮肤及皮下组织,通过指端,将扣按时产生的作用力深入透达到穴位深处,使患者局部产生酸、麻、重、胀、热、蚁行、微痛等感觉,与针刺时产生的"得气"感有部分相似。扣法在操作中应根据患者的体质、年龄、病情等不同而施以不同的压力,以产生"得气"感作为压力的标准。

用手指扪按穴位时,应逐渐增加压力,不可突然发力,更不宜使用点冲法,以免患者产生不适而加重病情。在逐渐增加指端压力的过程中,患者一般均会出现程度不一的酸、麻、重、胀等"得气"感,此时是否需要再增大压力,须视患者具体情况而定。

扪法的操作时间较长,每个穴位一般应扪按数分钟左右,具体操作时还应根据病情、病程、主穴、配穴及部位的不同,采取灵活变通的方法进行治疗。扪法适用的穴位较多,但总以肌肉丰厚及部位平坦处之穴位最为常用。扪法可用单指或双指来操作,单指扪法一般是用拇指或中指的指端在穴位上进行扪按。双指扪法多用于头面颈项、腹部、背部穴位,如风池、阳白、太阳、四白、天枢及背腧穴等。扪法也可以与揉法配合使用,若在扪法前配用揉法,可使扪法指力较易深透到穴位深处,有利于激发和疏导经气;若在扪法后配用揉法,则可使局部经气得以舒缓,患者感到轻松和舒适。

8. 什么是叩法

叩法是以掌指叩击所选腧穴区域的一种常用手法。此手法既可单独应用,也可与其他手法结合而实施,是一种刺激性较强的手法。具有宣痹活络、调气和血、消肿散瘀、发汗解表、祛寒止痛等作用。

叩法的变化手法,一般以单指叩法、梅花指叩法及空心掌叩法为主(即主要以指叩法与掌叩法为主)。在叩法中,又可分为指腹叩法与指尖叩法。

(1)单指叩法:是以中指为半屈状,并将劲力集中于中指,其余各指虚握,拇指按压在其余三指上。临床施术时以腕关节为活动部位,手指叩击应速起速落。

(2)梅花指叩法:是以五指并拢,掌心虚空,指端平齐,腕关节内屈,犹如武术中的"鹰爪"形;或除拇指外,其余四指并拢平齐,腕关节内屈,劲力达于指端。

（3）空心掌叩法：是以五指并拢，指缝紧密，手指微屈形如勺状。施术时以腕关节处活动发力，以勺状掌叩击选定穴位区域。

施术者除了要熟练掌握其基本手法外，在临床施术时，每种手法叩击均要求富有弹性，有节律和力度适宜。尤其在施以重手法时，更要注意防止发生严重的皮下瘀血。同时，还要注意避免在人体重要脏器部位施以重手法，以免误伤。一般临床施术每个腧穴局部不应超过 150～200 次叩击。

9. 什么是掐法

用拇指、食指的指甲直接切压穴位的方法，称为掐法或掐压法。两指如钳形相对切压穴位的方法称为扣掐法，似鸡啄食样间断切压穴位方法的称为点掐法。掐法为强刺激，多用于较敏感的穴位，反应较强烈，适用于昏扑的急救、止痛等，常与按法配合使用。掐法适用于头面部及四肢经穴，如人中、素髎、内关、合谷、百会穴等。掐法具有开窍醒脑、回阳救逆、镇惊安神、行气通络、活血止痛等作用，主治昏迷、惊厥、休克、中暑、惊风、癔症发作等危急病症。

一手握住或托住施术局部，另一手除食指外，也尽可能夹持于穴位附近，以保持施术部位稳定，然后对准穴位掐压。一般运用指、掌、腕部的力量，如需要更重刺激，可运用前臂和上臂的力量相配合。点掐以每秒钟 1～2 下的频率有节奏地一掐一松，使患者产生酸、麻、胀、痛感。

用力持续平稳，由浅入深，由轻渐重，不可使用暴力。施术时不可揉动，以免损伤皮肤。如果用于急救，则应突然用力，快速掐取，至患者恢复神志为止。

10. 什么是捏法

捏法是指用两个手指对称用力捏压穴位的一种操作方法。具有补虚泻实、调和阴阳、培补元气、健脾和胃、疏通经络、行气活血、祛风散寒、消肿止痛等作用。尤其对消化系统疾病、神经系统疾病及四肢关节疾病等有较为理想的治疗调整作用。捏法是一种较为柔和的手法，常用于养生保健，也可用于头颈、脊腰及四肢，以小儿脊柱两侧为多，称为捏脊。捏法可用于治疗小儿疳积、厌食、消化不良、腹泻、体虚等病症，对慢性消化系统疾病、月经不调、痛经、腰背疼痛等也有一定疗效。

捏法是指针点穴疗法中的常用手法之一，在临床施术时，多与其他手法配合运用，如捏拿并施、捻捏法等。捏压时，既可用拇指、食指，也可用拇指、中指、食指，一般以拇指指端按压在某一穴位上，食指或中指置于该穴的上下方或左右方相对应处，两指同时对称用力捏压。若想同时捏压两个穴位，则食指或中指的指端必须准确按压在另一穴位上，这时便可同时刺激两个穴位。另外，也可沿着经脉循行的路径，循经捏压左右或相表里两条经脉上的多个穴位，如捏项法、捏脊法等。临床施术时，对小部位宜用三指捏，大部位可用全手指捏。

（1）捏压法：是施术者选用适合手指对称捏压穴位或区域所采用的手法。如上下对称捏"合谷穴"或左右对称捏"曲池穴"等。

（2）捏拿法：是以拇指及其余四指捏拿所选穴位组织的手法。手法运用特点是缓慢拿起迅速松放，或迅速拿起迅速松放等。临床多用于神经、肌腱、肌肉等软组织较为丰厚之处。

（3）捻捏法：是以相对二指在选定区域拿持局部筋肉，并稍用力提移、滑动的手法。所谓"捻"者，是指在捏住肌腱、神经后，手指似捻绳样拨动不停，如此两者相伍为用，即谓"捻捏"。但一般而言，捏者力度较轻，捻者力度较重，捻必有捏，而捏可单施术未必有捻。

（4）捏挣法：是以拇指、食指捏住患者指（趾）关节进行捏拉牵挣的手法。在临床施术时，宜捏、拉、牵、挣相继完成。本法多用于四肢、指(趾)关节部位等。

施术者除应熟练掌握手法运用外,施术时间与施术力度的掌握同样需要根据患者性别、年龄、体质强弱、病情需要等实际情况而灵活辨证的施用。老、少、妇、弱者施术时间与施术力度宜轻、缓、短些。青壮年、体质强壮者及病情需要时,可相对重、快、长些。手法的刺激效果一般以产生酸胀、麻热、微痛等感觉为度。

捏法在进行捏压操作时,压力宜由小到大,逐步增加,当患者出现"得气"感时,可再持续数十秒钟或更长时间,然后缓慢放松,接着再次重复前法操作。次数和压力大小可视病情及治疗需要灵活掌握,一般每穴操作时间以 2~5 分钟为宜。捏法也能与揉法配合运用,其作用基本和扣法配合揉法相似。捏法还可以和扣法配合使用,若先使用扣法后再使用捏法,是因为仅用扣法时患者的反应较弱或不能得气,故加用捏法来增强反应;若先用捏法后再用扣法,是利用捏法先使患者得气,得气后又希望减少刺激量,这时使用扣法就能恰到好处,刺激量较适中。

用拇指、食指捏法时,术者虚掌,双手食指屈曲,以食指中节背侧紧触皮肤,拇指在前与食指相对捏起皮肤,随捏随提并捻转,两手交替循序前移。用拇指、食指、中指捏法时,术者双手拇指、食指桡侧偏峰紧贴皮肤,与食指、中指相对捏起皮肤,随捏随提,捻动前移。着力均匀柔和,持续连贯,中途不可停顿,不可斜行,以防动伤别经。在头颈部操作时,一般不做捻转移动,仅提捏一些腧穴。

11. 什么是切法

切法是指用拇指、食指或中指指甲切按穴位的一种操作方法,亦称爪切法。切法多用于头面、手足部及皮肉浅薄处的穴位,如人中、迎香、少商穴等,故切法运用的范围相对小些。切法刺激性强,具有开窍、提神的作用。主要用于各种麻痹症、瘫痪、共济失调、昏厥、头痛等病症。

切法在施术时,先用绢布或少许脱脂棉覆于所选穴位局部,然后另一只手将患者应切部位的关节处握固(防止施术时由于疼痛而患者下意识的回缩肢体,造成皮肤表面的损伤),然后施以切法。切法的施用可分为切甲法、切穴法、切关节法 3 种不同的作用部位。

切按前应先将施术者的指甲修剪整齐,然后取少许脱脂棉覆盖在施术者的指甲上,以防切破患者皮肤。切按时,用力须轻柔缓慢,逐渐加大压力,以患者能耐受为度。切法既可单手爪切,亦可双手爪切,但切按时应尽量避免按压处产生疼痛,如确需加大刺激量者,可在穴位上反复切按多次,不断积累刺激量。对于晕厥、昏迷患者,一般采用强刺激,但由于患者处于感觉丧失状态,切按时务必注意保护局部皮肤,避免破损后引起感染。

12. 什么是循法

循法是用手指沿着经脉循行路径或某些部位进行徐和的循按或循摄的一种操作方法。在操作中可分为以下两种。

(1)梅花指法:将拇指放在欲循按部位的上方,用指腹按贴于皮肤上,其余四指放在欲循按部位的下方,并将指腹贴于皮肤上。操作时,上下手指边辗转挤捏,边沿着经脉在体表的循行路径移动,而且拇指还必须同时进行揉按,凡遇到中途有穴位时,拇指还应对其穴扪按片刻,直至循按到预定的部位。本法可反复循按数遍。

(2)双指法:将拇指放在欲循按部位的上方,用指腹贴于皮肤上,食指或中指放在欲循按部位的下方,用指腹按贴于皮肤上,操作方法同梅花指法。

循法用力轻和,施术面大,具有祛风散寒、行气疏表、通经活络等功效,常用于颈项、背脊及四肢等部位。循法常作为扣法、捏法的辅助手法而配合同用。在使用中还可进行补泻操作,若顺着经脉循行的方向循按,则为补法;若逆着经脉循行的方向循按,则为泻法。如果患者的虚实情况不够明显时,则可沿着经脉循行路线往复循按。

13. 什么是点冲法

点冲法是用食指或中指冲击穴位的一种操作方法。点冲法速度快,冲力大,属于强刺激手法。

点冲法操作时要求食指或中指的指关节和掌指关节微屈,指端按在穴位上,然后迅速有力地向穴内施加冲击力,压力可逐渐加大,达到治疗要求后,不要突然放松压力,必须逐渐减少压力直至结束。

点冲法在操作中要求指端始终不能离开皮肤,这是与叩法的重要区别。点冲次数一般每分钟200次左右,冲击力的大小宜视病情及患者的耐受情况而定。本法适用的穴位较多,但皮肉浅薄处不宜使用点冲法。

14. 什么是压法

术者以指、掌或肘尖着力于一定的部位或穴位上,用力深压,称为压法。压法分为指压法、掌压法和肘压法。压法刺激强烈,临床应用较少。压法由按法衍化而来,"按"指手法的动作形态,偏于动;"压"指手法的状态,所引起的压缩效应,偏于静。按法压力较小,刺激轻,力达皮肉,手法持续时间较长;压法压力较大,刺激强,力透筋骨,手法持续时间较短。指压法多用于全身经穴,掌压法多用于腰背、胸胁及脘腹部,肘压法主要用于腰、臀及大腿部。压法具有疏经通络、开通闭塞、活血止痛、解痉展筋、镇惊安神、祛风散寒等作用,主治腰腿麻痛、风寒湿痹、胃脘疼痛、消化不良、失眠、眩晕等病症。

指压法以拇指或食指、中指、无名指指腹着力于施治部位,沉肩、屈肘、悬腕,以肩、臂、腕发力达指腹,由轻渐重深压而抑之,压而不动,提则轻缓。

掌压法以单手或双手掌叠放于施治部位,上身前倾,合腕、臂之力由轻渐重深压而抑之,压而不动,提之轻缓。

肘压法时术者上身前倾,沉肩,屈肘约140°,以肘尖尺骨鹰嘴突部着力于体表,躯干和上肢协同发力,垂直向下按压,压而不动,使力透筋骨。

15. 指压的操作要点有哪些

(1)体位选择:施术时,患者要选取适宜体位,才能保证治疗顺利进行。点按躯干正面穴位,要取仰卧位或伏案位;点按腰背部穴位,要取俯卧位或伏案位;点按其他部位穴位,取坐位或卧位,不可取站立位。对于年老体弱者,以及劳累、大汗或大泻后、精神紧张和初次治疗者,以取卧位或半卧位为宜。小儿患者需要他人协助固定,尤其是局部的固定更为重要。施术者采用的位置,以方便手法施术为原则。

(2)取穴方法:为了便于取穴,这里介绍一些比较简单的确定穴位位置的方法。

①手指同身寸取穴法。以患者的手指为标准来定取穴位的方法称为"手指同身寸取穴法"(图1)。点穴者也可用自己的手指来

①拇指同身寸

②中指同身寸

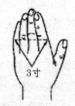
③横指同身寸

图1　手指同身寸

测定穴位,或根据患者的高矮胖瘦做适当伸缩。拇指同身寸是以患者拇指的指间关节横量作为 1 寸来定穴。中指同身寸是以患者的中指中节屈曲时内侧两端横纹头之间作为 1 寸来定穴。横指同身寸是让患者将食指、中指、无名指、小指并拢,以中指中节近端横纹处为准,四指横量作为 3 寸来定穴。

②折量法。是将身体一定部位间折作几等分,作为测定穴位的方法,每等分相当于 1 寸(图 2),该方法准确性较高。头面部是前发际至后发际长 12 等分,眉心至前发际为 3 等分,大椎至后发际为 3 等分,为头部直寸的标准。耳后两完骨间为 9 等分,为横量头部的标准。胸部是天突穴至膻中穴为 7 等分,为量胸部直寸的标准。两乳间距离折作 8 等分,为横量胸部的标准。上腹部是胸

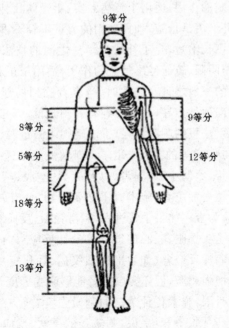

图 2　折量法

骨尖下端至肚脐中心折作 8 等分,为上脘部直寸的标准。下腹部是肚脐中心至横骨上边毛际部分折作 5 等分,为下腹部直寸的量取标准。背部是以脊椎为背部直量穴位的标准,横量用横指由中线外开作 1.5 等分计算。上述取穴的量度方法应根据患者的体质胖瘦、身材高矮而灵活运用。

(3)手法轻重:指压中的补法是指在施术治疗时使用的力量较为轻柔和缓,频率较慢,操作时间较短,大都顺着经脉循行的方向或朝向心方向的技法。补法可起到扶正补虚、兴奋的作用,适用于久病体弱、妇女产后或外伤、失血等气血阴阳皆虚的不足之证。泻法是指施术时使用的力量轻重,力度较强,频率较快,操作时间较长,大都逆着经脉循行的方向或朝离心方向的技法。泻法可起到祛邪泻实、抑制的作用,适用于新病邪实、年轻体壮、阳热亢盛等急重实证。平补平泻是指施术时,使用的力量不轻不重,频率不急不缓,操作时间不长不短,介于补法和泻法之间的技法,平补平泻可起到协调脏腑阴阳、疏通经络气血的作用,适用于正邪虚实不甚明显、气机不调的一般之证。施术时,当患者感到局部酸、麻、胀、重(痛),或同时向他处传导,便是达到有效刺激量。刺激量强弱与手法轻重有关,手法重则刺激量强,手法轻则刺激量弱。由于患者中存在着个体与疾病等的差别,对有效刺激强度的适应也不相同。一般来说,对年老、幼小、体弱者,以及劳累、空腹、精神紧张、大汗或大泻后、慢性病症患者,施术时手法要轻巧,使有效刺激维持在患者感到合适为宜。如果手法过重,刺激强烈,反而会引起不良后果,最常见的是头昏眼花、心闷欲呕等晕针反应。而对于青壮年、体壮者,以及病症反应急(如腹部剧烈绞痛、昏仆等)患者,手法便应适当加重,增强刺激,但还要以患者能够耐受为度。

(4)施术时限:施术各种手法的刺激强度有轻有重,施术时间长短的要求也不同。一般来说,刺激强的手法、反应强的穴位,施术时间可短些,相反可以长些。掐法一般每次施术 3 分钟左右,或几下至几十下;在软组织较薄弱的部位,时间还要短些,相反可以长些。点法和按法一般每次施术 50～100 下,5～10 分钟,也可以延长至 20 分钟。叩法一般每次施术 30～60 下,约 3 分钟。对于危急症候,施术时间不宜过长。

(5)晕指压处理:晕指压一般是由于施术者手法过重,刺激过强,或患者精神过度紧张等,导致经脉气血运行暂时失调的一种异常反应。轻者面色苍白、四肢发凉、汗出、头昏眼花、心慌欲呕或呕吐,重者可以出现昏厥。处理时,让患者去枕平卧,暂停施术,并给予安慰以解除顾虑,然后给饮温开水,一般能够很快恢复。

16. 指压养生有什么特点

指压不受场所的限制,随时随地均可应用,而且无药物的不良反应,可长期施用。此法比较安全,男女老幼,无论有病或无病,均能接受。指压既可以防治疾病,又可以养生保健,还可以用于急救。掌握一些指压的知识、方法和技能,对家庭成员的健康大有益处。

(1)医院、家庭均宜采用:指压相对比较简单,容易学习和掌握应用。只要诊断明确、定穴准确、选穴恰当、手法适宜、坚持治疗,就能取得一定的治疗效果,甚至达到治愈的目的。指压有较广的适应证,除对运动系统的损伤及病变有较好疗效外,对内、外、妇、儿、五官等科的一些常见病、多发病亦有较好疗效,尤其对急、慢性疼痛及痉挛性疾病有很好的缓解作用。

(2)指压操作简便,直观易学:只要具备了一定的医学知识,经过短期训练就可以用来治疗一些常见疾病。指压不需要专门的医疗器械及设备,也不需要通过开方、配药、服用(或注射药及针灸)等中间环节,仅靠施术者或患者的手指即可进行治疗。指压不受场所的限制,随时随地均可应用。

(3)经济、安全、实用:指压不需增加施术者的医疗成本,患者亦无须支付更多的医疗费用,非常经济实用,尤其适合缺医少药、经济条件较为贫困地区的需要。即使在经济发达地区,也能适度减轻国家、企事业单位及个人医疗费用不断上涨的压力。指压相对于针灸、药物等疗法要安全得多,因为指压没有服药时所产生的不良反应。只要施术者熟练掌握技法,以指施术,既无痛苦,也无创伤,不但免除了用其他疗法治病给患者可能带来的针药之苦,而且还能防止运用其他疗法治病可能给患者带来的某些不良反应。尤其是在当今化学药物所致药源性疾病和药源性死亡有增无减的情况下,指压疗法更加彰显其独特的魅力。

(4)适应范围广泛:指压除了对一般的常见病有效果外,对于一些疑难病症,如腰椎间盘突出症、糖尿病、高血压、低血压、胃下垂、阳痿、早泄等也可收到较好的效果。尤其是功能性的慢性疾病或长期服药效果不明显的疾病,坚持指压治疗可收到较好的治疗效果。此法还可以用于一些突发性疾病的抢救。

17. 指压养生要注意什么

(1)一般注意事项:运用指压治病,一是要找准穴位,二是要有娴熟的技法,而手法的熟练必须通过练习才能达到。手法练习主要是训练腕力和指力,开始可在沙袋或米袋上进行。选用质地较密的白布缝制成长20厘米、宽15厘米左右的口袋,装入淘洗干净的黄沙或大米,不必填充太满,用线平整地缝牢袋口,即可成为手法练习袋。

练习时站立或坐位均可,安定神志,注意力集中,收腹,头微前倾,呼吸均匀、平稳、缓慢、深长,不要在用力时过度屏气。沉肩、垂肘,放松上臂及前臂,缓缓进指,慢慢退指,用力先轻后重,再由重到轻,中间大,首尾小,宛如橄榄形。注意腕力与指力的配合及转移,中间不要出现间断及跳跃。揉、扪、捏、切、点冲等法须做到指端全程不离开练习袋,也不能移位。在练习袋上练习的时间,每次

30分钟左右,初学者可适当缩短些时间,练累了,及时甩甩手腕及肩、肘,进行局部及全身放松。应循序渐进,持之以恒。

通过在练习袋上的训练,有了一定的指力和腕力,这时可以在自己身上选择一些穴位进行实体练习,可取曲池、合谷、少商、中脘、气海、足三里穴等,细心体会指下感觉和穴下感觉,为过渡到患者身上做准备。在按压穴位时,须均匀、有力、柔和、协调,用巧力而不用"蛮"力,使力量有效地作用于穴位深部,力求做到重而不滞,轻而不浮,刚柔相济,浅深有度。

(2)指压养生注意事项

①施术者的指甲要勤修剪,甲缘以平指尖背面边缘为适度,保持平整、圆滑,防止损伤按压处的皮肤。在使用切法时,更应注意指下垫少许棉花或代用品。

②施术者精力要集中,选穴要准确。术前做必要的交代和解释,以解除患者顾虑,增强信心,并积极配合治疗。冬季,施术者两手先摩擦暖和再施术。

③施术时用力均匀,由轻到重,由缓到快,循序渐进,最后以轻压徐徐放松。对于老年人、儿童及体虚久病者,手法要轻柔,以患者能接受为准。小儿皮肤细嫩,为了防止损伤,施术者指端应先涂少许食用油或凡士林、滑石粉,以润滑指端,再行施术。

④治疗时,以患者出现酸、麻、重、胀、热等感觉为佳,一般局部不出现剧痛(可有微痛),若按压时出现剧烈疼痛时,应适当减轻压力或改用其他穴位治疗。

⑤每穴按压时间一般为数分钟,特殊病情及特殊手法可不受此限制。急性病每日治疗1～2次,若为急性痛症可达每日4～8次;慢性病一至数日1次。每个疗程短者3～7日,长者7～15日,每个疗程之间应适当休息数日。

⑥治疗时,患者宜精神集中,积极配合。尤其是某些病症如痛症、失眠、心悸等功能性疾病,配合闭目、默诵数字的方法,可以帮

助消除恐惧、紧张情绪,提高效果。

⑦指压虽然有较多适应证,但并非包治百病,有时仅作为某些疾病的辅助治疗或对症处理,必要时须结合其他方法(中、西医各专科)治疗,以免贻误病情。

⑧遇到诊断不明确或疑难病症时,须做相关检查,待确诊后再做治疗。

⑨治疗室内,冬天应注意保暖,夏天要保持空气流通,但应避免患者直接受风吹。

⑩术者应是健康者,否则会成为传染源或是某些疾病的传播途径。术后洗手,以防交叉感染,传播疾病。

⑪精神极度紧张或过度疲劳的人,应在消除紧张或消除疲劳之后,再接受指压治疗或保健。

⑫在指压治疗过程中,如发现受术者出现头晕、胸闷、恶心、欲吐、心慌、肢体发凉、出虚汗、面色苍白,或疼痛特别明显,甚至无法忍受时,可以指压人中、足三里、合谷、手足指(趾)甲根部,同时把门窗打开,使室内的空气更加流通。有条件时可以给患者进食少量糖开水、糖果、蛋糕等甜品,帮助患者恢复。

⑬在上背部进行指压时力量不要太大。用力过重,患者可出现暂时性呼吸停止。这时要立即轻轻拍打肩、背、颈、头等部位,帮助患者缓解。

⑭对于病情严重的患者,要适当配合药物和其他疗法治疗,以免贻误病情。病情危重的,应立即送往医院救治。

18. 指压养生有什么禁忌

(1)不明病因,没有经过相关检查、没有明确诊断的患者。

(2)急性脊柱损伤,包括脊柱滑脱的患者。

(3)外科常见急腹症,化脓性关节炎之急性期。

(4)高热,严重的脑血管病,心血管病,肺病,肝肾严重损害,恶性肿瘤等。

(5)各种骨折,骨关节结核,骨肿瘤及严重的老年性骨质疏松症的患者。

(6)皮肤感染,溃疡,瘢痕,破损处及脱臼处不可按压。

(7)容易引起出血的疾病,如血友病、血小板减少性紫癜、过敏性紫癜、过度贫血。

(8)孕妇腰骶部及腹部的穴位不可按压,孕妇也禁用合谷、三阴交、至阴、昆仑穴等一些活血通经的穴位。

(9)各种急性传染病,如急性黄疸型肝炎、肺结核浸润期、流行性感冒等,以及胃或十二指肠溃疡急性穿孔。

(10)病变部位有严重皮肤破损、皮肤病患者。

(11)精神障碍患者。

(12)小儿囟门未闭合时,禁用头顶部穴位。

(13)过饥、过饱,或惊恐、愤怒、过度悲伤时不宜施术。

二、人体常用穴位

1. 手太阴肺经常用穴位有哪些

手太阴肺经常用穴位包括云门、中府、天府、侠白、尺泽、孔最、列缺、经渠、太渊、鱼际、少商等(图3)。

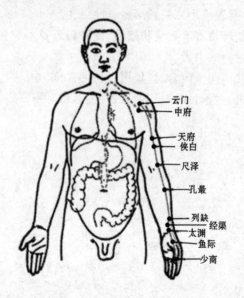

图3　手太阴肺经穴位示意图

（1）云门

定位：在胸外侧部，肩胛骨喙突上方，锁骨下窝凹陷处，距前正中线6寸。

主治:咳嗽,气喘,胸痛,肩背痛,胸中烦痛。

(2)中府

定位:在胸外侧部,云门下 1 寸,平第一肋间隙处,距前正中线 6 寸。

主治:咳嗽,气喘,肺胀满,胸痛,肩背痛。

(3)天府

定位:在臂内侧面,肱二头肌桡侧缘,腋前纹头下 3 寸处。

主治:气喘,鼻出血,瘿气,臂痛。

(4)侠白

定位:在臂内侧面,肱二头肌桡侧缘,腋前纹头下 4 寸,或肘横纹上 5 寸处。

主治:咳嗽,气喘,干呕,烦满。

(5)尺泽

定位:在肘横纹中,肱二头肌腱桡侧凹陷处。

主治:咳嗽,气喘,咯血,潮热,胸部胀满,咽喉肿痛,小儿惊风,吐泻,肘臂挛痛。

(6)孔最

定位:在前臂掌面桡侧,尺泽穴与太渊穴连线上,腕横纹上 7 寸处。

主治:咳嗽,气喘,咯血,咽喉肿痛,肘臂挛病,痔疾。

(7)列缺

定位:在前臂桡侧缘,桡骨茎突上方,腕横纹上 1.5 寸,当肱桡肌与拇长展肌腱之间。

简便取穴法:两手虎口自然平直交叉,一手食指按在另一手桡骨茎突上,指尖下凹陷中是穴。

主治:伤风,头痛,项强,咳嗽,气喘,咽喉肿痛,口眼㖞斜,齿痛。

（8）经渠

定位:在前臂掌面桡侧,桡骨茎突与桡动脉之间凹陷处,腕横纹上1寸。

主治:咳嗽,气喘,胸痛,咽喉肿痛,手腕痛。

（9）太渊

定位:在腕掌侧横纹桡侧,桡动脉搏动处。

主治:咳嗽,气喘,咯血,胸痛,咽喉肿痛,腕臂痛,无脉症。

（10）鱼际

定位:在手拇指本节（第一掌指关节）后凹陷处,约当第一掌骨中点桡侧,赤白肉际处。

主治:咳嗽,咯血,咽喉肿痛,失声,发热。

（11）少商

定位:在手拇指末节桡侧,距指甲角0.1寸。

主治:咽喉肿痛,咳嗽,鼻出血,发热,昏迷,癫狂。

2. 手阳明大肠经常用穴位有哪些

手阳明大肠经常用穴位包括商阳、二间、三间、合谷、阳溪、偏历、温溜、下廉、上廉、手三里、曲池、肘髎、手五里、臂臑、肩髃、巨骨、天鼎、扶突、口禾髎、迎香等（图4）。

（1）商阳

定位:在食指末节桡侧,距指甲角0.1寸。

主治:咽喉肿痛,牙痛,热病昏迷,食指端麻木,耳聋。

（2）二间

定位:微握拳,在手食指本节（第二掌指关节）前,桡侧凹陷处。

主治:牙痛,咽喉肿痛,目赤痛,食指关节肿痛。

（3）三间

定位:微握拳,在手食指本节（第二掌指关节）后,桡侧凹陷处。

主治:目痛,齿痛,咽喉肿痛,身热,手背及手指红肿疼痛。

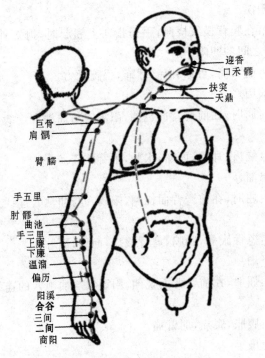

图 4　手阳明大肠经穴位示意图

（4）合谷

定位：在手背，第 1～2 掌骨间，第二掌骨桡侧的中点处。

简便取穴法：以一手的拇指指间关节横纹，放在另一手拇、食指之间的指蹼缘上，拇指尖下是穴。

主治：头面一切疾患，如外感头痛，身痛，头晕，目赤肿痛，鼻渊，鼻出血，下牙痛，牙关紧闭，耳聋，腮腺炎，面肿，面瘫，面肌抽搐，咽肿失声等；恶寒，发热，热病无汗，汗出不止；痛经，经闭，滞产；胃痛，腹痛，便秘，泄泻，痢疾；半身不遂，指挛臂痛，小儿惊风，狂躁；疔疮，疥疮；各种疼痛及精神紧张等。

（5）阳溪

定位:在腕背横纹桡侧,手拇指向上翘起时,拇短伸肌腱与拇长伸肌腱之间的凹陷中。

主治:前头痛,目赤肿痛,牙痛,手腕无力。

（6）偏历

定位:屈肘,在前臂背面桡侧,阳溪穴与曲池穴连线上,腕横纹上 3 寸。

主治:龋齿,耳聋,面瘫,水肿,手背酸痛。

（7）温溜

定位:屈肘,在前臂背面桡侧,阳溪穴与曲池穴连线上,腕横纹上 5 寸。

主治:急性腹痛,肠鸣,肩背酸痛,面瘫,面肿。

（8）下廉

定位:屈肘,在前臂背面桡侧,阳溪穴与曲池穴的连线上,肘横纹下 4 寸。

主治:腹胀,腹痛,肘臂痛。

（9）上廉

定位:屈肘,在前臂背面桡侧,阳溪穴与曲池穴的连线上,肘横纹下 3 寸。

主治:半身不遂,肩臂酸痛,手臂麻木,腹痛,肠鸣。

（10）手三里

定位:屈肘在前臂背面桡侧,阳溪穴与曲池穴的连线上,肘横纹下 2 寸。

主治:腹痛,腹泻,上肢不遂,止痛,弹拨此穴可消除针刺不当引起的酸胀感。

（11）曲池

定位:在肘横纹外侧端,屈肘,尺泽穴与肱骨外上髁连线中点。

主治:一切热病,发热,咽痛,疟疾;半身不遂,肩痛不举,膝关节肿痛;头痛,头晕,目赤肿痛,视物不清,牙痛;月经不调,风疹,湿疹,荨麻疹,丹毒,腹痛吐泻;癫狂;瘰疬。

(12)肘髎

定位:在臂外侧,屈肘,曲池穴上方1寸,肱骨边缘处。

主治:肘臂部酸痛,麻木,挛急。

(13)手五里

定位:在臂外侧,曲池穴与肩髃穴连线上,曲池上3寸处。

主治:肘臂挛痛,瘰疬。

(14)臂臑

定位:在臂外侧,三角肌止点处,曲池穴与肩髃穴的连线上,曲池上7寸。

主治:目疾,如畏光,焦灼感,红肿疼痛,视力减弱,辨色模糊等;瘰疬,肩臂痛。

(15)肩髃

定位:在肩部三角肌上,臂外展或向前平伸时肩峰前下方凹陷处。

主治:上肢不遂,肩痛不举,瘰疬,风疹。

(16)巨骨

定位:位于肩上,锁骨肩峰端与肩胛冈肩峰之间凹陷处。

主治:肩背疼痛,手臂疼痛,不得屈伸,瘰疬,瘿气,惊痫吐血。

(17)天鼎

定位:在颈外侧部,锁骨上窝之上,扶突穴之下,胸锁乳突肌后缘,平甲状软骨上切迹与胸锁关节上缘之中点处。

主治:咽喉肿痛,暴喑,气梗,瘿气,瘰疬。

(18)扶突

定位:在颈外侧部,人迎穴的外侧约一横指,胸锁乳突肌前、后缘之间,与甲状软骨喉结相平处。

主治:咳嗽,气喘,咽喉肿痛,暴喑,瘿气,瘰疬。

(19)口禾髎

定位:在上唇上外侧,鼻孔外缘直下,上唇上 1/3 与中 1/3 的交界点。

主治:鼻疮息肉,鼻出血,鼻塞,鼻流清涕,口喝,口噤不开。

(20)迎香

定位:在面部鼻唇沟内的上段,横平鼻翼中部,口禾髎穴外上方 1 寸处。

主治:鼻塞,不闻香臭,鼻出血,鼻渊,口眼喝斜,面痒,鼻息肉。

3. 足阳明胃经常用穴位有哪些

足阳明胃经常用穴位包括承泣、四白、巨髎、地仓、大迎、颊车、下关、头维、人迎、水突、气舍、缺盆、气户、库房、屋翳、膺窗、乳中、乳根、不容、承满、梁门、关门、太乙、滑肉门、天枢、外陵、大巨、水道、归来、气冲、髀关、伏兔、阴市、梁丘、犊鼻、足三里、上巨虚、条口、下巨虚、丰隆、解溪、冲阳、陷谷、内庭、厉兑等(图 5)。

(1)承泣

定位:在面部,瞳孔直下,眼球与眶下缘之间。

主治:目赤肿痛,流泪,夜盲,眼睑瞤动,口眼喝斜。

(2)四白

定位:在面部,瞳孔直下,眶下孔凹陷处。

主治:目赤痛痒,目翳,眼睑瞤动,口眼喝斜,头痛眩晕。

(3)巨髎

定位:在面部,瞳孔直下,平鼻翼下缘处,当鼻唇沟外侧。

主治:口眼喝斜,眼睑瞤动,鼻出血,齿痛,唇颊肿。

(4)地仓

定位:在面部,口角外侧,上直对瞳孔。

主治:口喝,流涎,眼睑瞤动。

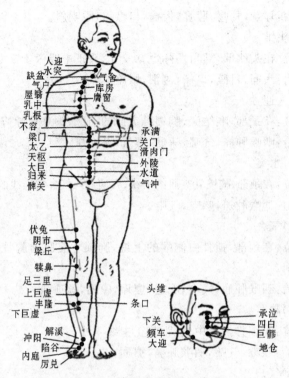

图5　足阳明胃经穴位示意图

（5）大迎

定位：在下颌角前方，咬肌附着部前缘，面动脉搏动处。

主治：口㖞，口噤，颊肿，齿痛。

（6）颊车

定位：在面颊部，下颌角前上方约一横指（中指），咀嚼时咬肌隆起，按之凹陷处。

主治：口㖞，齿痛，颊肿，口噤不语。

（7）下关

定位：在面部耳前方，颧弓与下颌切迹所形成的凹陷中。

主治:耳聋,耳鸣,聤耳,齿痛,口噤,口眼㖞斜。

(8)头维

定位:在头侧部,额角发际上0.5寸,头正中线旁4.5寸。

主治:头痛,目眩,口痛,流泪,眼睑瞤动。

(9)人迎

定位:在颈部,喉结旁,胸锁乳突肌的前缘,颈总动脉搏动处。

主治:咽喉肿痛,气喘,瘰疬,瘿气,高血压。

(10)水突

定位:在颈部,胸锁乳突肌的前缘,人迎穴与气舍穴连线的中点。

主治:咽喉肿痛,咳嗽,气喘。

(11)气舍

定位:在颈部,锁骨内侧端的上缘,胸锁乳突肌的胸骨头与锁骨头之间。

主治:咽喉肿痛,气喘,呃逆,瘿瘤,瘰疬,颈项强。

(12)缺盆

定位:在锁骨上窝中央,距前正中线4寸。

主治:咳嗽,气喘,咽喉肿痛,瘰疬。

(13)气户

定位:在胸部,锁骨中点下缘,距前正中线4寸。

主治:咳嗽,气喘,呃逆,胸胁支满,胸痛。

(14)库房

定位:在胸部,当第一肋间隙,距前正中线4寸。

主治:咳嗽,气喘,咳唾脓血,胸胁胀痛。

(15)屋翳

定位:在胸部,第二肋间隙,距前正中线4寸。

主治:咳嗽,气喘,咳唾脓血,胸胁胀痛,乳痈。

(16)膺窗

定位:在胸部,第三肋间隙,距前正中线4寸。

主治:咳嗽,气喘,胸胁胀痛,乳痈。

(17)乳中

定位:在胸部,第四肋间隙,乳头中央,距前正中线4寸。

主治:做定位标志用。

(18)乳根

定位:在胸部,乳头直下,乳房根部,第五肋间隙,距前正中线4寸。

主治:咳嗽,气喘,呃逆,胸痛,乳痈,乳汁少。

(19)不容

定位:在上腹部,脐中上6寸,距前正中线2寸。

主治:呕吐,胃病,食欲缺乏,腹胀。

(20)承满

定位:在上腹部,脐中上5寸,距前正中线2寸。

主治:胃痛,吐血,食欲缺乏,腹胀。

(21)梁门

定位:在上腹部,脐中上4寸,距前正中线2寸。

主治:胃痛,呕吐,食欲缺乏,腹胀,泄泻。

(22)关门

定位:在上腹部,脐中上3寸,距前正中线2寸。

主治:腹胀,腹痛,肠鸣泄泻,水肿。

(23)太乙

定位:在上腹部,脐中上2寸,距前正中线2寸。

主治:胃病,心烦,癫狂。

(24)滑肉门

定位:在上腹部,脐中上1寸,距前正中线2寸。

主治:胃痛,呕吐,癫狂。

(25)天枢

定位:在腹中部,平脐中,距脐中2寸。

主治:腹胀肠鸣,绕脐痛,便秘,泄泻,痢疾,月经不调。

(26)外陵

定位:在下腹部,脐中下 1 寸,距前正中线 2 寸。

主治:腹痛,疝气,痛经。

(27)大巨

定位:在下腹部,脐中下 2 寸,距前正中线 2 寸。

主治:小腹胀满,小便不利,遗精,早泄。

(28)水道

定位:在下腹部,脐中下 3 寸,距前正中线 2 寸。

主治:小腹胀满,小便不利,痛经,不孕。

(29)归来

定位:在下腹部,脐中下 4 寸,距前正中线 2 寸。

主治:腹痛,月经不调,白带,阴挺。

(30)气冲

定位:在腹股沟稍上方,脐中下 5 寸,距前正中线 2 寸。

主治:肠鸣腹痛,疝气,月经不调,不孕,阳痿,阴肿。

(31)髀关

定位:在大腿前面,髂前上棘与髌底外侧端的连线上,屈髋时,平会阴,居缝匠肌外侧凹陷处。

主治:腰痛膝冷,痿痹,腹痛。

(32)伏兔

定位:在大腿前面,髂前上棘与髌底外侧端的连线上,髌底上 6 寸。

主治:腰痛膝冷,下肢麻痹,脚气。

(33)阴市

定位:在大腿前面,髂前上棘与髌底外侧端的连线上,髌底上 3 寸。

主治:腿膝痿痹,屈伸不利,腹胀腹痛。

（34）梁丘

定位：屈膝，大腿前面，髂前上棘与髌底外侧端的连线上，髌底上2寸。

主治：膝肿痛，下肢不遂，胃痛，乳痈，血尿。

（35）犊鼻

定位：屈膝，在膝部，髌骨与髌韧带外侧凹陷中。

主治：膝痛，下肢麻痹，屈伸不利，脚癣。

（36）足三里

定位：在小腿前外侧，犊鼻穴下3寸，距胫骨前缘一横指（中指）。

主治：胃痛，呕吐，噎膈，腹胀，泄泻，痢疾，便秘，乳痈，肠痈，下肢痹痛，水肿，癫狂，脚癣，虚劳羸瘦。

（37）上巨虚

定位：在小腿前外侧，犊鼻穴下6寸，距胫骨前缘一横指。

主治：肠鸣，腹痛，泄泻，便秘，肠痈，下肢痿痹，脚癣。

（38）条口

定位：在小腿前外侧，犊鼻穴下8寸，距胫骨前缘一横指。

主治：脘腹疼痛，下肢痿痹，转筋，跗肿，肩臂痛。

（39）下巨虚

定位：在小腿前外侧，犊鼻穴下9寸，距胫骨前缘一横指。

主治：小腹痛，泄泻，痢疾，乳痈，下肢痿痹。

（40）丰隆

定位：在小腿前外侧，外踝尖上8寸，条口穴外，距胫骨前缘二横指（中指）。

主治：头痛，眩晕，痰多咳嗽，呕吐，便秘，水肿，癫狂，下肢痿痹。

（41）解溪

定位：在足背与小腿交界处的横纹中央凹陷处，拇长伸肌腱与趾长伸肌腱之间。

主治:头痛,眩晕,癫狂,腹胀,便秘,下肢痿痹。

(42)冲阳

定位:在足背最高处,拇长伸肌腱和趾长伸肌腱之间,足背动脉搏动处。

主治:口眼㖞斜,面肿,齿痛,癫狂痫,胃病,足痿无力。

(43)陷谷

定位:在足背,第2～3跖骨结合部前方凹陷处。

主治:面目水肿,肠鸣腹痛,足背肿痛。

(44)内庭

定位:在足背,第2～3跖骨结合部前外方凹陷处。

主治:齿痛,咽喉肿病,口㖞,鼻出血,胃病吐酸,腹胀,泄泻,痢疾,便秘,热病,足背肿痛。

(45)厉兑

定位:在足第二趾末节外侧,距趾甲角0.1寸。

主治:鼻出血,齿痛,咽喉肿痛,腹胀,热病,多梦,癫狂。

4. 足太阴脾经常用穴位有哪些

足太阴脾经常用穴位包括隐白、大都、太白、公孙、商丘、三阴交、漏谷、地机、阴陵泉、血海、箕门、冲门、府舍、腹结、大横、腹哀、食窦、大包、天溪、胸乡、周荣等(图6)。

(1)隐白

定位:足踇趾内侧趾甲角旁0.1寸(指甲根部)。

主治:月经过多,过时不止,崩漏;便血,尿血,吐血等慢性出血;癫狂,多梦,烦心善悲,慢惊风;腹满,腹胀,暴泄,善呕,心痛,胸满,咳逆,喘息。

(2)大都

定位:足踇趾内侧,第一跖趾关节前下方,赤白肉际处。

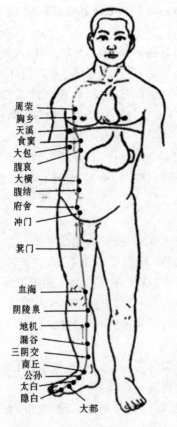

图 6　足太阴脾经穴位示意图

周荣
胸乡
天溪
食窦
大包
腹哀
大横
腹结
府舍
冲门
箕门
血海
阴陵泉
地机
漏谷
三阴交
商丘
公孙
太白
隐白
大都

主治:腹胀,胃痛,呕吐,腹泻,便秘;热病,无汗,体重肢肿,厥心痛,不得卧,心烦。

(3)太白

定位:第一跖骨小头后缘,赤白肉际凹陷处;第一趾趾关节后缘,赤白肉际处取穴。

主治:腹痛,肠鸣,腹胀,呕吐,腹泻,痢疾,善噫食不化,饥不欲食,胃痛,便秘,痔漏,脚癣,心痛脉缓,胸胁胀痛,痿证。

（4）公孙

定位:第一跖骨基底部的前下方,赤白肉际处;在太白后约1寸;第一跖趾关节后缘,足姆趾内侧,赤白肉际处取穴。

主治:胃痛,呕吐,肠鸣腹胀,腹痛,腹泻,痢疾,多饮,霍乱,水肿,烦心失眠,发狂妄言,嗜卧,肠风下血,脚癣。

（5）商丘

定位:内踝前下方凹陷中,舟骨结节与内踝尖连线的中点处。

主治:腹胀,肠鸣,腹泻,便秘,咳嗽,黄疸,怠惰嗜卧,癫狂,善笑,痔疾,足踝痛。

（6）三阴交

定位:内踝尖上3寸,胫骨内侧面后缘。

主治:肠鸣腹胀,腹泻等消化不良;月经不调,崩漏,经闭,带下,阴挺,不孕,滞产,难产,产后血晕,恶露不行,赤白带下,症瘕,阴茎痛,遗精,阳痿,疝气,睾丸缩腹,小便不利,遗尿;心悸,失眠,高血压,湿疹,水肿;下肢痿痹,阴虚诸症。

（7）漏谷

定位:在内踝尖与阴陵泉穴的连线上,内踝尖上6寸;在内踝高点上6寸,胫骨内侧面后缘。

主治:腹胀,肠鸣,偏坠,小便不利,遗精,女子漏下赤白,下肢痿痹,腿膝厥冷。

（8）地机

定位:在内踝尖与阴陵泉穴的连线上,阴陵泉穴下3寸;或阴陵泉下3寸,阴陵泉与三阴交的连线上取穴。

主治:痛经,崩漏,月经不调,女子癥瘕;腹胀,腹痛,食欲缺乏,腹泻,痢疾,小便不利,水肿。

（9）阴陵泉

定位:胫骨内侧髁下方凹陷处。

主治:腹胀,腹泻,暴泄,水肿,黄疸,喘逆,小便不利或失禁,阴茎痛,妇女阴痛,遗精,膝痛。

(10)血海

定位:屈膝,在髌骨内上缘上2寸,股四头肌内侧头的隆起处;患者屈膝,医者以左手掌心按于患者右膝髌骨上缘,2～5指向上伸直,拇指约成45°斜置,拇指尖下是穴(对侧取法仿此)。

主治:月经不调,痛经,经闭,崩漏,股内侧痛,隐疹,皮肤湿疹,丹毒。

(11)箕门

定位:在血海穴与冲门穴的连线上,血海穴直上6寸。

主治:小便不利,五淋,遗尿,腹股沟肿痛。

(12)冲门

定位:在腹股沟外侧,距耻骨联合上缘中点3.5寸,髂外动脉搏动处的外侧。

主治:腹痛,痔痛,小便不利,胎气上冲,崩漏,带下。

(13)府舍

定位:冲门穴外上方0.7寸,前正中线旁开4寸。

主治:腹痛,腹满积聚,霍乱吐泻。

(14)腹结

定位:府舍穴上3寸,大横穴下1寸,距任脉旁开4寸。

主治:腹痛,绕脐腹痛,腹泻,腹寒泄泻,咳逆。

(15)大横

定位:脐中旁开4寸。

主治:腹痛,腹泻,虚寒泻痢,大便秘结,善悲。

(16)腹哀

定位:脐中上3寸,前正中线旁开4寸。

主治:消化不良,绕脐痛,腹痛,便秘,痢疾。

（17）食窦

定位：在第五肋间隙，前正中线旁开 6 寸；任脉（中庭穴）旁 6 寸，当第五肋间隙中。

主治：胸胁胀痛，噫气，食已即吐，腹胀肠鸣，水肿。

（18）大包

定位：在侧胸部腋中线上，第六肋间隙处；侧卧举臂，在腋下 6 寸，腋中线上取穴。

主治：气喘，胸胁痛，全身疼痛，急性扭伤，四肢无力。

（19）天溪

定位：在第四肋间隙，前正中线旁开 6 寸；在食窦穴上一肋，任脉旁开 6 寸，第四肋间隙中取穴。

主治：胸胁疼痛，咳嗽，乳痛，乳汁少。

（20）胸乡

定位：在第三肋间隙，前正中线旁开 6 寸；在天溪上一肋，距任脉 6 寸，第三肋间隙中取穴。

主治：胸胁胀痛，胸引背痛不得卧。

（21）周荣

定位：在第二肋间隙，前正中线旁开 6 寸；在胸乡上一肋，任脉旁开 6 寸，第二肋间隙中取穴。

主治：咳嗽，咳唾秽脓，胁肋痛，气喘，气逆，食不下，胸胁胀满。

5. 手少阴心经常用穴位有哪些

手少阴心经常用穴位包括极泉、青灵、少海、灵道、通里、阴郄、神门、少府、少冲等（图 7）。

（1）极泉

定位：上臂外展，腋窝正中，腋动脉搏动处。

主治：心痛，咽干烦渴，胁肋疼痛，瘰疬，肩臂疼痛。

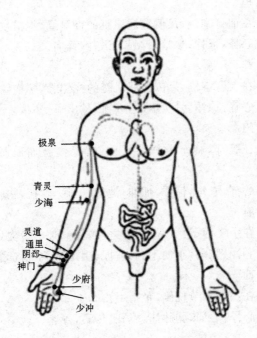

图7 手少阴心经穴位示意图

(2)青灵

定位:在臂内侧,极泉穴与少海穴的连线上,肘横纹上3寸,肱二头肌的内侧沟中。

主治:头痛,目黄,胁痛,肩臂疼痛。

(3)少海

定位:屈肘,肘横纹内侧端与肱骨内上髁连线的中点处。

主治:心痛,肘臂挛痛,瘰疬,头痛,胁痛。

(4)灵道

定位:在前臂掌侧,尺侧腕屈肌腱的桡侧缘,腕横纹上1.5寸。

主治:心痛,暴喑,肘臂挛痛。

（5）通里

定位：在前臂掌侧，尺侧腕屈肌腱的桡侧缘，腕横纹上1寸。

主治：心悸，怔忡，暴喑，舌强不语，腕臂痛。

（6）阴郄

定位：在前臂掌侧，尺侧腕屈肌腱的桡侧缘，腕横纹上0.5寸。

主治：心痛，惊悸，骨蒸盗汗，吐血、鼻出血，暴喑。

（7）神门

定位：在腕部，腕掌侧横纹尺侧端，尺侧腕屈肌腱的桡侧凹陷处。

主治：心痛，心烦，惊悸，怔忡，健忘，失眠，癫狂，胸胁痛。

（8）少府

定位：在手掌面，第4～5掌骨之间，握拳时小指尖处。

主治：心悸，胸痛，小便不利，遗尿，阴痒痛，小指挛痛。

（9）少冲

定位：在小指末节桡侧，距指甲角0.1寸。

主治：心悸，心痛，胸胁痛，癫狂，热病，昏迷。

6. 手太阳小肠经常用穴位有哪些

手太阳小肠经常用穴位包括少泽、前谷、后溪、腕骨、阳谷、养老、支正、小海、肩贞、臑俞、天宗、秉风、曲垣、肩外俞、肩中俞、天窗、天容、颧髎、听宫等（图8）。

（1）少泽

定位：在小指末节尺侧，距指甲角0.1寸。

主治：头痛，目翳，咽喉肿痛，乳痈，乳汁少，昏迷，热病。

（2）前谷

定位：在手掌尺侧，微握拳，小指本节（第五指掌关节）前的掌指横纹头赤白肉际处。

主治：头痛，目痛，耳鸣，咽喉肿痛，产后乳少，热病。

44

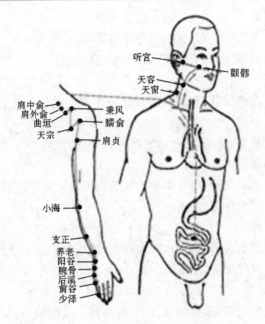

图8　手太阳小肠经穴位示意图

（3）后溪

定位：在手掌尺侧，微握拳，小指本节（第五指掌关节）后的远侧掌横纹头赤白肉际处。

主治：头项强痛，目赤，耳聋，咽喉肿痛，腰背痛，癫狂痫，疟疾，手指及肘臂挛痛。

（4）腕骨

定位：在手掌尺侧，第五掌骨基底与钩骨之间的凹陷处，赤白肉际处。

主治：头项强痛，耳鸣，目翳，黄疸，热病，指挛腕痛。

（5）阳谷

定位：在手腕尺侧，尺骨茎突与三角骨之间的凹陷处。

主治：头痛，目眩，耳鸣，耳聋，热病，癫狂痫，腕痛。

(6)养老

定位:在前臂背面尺侧,尺骨小头近端桡侧凹缘中。

主治:目视不明,肩痛,背痛,肘痛,臂酸痛。

(7)支正

定位:在前臂背面尺侧,阳谷穴与小海穴的连线上,腕背横纹上5寸。

主治:头痛,目眩,热病,癫狂,项强,肘臂酸痛。

(8)小海

定位:在肘内侧,尺骨鹰嘴与肱骨内上髁之间凹陷处。

主治:肘臂疼痛,癫痫。

(9)肩贞

定位:在肩关节后下方,臂内收时,腋后纹头上1寸。

主治:肩臂疼痛,瘰疬,耳鸣。

(10)臑俞

定位:在肩部,腋后纹头直上,肩胛冈下缘凹陷中。

主治:肩臂疼痛,瘰疬。

(11)天宗

定位:在肩胛部,冈下窝中央凹陷处,与第四胸椎相平。

主治:肩胛疼痛,气喘,乳痈。

(12)秉风

定位:在肩胛部,冈上窝中央,天宗穴直上,举臂有凹陷处。

主治:肩胛疼痛,上肢酸麻。

(13)曲垣

定位:在肩胛部,冈上窝内侧端,当臑俞穴与第二胸椎棘突连线的中点处。

主治:肩胛疼痛。

(14)肩外俞

定位:在背部,第一胸椎棘突下,旁开3寸。

主治:肩背疼痛,颈项强急。

(15)肩中俞

定位:在背部,第七颈椎棘突下,旁开2寸。

主治:咳嗽,气喘,肩背疼痛,目视不明。

(16)天窗

定位:在颈外侧部,胸锁乳突肌的后缘,扶突穴后,与喉结相平。

主治:耳鸣,耳聋,咽喉肿痛,颈项强痛,暴喑。

(17)天容

定位:在颈外侧部,下颌角的后方,胸锁乳突肌的前缘凹陷中。

主治:耳鸣,耳聋,咽喉肿痛,颈项强痛。

(18)颧髎

定位:在面部,目外眦直下,颧骨下缘凹陷处。

主治:口眼㖞斜,眼睑瞤动,齿痛,颊肿。

(19)听宫

定位:在面部耳屏前,下颌骨髁状突的后方,张口时呈凹陷处。

主治:耳鸣,耳聋,聤耳,齿痛,癫狂。

7. 足太阳膀胱经常用穴位有哪些

足太阳膀胱经常用穴位包括睛明、攒竹、眉冲、曲差、五处、承光、通天、络却、玉枕、天柱、大杼、风门、肺俞、厥阴俞、心俞、督俞、膈俞、肝俞、胆俞、脾俞、胃俞、三焦俞、肾俞、气海俞、大肠俞、关元俞、小肠俞、膀胱俞、上髎、次髎、中髎、下髎、会阳、承扶、殷门、浮郄、委阳、委中、附分、魄户、膏肓俞、神堂、譩譆、膈关、魂门、阳纲、意舍、胃仓、肓门、志室、胞肓、秩边、合阳、承筋、承山、飞扬、跗阳、昆仑、仆参、申脉、金门、京骨、束骨、足通谷、至阴等(图9)。

(1)睛明

定位:在面部,目内眦角上方凹陷处。

主治：视物不明，近视，夜盲，色盲，胬肉攀睛，目翳，目赤肿痛，迎风流泪，急性腰痛。

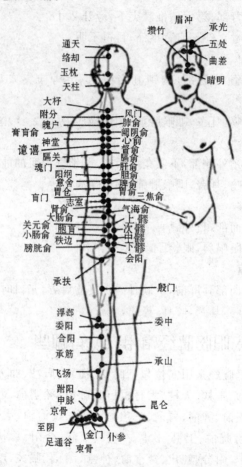

图9 足太阳膀胱经常用穴位示意图

（2）攒竹

定位：在面部，眉头陷中，眶上切迹处。

主治:眉棱骨痛,目视不明,目赤肿痛,呃逆,腰痛,膈肌痉挛。

(3)眉冲

定位:在头部,攒竹穴直上入发际0.5寸,神庭穴与曲差穴连线之间。

主治:头痛,眩晕,鼻塞,癫痫。

(4)曲差

定位:在头部,前发际正中直上0.5寸,旁开1.5寸,即神庭穴与头维穴连线的内1/3与中1/3交点上。

主治:头痛,鼻塞,目视不明。

(5)五处

定位:在头部,前发际正中直上1寸,旁开1.5寸。

主治:头痛,头晕,中风偏瘫,癫痫。

(6)承光

定位:在头部,前发际正中直上2.5寸旁开1.5寸。

主治:目视不明,中风偏瘫,癫痫,头晕目眩。

(7)通天

定位:在头部,前发际正中直上4寸,旁开1.5寸。

主治:鼻塞,鼻中息肉,鼻疮,鼻渊,鼻出血,头痛,目眩,中风偏瘫,癫痫。

(8)络却

定位:在头部,前发际正中直上5.5寸,旁开1.5寸。

主治:目视不明,中风偏瘫,癫痫,耳鸣。

(9)玉枕

定位:在后头部,后发际正中直上2.5寸,旁开1.3寸,平枕外粗隆上缘的凹陷处。

主治:头痛,目视不明,鼻塞,脚癣。

(10)天柱

定位:在项部,大筋(斜方肌)之外缘后发际中,约后发际正中旁开 1.3 寸。

主治:头晕,目眩,头痛,项强,肩背痛,鼻塞,咽喉痛。

(11)大杼

定位:在背部,第一胸椎棘突下,旁开 1.5 寸。

主治:各种骨病(骨痛,肩、腰、骶、膝关节痛),发热,咳嗽,头痛鼻塞。

(12)风门

定位:在背部,第二胸椎棘突下,旁开 1.5 寸。

主治:伤风,咳嗽,发热,头痛,项强,胸背痛。

(13)肺俞

定位:在背部,第三胸椎棘突下,旁开 1.5 寸。

主治:发热,咳嗽,咯血,盗汗,鼻塞,毛发脱落,痘,疹,疮,癣。

(14)厥阴俞

定位:在背部,第四胸椎棘突下,旁开 1.5 寸。

主治:心痛,心悸,咳嗽,胸闷,牙痛。

(15)心俞

定位:在背部,第五胸椎棘突下,旁开 1.5 寸。

主治:心痛,心悸,胸闷,气短,咳嗽,吐血,失眠,健忘,癫痫,梦遗,盗汗。

(16)督俞

定位:在背部,第六胸椎棘突下,旁开 1.5 寸。

主治:心痛,胸闷,胃痛,腹痛,咳嗽,气喘。

(17)膈俞

定位:在背部,第七胸椎棘突下,旁开 1.5 寸。

主治:急性胃脘痛,呃逆,噎膈,便血,咳嗽,气喘,吐血,骨蒸盗汗。

(18)肝俞

定位:在背部,第九胸椎棘突下,旁开 1.5 寸。

主治:胁痛,黄疸,目疾,吐衄,癫狂,脊背痛。

(19)胆俞

定位:在背部,第十胸椎棘突下,旁开1.5寸。

主治:黄疸,口苦,胁痛,肺痨,潮热。

(20)脾俞

定位:在背部,第十一胸椎棘突下,旁开1.5寸。

主治:腹胀,黄疸,呕吐,泄泻,痢疾,便血,水肿。

(21)胃俞

定位:在背部,第十二胸椎棘突下,旁开1.5寸。

主治:胃脘痛,呕吐,腹胀,肠鸣。

(22)三焦俞

定位:在腰部,第一腰椎棘突下,旁开1.5寸。

主治:水肿,小便不利,腹胀,肠鸣,泄泻,痢疾,膝关节无力。

(23)肾俞

定位:在腰部,第二腰椎棘突下,旁开1.5寸。

主治:遗尿,小便不利,水肿,遗精,阳痿,月经不调,白带,耳聋,耳鸣,咳嗽,气喘,中风偏瘫,腰痛,骨病。

(24)气海俞

定位:在腰部,第三腰椎棘突下,旁开1.5寸。

主治:腹胀,肠鸣,痔漏,痛经,腰痛。

(25)大肠俞

定位:在腰部,第四腰椎棘突下,旁开1.5寸。

主治:腹胀,泄泻,便秘,痔疮出血,腰痛,荨麻疹。

(26)关元俞

定位:在腰部,第五腰椎棘突下,旁开1.5寸。

主治:腰骶痛,腹胀,泄泻,小便频数或不利,遗尿。

(27)小肠俞

定位:在骶部,骶正中嵴旁开1.5寸,平第一骶后孔。

主治:腰骶痛,膝关节痛,小腹胀痛,小便不利,遗精,白带。

(28)膀胱俞

定位:在骶部,骶正中嵴旁 1.5 寸,平第二骶后孔。

主治:小便不利,遗尿,腰脊强痛,腿痛,泄泻,便秘。

(29)中膂俞

定位:在骶部,骶正中嵴旁 1.5 寸,平第三骶后孔。

主治:泄泻,疝气,腰脊强痛。

(30)白环俞

定位:在骶部,骶正中嵴旁 1.5 寸,平第四骶后孔。

主治:遗精,白带,月经不调,遗尿,腰骶疼痛,疝气。

(31)上髎

定位:在骶部,髂后上棘与后正中线之间,适对第一骶后孔处。

主治:月经不调,赤白带下,阴挺,遗精,阳痿,大、小便不利,腰骶痛。

(32)次髎

定位:在骶部,髂后上棘内下方,适对第二骶后孔处。

主治:遗精,阳痿,月经不调,赤白带下,腰骶痛,下肢痿痹。

(33)中髎

定位:次髎内下方,适对第三骶后孔处。

主治:月经不调,白带,小便不利,便秘,泄泻,腰骶疼痛。

(34)下髎

定位:在骶部,中髎内下方,适对第四骶后孔处。

主治:腰骶痛,小腹痛,小便不利,带下。

(35)会阳

定位:在骶部,尾骨端旁开 0.5 寸。

主治:大便失禁,泄泻,便血,痔疾,阳痿,带下。

(36)承扶

定位:在大腿后面,臀下横纹的中点。

主治:腰、骶、臀、股部疼痛,痔疾。

(37)殷门

定位:在大腿后面,承扶穴与委中穴的连线上,承扶下6寸。

主治:腰痛,下肢痿痹。

(38)浮郄

定位:在腘横纹外侧端,委阳穴上1寸,股二头肌腱的内侧。

主治:腘窝部疼痛,麻木或挛急。

(39)委阳

定位:在腘横纹外侧端,股二头肌腱的内侧。

主治:腰脊强痛,小腹胀满,小便不利,腿足拘挛疼痛,痿厥。

(40)委中

定位:在腘横纹中点,股二头肌腱与半腱肌腱的中间。

主治:腰脊疼痛,腘筋挛急,半身不遂,下肢痿痹,皮疹,周身瘙痒,疔疮,发背,腹痛吐泻,遗尿,小便不利。

(41)附分

定位:在背部,第二胸椎棘突下,旁开3寸。

主治:颈项强痛,肩背拘急,肘臂麻木。

(42)魄户

定位:在背部,第三胸椎棘突下,旁开3寸。

主治:咳嗽,气喘,肺结核,项强,肩背痛。

(43)膏肓俞

定位:在背部,第四胸椎棘突下,旁开3寸。

主治:肺结核,咳嗽气喘,纳差,便溏,消瘦乏力,遗精,盗汗,健忘,肩背酸痛。

(44)神堂

定位:在背部,第五胸椎棘突下,旁开3寸。

主治:心痛,心悸,失眠,胸闷,咳嗽,气喘,肩背痛。

(45)譩譆

定位:在第六胸椎棘突下,旁开3寸。

主治:胸痛引背,肩背痛,咳嗽,气喘,目眩,目痛,鼻出血,热病无汗,疟疾。

(46)膈关

定位:在背部,第七胸椎棘突下,旁开3寸。

主治:饮食不下,呃逆,呕吐,脊背强痛。

(47)魂门

定位:在背部,第九胸椎棘突下,旁开3寸。

主治:胸胁胀满,呕吐,泄泻,背痛。

(48)阳纲

定位:在背部,第十胸椎棘突下,旁开3寸。

主治:黄疸,腹痛,肠鸣,泄泻,消渴。

(49)意舍

定位:在背部,第十一胸椎棘突下,旁开3寸。

主治:腹胀,肠鸣,呕吐,泄泻。

(50)胃仓

定位:在背部,第十二胸椎棘突下,旁开3寸。

主治:胃脘痛,腹胀,小儿食积,水肿。

(51)肓门

定位:在腰部,第一腰椎棘突下,旁开3寸。

主治:腹痛,便秘,痞块,乳疾。

(52)志室

定位:在腰部,第二腰椎棘突下,旁开3寸。

主治:遗精,阳痿,小便不利,水肿,腰脊强痛。

(53)胞肓

定位:在臀部,平第二骶后孔,骶正中嵴旁开3寸。

主治:尿闭,阴肿,腰脊痛,肠鸣腹胀。

（54）秩边

定位：在臀部，平第四骶后孔，骶正中嵴旁开 3 寸。

主治：腰骶痛，下肢痿痹，小便不利，便秘，痔疾。

（55）合阳

定位：在小腿后面，委中穴与承山穴的连线上，委中穴下 2 寸。

主治：腰脊强痛，下肢痿痹，疝气，崩漏。

（56）承筋

定位：在小腿后面，委中穴与承山穴的连线上，腓肠肌肌腹中央，委中穴下 5 寸。

主治：痔疾，腰腿拘急疼痛。

（57）承山

定位：在小腿后面正中，委中穴与昆仑穴之间，伸直小腿或足跟上提时，腓肠肌肌腹下出现尖角凹陷处。

主治：痔疮，便秘，腰腿拘急疼痛，脚癣。

（58）飞扬

定位：在小腿后面，外踝后，昆仑穴直上 7 寸，承山穴外下方 1 寸处。

主治：头痛，目眩，腰腿疼痛无力，痔疾。

（59）跗阳

定位：在小腿后面，外踝后，昆仑穴直上 3 寸。

主治：头痛，头重，腰骶疼痛，下肢痿痹，外踝肿痛。

（60）昆仑

定位：在足部外踝后方，外踝尖与跟腱之间的凹陷处。

主治：急性腰痛，足跟肿痛，难产，头痛，项强，目眩，鼻出血，小儿惊风。

（61）仆参

定位：在足外侧部，外踝后下方，昆仑穴直下，跟骨外侧，赤白肉际处。

主治:下肢痿痹,足跟痛,癫痫。

(62)申脉

定位:在足外侧部,外踝直下方凹陷处。

主治:痫症,癫狂,失眠,足外翻,头痛,项强,腰腿痛,眼睑下垂。

(63)金门

定位:在足外侧,外踝前缘直下,骰骨下缘处。

主治:癫狂,痫症,小儿惊风,头痛,腰痛,下肢痿痹,外踝痛。

(64)京骨

定位:在足外侧,第五跖骨粗隆下方,赤白肉际处。

主治:头痛,项强,目翳,腰腿痛,癫痫。

(65)束骨

定位:在足外侧,足小趾本节(第五跖趾关节)的后方,赤白肉际处。

主治:癫狂,头痛项强,腰腿痛,肛门痛。

(66)足通谷

定位:在足外侧,足小趾本节(第五跖趾关节)的前方,赤白肉际处。

主治:头痛,项强,目眩,鼻出血,癫狂。

(67)至阴

定位:在足小趾末节外侧,距趾甲角0.1寸。

主治:胎位不正,难产,头目痛,鼻塞,鼻出血。

8. 足少阴肾经常用穴位有哪些

足少阴肾经常用穴位包括涌泉、然谷、太溪、大钟、水泉、照海、复溜、交信、筑宾、阴谷、横骨、大赫、气穴、四满、中注、肓俞、商曲、石关、阴都、腹通谷、幽门、步廊、神封、灵墟、神藏、彧中、俞府等(图10)。

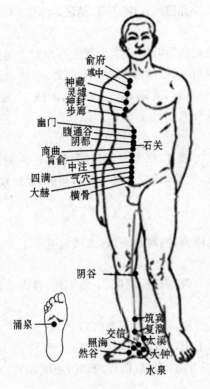

图 10　足少阴肾经穴位示意图

（1）涌泉

定位：在足底部，卷足时足前部凹陷处，第 2～3 趾趾缝纹头端与足跟连线的前 1/3 与后 2/3 交点上。

主治：头顶痛，头晕眼花，咽喉痛，舌干，失声，小便不利，大便难，小儿惊风，足心热，癫疾，霍乱转筋，昏厥。

（2）然谷

定位：在足内侧缘，足舟骨粗隆下方，赤白肉际处。

主治：月经不调，阴挺，阴痒，白浊，遗精，阳痿，小便不利，泄泻，胸胁胀痛,咯血,小儿脐风,口噤不开,消渴,黄疸,下肢痿痹,足跗痛。

(3)太溪

定位:在足内侧,内踝后方,内踝尖与跟腱之间的凹陷处。

主治:头痛目眩,咽喉肿痛,齿痛,耳聋,耳鸣,咳嗽,气喘,胸痛咯血,消渴,月经不调,失眠,健忘,遗精,阳痿,小便频数,腰脊痛,下肢厥冷,内踝肿痛。

(4)大钟

定位:在足内侧,内踝下方,跟腱附着部的内侧前方凹陷处。

主治:咯血,气喘,腰脊强痛,痴呆,嗜卧,足跟痛,二便不利,月经不调。

(5)水泉

定位:在足内侧,内踝后下方,太溪穴直下1寸,跟骨结节的内侧凹陷处。

主治:月经不调,痛经,阴挺,小便不利,目昏花,腹痛。

(6)照海

定位:在足内侧,内踝尖下方凹陷处。

主治:咽喉干燥,痫证,失眠,嗜卧,惊恐不宁,目赤肿痛,月经不调,痛经,赤白带下,阴挺,阴痒,疝气,小便频数,不寐,脚癣。

(7)复溜

定位:在小腿内侧,太溪穴直上2寸,跟腱的前方。

主治:泄泻,肠鸣,水肿,腹胀,腿肿,足痿,盗汗,脉微细时无,身热无汗,腰脊强痛。

(8)交信

定位:在小腿内侧,太溪穴直上2寸,复溜前0.5寸,胫骨内侧缘的后方。

主治:月经不调,崩漏,阴挺,泄泻,大便难,睾丸肿痛,五淋,阴痒,泻痢赤白,膝股疼痛。

(9)筑宾

定位:在小腿内侧,太溪穴与阴谷穴的连线上,太溪上5寸,腓肠肌肌腹的内下方。

主治:癫狂,痫证,呕吐涎沫,疝痛,小儿脐疝,小腿内侧痛。

(10)阴谷

定位:在腘窝内侧,屈膝时,半腱肌肌腱与半膜肌肌腱之间。

主治:阳痿,疝痛,月经不调,崩漏,小便难,阴中痛,癫狂,膝股内侧痛。

(11)横骨

定位:在下腹部,脐中下5寸,前正中线旁开0.5寸。

主治:阴部痛,少腹痛,遗精,阳痿,遗尿,小便不通,疝气。

(12)大赫

定位:在下腹部,脐中下4寸,前正中线旁开0.5寸。

主治:阴部痛,子宫脱垂,遗精,带下,月经不调,痛经,不孕,泄泻,痢疾。

(13)气穴

定位:在下腹部,脐中下3寸,前正中线旁开0.5寸。

主治:月经不调,白带,小便不通,泄泻,痢疾,腰脊痛,阳痿。

(14)四满

定位:在下腹部,脐中下2寸,前正中线旁开0.5寸。

主治:月经不调,崩漏,带下,不孕,产后恶露不净,小腹痛,遗精,遗尿,便秘,水肿。

(15)中注

定位:在下腹部,脐中下1寸,前正中线旁开0.5寸。

主治:月经不调,腰腹疼痛,大便燥结,泄泻,痢疾。

(16)肓俞

定位:在腹中部,脐中旁开0.5寸。

主治:腹痛绕脐,呕吐,腹胀,痢疾,泄泻,便秘,月经不调,腰脊痛。

（17）商曲

定位：在上腹部，脐中上2寸，前正中线旁开0.5寸。

主治：腹痛，泄泻，便秘，腹中积聚。

（18）石关

定位：在上腹部，脐中上3寸，前正中线旁开0.5寸。

主治：呕吐，腹痛，便秘，产后腹痛，妇女不孕。

（19）阴都

定位：在上腹部，脐中上4寸，前正中线旁开0.5寸。

主治：腹胀，肠鸣，腹痛，便秘，妇女不孕，胸胁满，疟疾。

（20）腹通谷

定位：在上腹部，脐中上5寸，前正中线旁开0.5寸。

主治：腹痛，腹胀，呕吐，心痛，心悸，胸痛，暴喑。

（21）幽门

定位：在上腹部，脐中上6寸，前正中线旁开0.5寸。

主治：腹痛，呕吐，消化不良，泄泻，痢疾。

（22）步廊

定位：在胸部，第五肋间隙，前正中线旁开2寸。

主治：胸痛，咳嗽，气喘，呕吐，不嗜食，乳痈。

（23）神封

定位：在胸部，第四肋间隙，前正中线旁开2寸。

主治：咳嗽，气喘，胸胁支满，呕吐，不嗜食，乳痈。

（24）灵墟

定位：在胸部，第三肋间隙，前正中线旁开2寸。

主治：咳嗽，气喘，痰多，胸胁胀痛，呕吐，乳痈。

（25）神藏

定位：在胸部，第二肋间隙，前正中线旁开2寸。

主治：咳嗽，气喘，胸痛，烦满，呕吐，不嗜食。

(26)彧中

定位:在胸部,第一肋间隙,前正中线旁开2寸。

主治:咳嗽,气喘,痰壅,胸胁胀满,不嗜食。

(27)俞府

定位:在胸部,锁骨下缘,前正中线旁开2寸。

主治:咳嗽,气喘,胸痛,呕吐,不嗜食。

9. 手厥阴心包经常用穴位有哪些

手厥阴心包经常用穴位包括天池、天泉、曲泽、郄门、间使、内关、大陵、劳宫、中冲等(图11)。

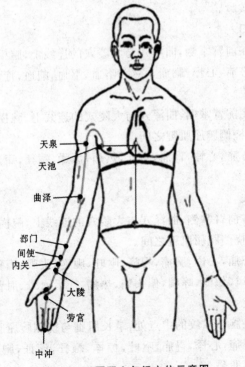

图11 手厥阴心包经穴位示意图

61

（1）天池

定位：在胸部，第四肋间隙，乳头外 1 寸，前正中线旁开 5 寸。

主治：胸闷，心烦，咳嗽，痰多，气喘，胸痛，腋下肿痛，瘰疬，疟疾，乳痈。

（2）天泉

定位：在臂内侧，腋前纹头下 2 寸，肱二头肌的长、短头之间。

主治：心痛，胸胁胀满，咳嗽，胸背及上臂内侧痛。

（3）曲泽

定位：在肘横纹中，肱二头肌腱的尺侧缘。

主治：心痛，善惊，心悸，胃痛，呕吐，转筋，热病，烦躁，肘臂痛，上肢颤动，咳嗽。

（4）郄门

定位：在前臂掌侧，曲泽穴与大陵穴的连线上，腕横纹上 5 寸。

主治：心痛，心悸，胸痛，心烦，咯血，呕血，衄血，疔疮，癫疾。

（5）间使

定位：在前臂掌侧，曲泽穴与大陵穴的连线上，腕横纹上 3 寸，掌长肌腱与桡侧腕屈肌腱之间。

主治：心痛，心悸，胃痛，呕吐，热病，烦躁，癫狂，痫证，腋肿，肘挛，臂痛。

（6）内关

定位：在前臂掌侧，曲泽穴与大陵穴的连线上，腕横纹上 2 寸，掌长肌腱与桡侧腕屈肌腱之间。

主治：心痛，心悸，胸痛，胃痛，呕吐，呃逆，失眠，癫狂，痫证，郁证，眩晕，中风，偏瘫，哮喘，偏头痛，热病，产后血晕，肘臂挛痛。

（7）大陵

定位：在腕掌横纹的中点处，掌长肌腱与桡侧腕屈肌腱之间。

主治：心痛，心悸，胃痛，呕吐，惊悸，癫狂，痫证，胸胁痛，腕关节疼痛，喜笑悲恐。

(8)劳宫

定位:在手掌心,第2～3掌骨间偏于第三掌骨,握拳屈指的中指尖处。

主治:中风昏迷,中暑,心痛,癫狂,痫证,口疮,口臭,鹅掌风。

(9)中冲

定位:在手中指末节尖端中央。

主治:中风昏迷,舌强不语,中暑,昏厥,小儿惊风,热病,舌下肿痛。

10. 手少阳三焦经常用穴位有哪些

手少阳三焦经常用穴位包括关冲、液门、中渚、阳池、外关、支沟、会宗、三阳络、四渎、天井、清冷渊、消泺、臑会、肩髎、天髎、天牖、翳风、瘈脉、颅息、角孙、耳门、耳和髎、丝竹空等(图12)。

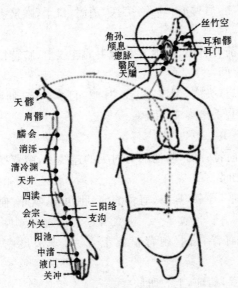

图12 手少阳三焦位常用穴位示意图

（1）关冲

定位：在手无名指末节尺侧，距指甲角0.1寸。

主治：头痛，目赤，耳聋，耳鸣，喉痹，舌强，热病，心烦。

（2）液门

定位：在手背部，第4～5指间，指蹼缘后方赤白肉际处。

主治：头痛，目赤，耳痛，耳鸣，耳聋，喉痹，手臂痛。

（3）中渚

定位：在手背部，无名指本节（掌指关节）的后方，第4～5掌骨间凹陷处。

主治：头痛，目眩，目赤，目痛，耳聋，耳鸣，喉痹，肩背肘臂酸痛，手指不能屈伸，脊膂痛，热病。

（4）阳池

定位：在腕背横纹中，指总伸肌腱的尺侧缘凹陷处。

主治：腕痛，肩臂痛，耳聋，疟疾，消渴，口干，喉痹。

（5）外关

定位：在前臂背侧，阳池穴与肘尖的连线上，腕背横纹上2寸，尺骨与桡骨之间。

主治：热病，头痛，颊痛，耳聋，耳鸣，目赤肿痛，胁痛，肩背痛，肘臂屈伸不利，手指疼痛，手颤。

（6）支沟

定位：在前臂背侧，阳池穴与肘尖的连线上，腕背横纹上3寸，尺骨与桡骨之间。

主治：暴喑，耳聋，耳鸣，肩背酸痛，胁肋痛，呕吐，便秘，热病。

（7）会宗

定位：在前臂背侧，腕背横纹上3寸，支沟尺侧，尺骨的桡侧缘。

主治：耳聋，痫证，上肢肌肤痛。

(8)三阳络

定位:在前臂背侧,腕背横纹上4寸,尺骨与桡骨之间。

主治:暴喑,耳聋,手臂痛,龋齿痛。

(9)四渎

定位:在前臂背侧,阳池穴与肘尖的连线上,肘尖下5寸,尺骨与桡骨之间。

主治:暴喑,突发性耳聋,齿痛,呼吸气短,梅核气,前臂痛。

(10)天井

定位:在臂外侧,屈肘时,肘尖直上1寸凹陷处。

主治:偏头痛,胁肋、颈项、肩臂痛,耳聋,瘰疬,瘿气,癫痫。

(11)清冷渊

定位:在臂外侧,屈肘时,肘尖直上2寸,即天井穴上1寸。

主治:头痛,目黄,肩臂痛不能举。

(12)消泺

定位:在臂外侧,清冷渊与臑会连线中点处。

主治:头痛,颈项强痛,臂痛,齿痛,癫疾。

(13)臑会

定位:在臂外侧,肘尖与肩髎穴的连线上,肩髎穴下3寸,三角肌的后下缘。

主治:肩臂痛,瘿气,瘰疬,目疾,肩胛肿痛。

(14)肩髎

定位:在肩部,肩髃穴后方,臂外展时,于肩峰后下方呈现凹陷处。

主治:臂痛,肩重不能举。

(15)天髎

定位:在肩胛部,肩井穴与曲垣穴的中间,肩胛骨上角处。

主治:肩臂痛,颈项强痛,胸中烦满。

（16）天牖

定位：在颈侧部，乳突的后下方，平下颌角，胸锁乳突肌的后缘。

主治：头晕，头痛，面肿，目昏，突发性耳聋，项强。

（17）翳风

定位：在耳垂后方，乳突与下颌角之间的凹陷处。

主治：耳鸣，耳聋，口眼㖞斜，牙关紧闭，颊肿，瘰疬。

（18）瘈脉

定位：在头部，耳后乳突中央，角孙穴与翳风穴之间，沿耳轮连线的中、下 1/3 的交点处。

主治：头痛，耳聋，耳鸣，小儿惊痫，呕吐，泻痢。

（19）颅息

定位：在头部，角孙穴与翳风穴之间，沿耳轮连线的上、中 1/3 的交点处。

主治：头痛、耳鸣、耳痛、小儿惊痫，呕吐涎沫。

（20）角孙

定位：在头部，折耳郭向前，耳尖直上入发际处。

主治：耳部肿痛，目赤肿痛，目翳，齿痛，唇燥，项强，头痛。

（21）耳门

定位：在面部，耳屏上切迹的前方，下颌骨髁状突后缘，张口有凹陷处。

主治：耳聋，耳鸣，齿痛，颈颌痛，唇淡。

（22）耳和髎

定位：在头侧部，鬓发后缘，平耳郭根之前方，颞浅动脉的后缘。

主治：头重痛，耳鸣，牙关拘急，颔肿，鼻准肿痛，口渴。

（23）丝竹空

定位：在面部，眉梢凹陷处。

主治:头痛,目眩,目赤痛,眼睑跳动,齿痛,癫痫。

11. 足少阳胆经常用穴位有哪些

足少阳胆经常用穴位包括瞳子髎、听会、颔厌、悬颅、悬厘、曲鬓、率谷、天冲、浮白、头窍阴、完骨、本神、阳白、头临泣、目窗、正营、承灵、脑空、风池、肩井、渊腋、辄筋、日月、京门、带脉、五枢、维道、居髎、环跳、风市、中渎、膝阳关、阳陵泉、阳交、外丘、光明、阳辅、悬钟、丘墟、足临泣、地五会、侠溪、足窍阴等(图13)。

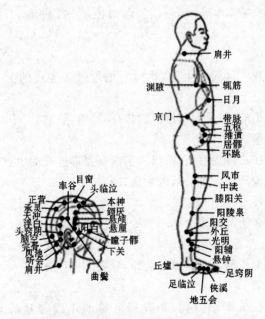

图13 足少阳胆经常用穴位示意图

(1)瞳子髎

定位:在面部,目外眦旁,眶外侧缘处。

主治:头痛,头晕目赤,目痛,畏光,迎风流泪,远视不明,内障,目翳。

（2）听会

定位：在面部，耳屏间切迹的前方，下颌骨髁突的后缘，张口有凹陷处。

主治：耳鸣，耳聋，耳流脓，齿痛，下颌脱臼，口眼㖞斜，面痛，头痛。

（3）上关

定位：在耳前，下关穴直下，颧弓的上缘凹陷处。

主治：头痛，耳鸣，耳聋，聤耳，口眼㖞斜，面痛，齿痛，惊痫，瘛疭。

（4）颔厌

定位：在头部鬓发上，头维穴与曲鬓弧形连线的上 1/4 与下 3/4 交点处。

主治：头痛，眩晕，目外眦痛，齿痛，耳鸣，惊痫。

（5）悬颅

定位：在头部鬓发上，头维穴与曲鬓弧形连线的中点处。

主治：偏头痛，面肿，目外眦痛，齿痛。

（6）悬厘

定位：在头部鬓发上，头维穴与曲鬓弧形连线的上 3/4 与下 1/4 交点处。

主治：偏头痛，面肿，目外眦痛，耳鸣，上齿痛。

（7）曲鬓

定位：在头部，耳前鬓角发际后缘的垂线与耳尖水平线交点处。

主治：偏头痛，颔颊肿，牙关紧闭，呕吐，齿痛，目赤肿痛，项强不得顾。

（8）率谷

定位：在头部，耳尖直上入发际 1.5 寸，角孙穴直上方。

主治:头痛,眩晕,呕吐,小儿惊风。

(9)天冲

定位:在头部,耳根后缘直上入发际 2 寸,率谷后 0.5 寸。

主治:头痛,齿龈肿痛,癫痫,惊恐,瘿气。

(10)浮白

定位:在头部,耳后乳突的后上方,天冲穴与完骨穴的弧形连线的中 1/3 与上 1/3 交点处。

主治:头痛,颈项强痛,耳鸣,耳聋,齿痛,瘰疬,瘿气,臂痛不举,足痿不行。

(11)头窍阴

定位:在头部,耳后乳突的后上方,天冲与完骨穴的弧形连线的中 1/3 与下 1/3 交点处。

主治:头痛,眩晕,颈项强痛,胸胁痛,口苦,耳鸣,耳聋,耳痛。

(12)完骨

定位:在头部,耳后乳突的后下方凹陷处。

主治:头痛,颈项强痛,颊肿,喉痹,龋齿,口眼㖞斜,癫痫,疟疾。

(13)本神

定位:在头部,前发际上 0.5 寸,神庭旁开 3 寸,神庭穴与头维穴连线的内 2/3 与外 1/3 交点处。

主治:头痛,目眩,癫痫,小儿惊风,颈项强痛,胸胁痛,半身不遂。

(14)阳白

定位:在前额部,瞳孔直上,眉上 1 寸。

主治:头痛,目眩,目痛,外眦疼痛,雀目。

(15)头临泣

定位:在头部,瞳孔直上入前发际 0.5 寸,神庭与头维连线的中点处。

主治:头痛,目眩,目赤痛,流泪,目翳,鼻塞,鼻渊,耳聋,小儿惊痫,热病。

(16)目窗

定位:在头部,前发际上 1.5 寸,头正中线旁开 2.25 寸。

主治:头痛,目眩,目赤肿痛,远视,近视,上齿龋肿,小儿惊痫。

(17)正营

定位:在头部,前发际上 2.5 寸,头正中线旁开 2.25 寸。

主治:头痛,头晕,目眩,唇炎,齿痛。

(18)承灵

定位:在头部,前发际上 4 寸,头正中线旁开 2.25 寸。

主治:头晕,眩晕,目痛,鼻渊,鼻出血,多涕。

(19)脑空

定位:在头部,枕外隆凸的上缘外侧,头正中线旁开 2.5 寸,平脑户。

主治:头痛,颈项强痛,目眩,目赤肿痛,鼻痛,耳聋,癫痫,惊悸,热病。

(20)风池

定位:在项部,枕骨之下,与风府穴相平,胸锁乳突肌与斜方肌上端之间的凹陷处。

主治:头痛,眩晕,颈项强痛,目赤痛,目泪出,鼻渊,鼻出血,耳聋,气闭,中风,口眼㖞斜,热病,感冒,瘿气。

(21)肩井

定位:在肩上,前直乳中,大椎穴与肩峰穴端连线的中点上。

主治:肩背痹痛,手臂不举,颈项强痛,乳痈,中风,瘰疬,难产,诸虚百损。

(22)渊腋

定位:在侧胸部,举臂,腋中线上,腋下 3 寸,第四肋间隙中。

主治:胸满,肋痛,腋下肿,臂痛不举。

(23)辄筋

定位:在侧胸部,渊腋前1寸,平乳头,第四肋间隙中。

主治:胸肋痛,喘息,呕吐,吞酸,腋肿,肩臂痛。

(24)日月

定位:在上腹部,乳头直下,第七肋间隙,前正中线旁开4寸。

主治:胁肋疼痛,胀满,呕吐,吞酸,呃逆,黄疸。

(25)京门

定位:在侧腰部,章门穴后1.8寸,十二肋骨游离端的下方。

主治:肠鸣,泄泻,腹胀,腰胁痛。

(26)带脉

定位:在侧腹部,章门穴下1.8寸,第十二肋骨游离端下方垂线与脐水平线的交点上。

主治:月经不调,赤白带下,疝气,腰胁痛。气虚带下,配中极、次髎、行间、三阴交治湿热下注之带下。

(27)五枢

定位:在侧腹部,髂前上棘的前方,横平脐下3寸处。

主治:阴挺,赤白带下,月经不调,少腹痛,便秘,腰胯痛。

(28)维道

定位:在侧腹部,髂前上棘的前下方,五枢前下0.5寸。

主治:腰胯痛,少腹痛,阴挺,带下,月经不调,水肿。

(29)居髎

定位:在髋部,髂前上棘与股骨大转子最凸点连线的中点处。

主治:腰腿痹痛,瘫痪,足痿。

(30)环跳

定位:在股外侧部,侧卧屈股,股骨大转子最凸点与骶管裂孔连线的外1/3与中1/3交点处。

主治:腰胯疼痛,半身不遂,下肢痿痹,遍身风疹,挫闪腰痛,膝踝肿痛不能转侧。

（31）风市

定位：在大腿外侧部的中线上，腘横纹上7寸，或直立垂手时，中指尖处。

主治：中风半身不遂，下肢痿痹，遍身瘙痒，脚癣。

（32）中渎

定位：在大腿外侧，风市穴下2寸，或腘横纹上5寸，股外肌与股二头肌之间。

主治：下肢痿痹，下肢麻木，半身不遂。

（33）膝阳关

定位：在膝外侧，股骨外上髁上方的凹陷处。

主治：膝膑肿痛，腘筋挛急，小腿麻木。

（34）阳陵泉

定位：在小腿外侧，腓骨小头前下方凹陷处。

主治：半身不遂，下肢痿痹，下肢麻木，膝肿痛，脚癣，胁肋痛，口苦，呕吐，黄疸，小儿惊风，破伤风。

（35）阳交

定位：在小腿外侧，外踝尖上7寸，腓骨后缘。

主治：胸胁胀满疼痛，面肿，惊狂，癫疾，瘈疭，膝股痛，下肢痿痹。

（36）外丘

定位：在小腿外侧，外踝尖上7寸，腓骨前缘，平阳交。

主治：颈项强痛，胸胁痛，下肢痿痹，癫疾。

（37）光明

定位：在小腿外侧，外踝尖上5寸，腓骨前缘。

主治：目痛，夜盲，乳胀痛，膝痛，下肢痿痹，颊肿。

（38）阳辅

定位：在小腿外侧，外踝尖上4寸，腓骨前缘稍前方。

主治：偏头痛，目外眦痛，腋下痛，瘰疬，胸、胁、下肢外侧痛，半身不遂。

(39)悬钟

定位:在小腿外侧,外踝尖上3寸,腓骨前缘。

主治:半身不遂,颈项强痛,胸腹胀满,胁肋疼痛,膝腿痛,脚癣,腋下肿。

(40)丘墟

定位:在外踝的前下方,趾长伸肌腱的外侧凹陷处。

主治:颈项痛,腋下肿,胸胁痛,下肢痿痹,外踝肿痛,疟疾,目赤肿痛,目生翳膜,中风偏瘫。

(41)足临泣

定位:在足背外侧,足四趾本节(第四趾关节)的后方,小趾伸肌腱的外侧凹陷处。

主治:头痛,目外眦痛,目眩,乳痈,瘰疬,胁肋痛,中风偏瘫,痹痛不仁,足跗肿痛。

(42)地五会

定位:在足背外侧,足四趾本节(第四趾关节)的后方,第4~5趾骨间,小趾伸肌腱的内侧缘。

主治:头痛,目赤痛,耳鸣,耳聋,胸满,胁痛,腋肿,乳痈,跗肿。

(43)侠溪

定位:在足背外侧,第4~5趾间,趾蹼缘后方赤白肉际处。

主治:头痛,眩晕,惊悸,耳鸣,耳聋,目外眦赤痛,颊肿,胸胁痛,膝股痛,足跗肿痛,疟疾。

(44)足窍阴

定位:在第四趾末节外侧,距趾甲角0.1寸。

主治:偏头痛,目眩,目赤肿痛,耳聋,耳鸣,喉痹,胸胁痛,足跗肿痛,多梦,热病。

12. 足厥阴肝经常用穴位有哪些

足厥阴肝经常用穴位包括大敦、行间、太冲、中封、蠡沟、中都、膝关、曲泉、阴包、足五里、阴廉、急脉、章门、期门等(图14)。

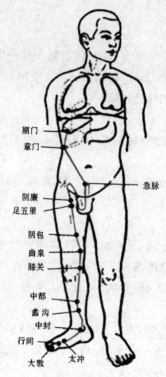

图14 足厥阴肝经常用穴位示意图

（1）大敦

定位：在足踇趾末节外侧，距趾甲角0.1寸。

主治：遗尿，崩漏，阴挺，经闭，癫痫。

（2）行间

定位：在足背，第2～3趾间，趾蹼缘的后方赤白肉际处。

主治：目赤肿痛，青盲，失眠，癫痫，月经不调，痛经，崩漏，带下，小便不利，尿痛。

（3）太冲

定位：在足背，第1～2跖骨结合部前方凹陷处。

主治：头痛，眩晕，目赤肿痛，口眼㖞斜，郁证，胁痛，腹胀，呃逆，下肢痿痹，行路困难，月经不调，崩漏，失眠，遗尿，癫痫，小儿惊风。

（4）中封

定位：在足背侧，商丘与解溪连线之间，胫骨前肌腱的内侧凹陷处。

主治：疝气，腹痛，遗精，小便不利。

（5）蠡沟

定位：在小腿内侧，足内踝尖上5寸，胫骨内侧面中央。

主治：外阴瘙痒，阳强，月经不调，带下，小便不利，胫部疼痛，足肿疼痛。

（6）中都

定位：在小腿内侧，内踝尖上7寸，胫骨内侧面的中央。

主治：两胁痛，腹胀，腹痛，泄泻，恶露不尽。

（7）膝关

定位：在足小腿内侧，胫骨内上髁的后下方，阴陵泉后1寸，腓肠肌内侧头的上部。

主治：膝部肿痛，下肢痿痹，咽喉肿痛。

（8）曲泉

定位：在膝内侧，屈膝，膝内侧横纹头上方凹陷中，股骨向上髁的后缘，半腱肌、半膜肌止端的前凹陷处。

主治：小腹痛，小便不利，遗精，阴挺，阴痒，外阴疼痛，月经不调,赤白带下,痛经,膝股内侧痛。

(9)阴包

定位:在大腿内侧,股骨内上踝上 4 寸,股内肌与缝匠肌之间。

主治:腰骶引小腹痛,小便不利,遗尿,月经不调。

(10)足五里

定位:在大腿内侧,气冲直下 3 寸,大腿根部,耻骨结节的下方,长收肌的外缘。

主治:小腹胀痛,小便不利,阴挺,睾丸肿痛,瘰疬。

(11)阴廉

定位:在大腿内侧,气冲穴直下 2 寸,大腿根部,耻骨结节的下方长收肌的外缘。

主治:月经不调,带下,小腹胀痛。

(12)急脉

定位:在耻骨结节的外侧,气冲穴外下方,腹股沟股动脉搏动处前正中线旁开 2.5 寸。

主治:疝气,腹痛,外阴肿痛,阴茎痛,阴挺,阴痒。

(13)章门

定位:在侧腹部,第十一肋游离端的下方。

主治:腹胀,泄泻,胁痛,痞块。

(14)期门

定位:在胸部,乳头直下,第六肋间隙,前正中线旁开 4 寸。

主治:郁证,胸肋胀痛,腹胀,呃逆,吞酸。

13. 什么是奇经八脉

奇经八脉即别道奇行的经脉,包括督脉、任脉、冲脉、带脉、阴维脉、阳维脉、阴跷脉、阳跷脉共 8 条,只是人体经络走向的一个类别。奇经八脉的分布部位与十二经脉纵横交互,八脉中的督脉、任脉、冲脉皆起于胞中,同出于会阴。其中督脉行于背正中线,任脉行于前正中线,冲脉行于腹部会于足少阴经。奇经中的带脉横行于腰部,阳跷脉行于下肢外侧及肩、头部,阴跷脉行于下肢内侧及眼,阳维脉行于下肢外侧、肩和头项,阴维脉行于下肢内侧、腹和颈部。奇经八脉与十二正经不同,既不直属脏腑,又无表里配合关系,故称"奇经"。

(1)内容

①任脉。行于腹面正中线,多次与手足三阴及阴维脉交会,能总任一身之阴经,故称"阴脉之海"。任脉起于胞中,与妇女妊娠有关,故有"任主胞胎"之说。

②督脉。行于背部正中,多次与手足三阳经及阳维脉交会,能总督一身之阳经,故称为"阳脉之海"。督脉行于脊里,上行入脑,并从脊里分出属肾,它与脑、脊髓、肾又有密切联系。

③冲脉。上至于头,下至于足,贯穿全身;成为气血的要冲,能调节十二经气血,故称"十二经脉之海",又称"血海"。与妇女的月经有关。

④带脉。起于季胁,斜向下行到带脉穴,绕身一周,如腰带,能约束纵行的诸脉。

⑤阴跷脉、阳跷脉。跷,有轻健跷捷之意。有濡养眼目、司眼睑开合和下肢运动的功能。

⑥阴维脉、阳维脉。维,有维系之意。阴维脉的功能是维络诸阴,阳维脉的功能是维络诸阳。

(2)作用:奇经八脉交错地循行分布于十二经之间,其作用主要体现于两方面。

①沟通了十二经脉之间的联系。奇经八脉将部位相近、功能相似的经脉联系起来,达到统摄有关经脉气血、协调阴阳的作用。督脉与六阳经有联系,称为"阳脉之海",具有调节全身阳经经气的作用;任脉与六阴经有联系,称为"阴脉之海",具有调节全身诸阴经经气的作用;冲脉与任、督脉,足阳明、足少阴等经有联系,

故有"十二经之海""血海"之称,具有涵蓄十二经气血的作用;带脉约束联系了纵行躯干部的诸条足经;阴阳维脉联系阴经与阳经,分别主管一身之表里;阴阳跷脉主持阳动阴静,共司下肢运动与痿痹。

②奇经八脉对十二经气血有蓄积和渗灌的调节作用。当十二经脉及脏腑气血旺盛时,奇经八脉能加以蓄积;当人体功能活动需要时,奇经八脉又能渗灌供应。

开通奇经,人就会感到周身经络气血通畅,精力充沛。开通奇经八脉法,乃是传统性命双修养生功法之要程。历代祖师奉为绝密,在各丹经、道书中均无泄露。李时珍《奇经八脉考》中曰:"凡人有此八脉,俱属阴神闭而不开,惟神仙以阳气冲开,故能得道,八脉者先天之根,一气之祖。"

14. 督脉常用穴位有哪些

督脉常用穴位包括长强、腰俞、腰阳关、命门、悬枢、脊中、中枢、筋缩、至阳、灵台、神道、身柱、陶道、大椎、哑门、风府、脑户、强间、后顶、百会、前顶、囟会、上星、神庭、素髎、人中、兑端、龈交等(图15)。

(1)长强

定位:在尾骨端下,尾骨端与肛门连线的中点处。

主治:泄泻,痢疾,便秘,便血,痔疾,癫狂,脊强反折,癃淋,阴部湿痒,腰脊、尾骶部疼痛。

(2)腰俞

定位:在骶部,后正中线上,适对骶管裂孔。

主治:腰脊强痛,腹泻,便秘,痔疾,脱肛,便血,癫痫,淋浊,月经不调,下肢痿痹。

(3)腰阳关

定位:在腰部,后正中线上,第四腰椎棘突下凹陷中。

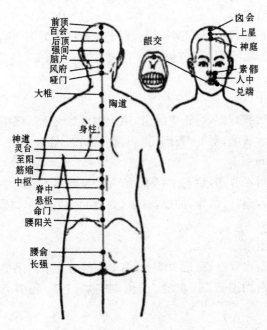

图 15　督脉常用穴位示意图

主治:腰骶疼痛,下肢痿痹,月经不调,赤白带下,遗精,阳痿,便血。

(4)命门

定位:在腰部,后正中线上,第二腰椎棘突下凹陷中。

主治:虚损腰痛,脊强反折,遗尿,尿频,泄泻,遗精,白浊,阳痿,早泄,赤白带下,胎屡坠,五劳七伤,头晕耳鸣,癫痫,惊恐,手足逆冷。

(5)悬枢

定位:在腰部,后正中线上,第一腰椎棘突下凹陷中。

主治:腰脊强痛,腹胀,腹痛,完谷不化,泄泻,痢疾。

79

（6）脊中

定位：在背部，后正中线上，第十一胸椎棘突下凹陷中。

主治：腰脊强痛，黄疸，腹泻，痢疾，小儿疳积，痔疾，脱肛，便血，癫痫。

（7）中枢

定位：在背部，后正中线上，第十胸椎棘突下凹陷中。

主治：黄疸，呕吐，腹满，胃痛，食欲缺乏，腰背痛。

（8）筋缩

定位：在背部，后正中线上，第九胸椎棘突下凹陷中。

主治：癫狂，惊痫，抽搐，脊强，背痛，胃痛，黄疸，四肢不收，筋挛拘急。

（9）至阳

定位：在背部，后正中线上，第七胸椎棘突下凹陷中。

主治：胸胁胀痛，腹痛，黄疸，咳嗽，气喘，腰背疼痛，脊强，身热。

（10）灵台

定位：在背部，后正中线上，第六胸椎棘突下凹陷中。

主治：咳嗽，气喘，项强，脊痛，身热，疔疮。

（11）神道

定位：在背部，后正中线上，第五胸椎棘突下凹陷中。

主治：心痛，惊悸，怔忡，失眠健忘，中风不语，癫痫，腰脊强，肩背痛，咳嗽，气喘。

（12）身柱

定位：在背部，后正中线上，第三胸椎棘突下凹陷中。

主治：身热头痛，咳嗽，气喘，惊厥，癫狂，痫证，腰脊强痛，疔疮发背。

（13）陶道

定位：在背部，后正中线上，第一胸椎棘突下凹陷中。

主治:头痛项强,恶寒发热,咳嗽,气喘,骨蒸潮热,胸痛,脊背酸痛,疟疾,癫狂,角弓反张。

(14)大椎

定位:在后正中线上,第七颈椎棘突下凹陷中。

主治:热病,疟疾,咳嗽,喘逆,骨蒸潮热,项强,肩背痛,腰脊强,角弓反张,小儿惊风,癫狂,痫证,五劳虚损,七伤乏力,中暑,霍乱,呕吐,黄疸,风疹。

(15)哑门

定位:在项部,后发际正中直上0.5寸,第一颈椎下。

主治:舌缓不语,声音嘶哑,头重,头痛,颈项强急,脊强反折,中风尸厥,癫狂,痫证,癔症,衄血,呕吐。

(16)风府

定位:在项部,后发际正中直上1寸,枕外隆凸直下,两侧斜方肌之间凹陷处。

主治:癫狂,痫证,癔症,中风不语,悲恐惊悸,半身不遂,眩晕,颈项强痛,咽喉肿痛,目痛,鼻出血。

(17)脑户

定位:在头部,后发际正中直上2.5寸,风府上1.5寸,枕外隆凸的上缘凹陷处。

主治:头重,头痛,面赤,目黄,眩晕,面痛,声音嘶哑,项强,癫狂痫证,舌本出血,瘿瘤。

(18)强间

定位:在头部,后发际正中直上4寸(脑户上1.5寸)。

主治:头痛,目眩,颈项强痛,癫狂,痫证,烦心,失眠。

(19)后顶

定位:在头部,后发际正中直上5.5寸(脑户上3寸)。

主治:头痛,眩晕,项强,癫狂,痫证,烦心,失眠。

（20）百会

定位：在头部，前发际正中直上 5 寸，或两耳尖连线中点处。

主治：头痛，眩晕，惊悸，健忘，中风不语，癫狂，痫证，癔症，耳鸣，鼻塞，脱肛，痔疾，阴挺，泄泻。

（21）前顶

定位：在头部，前发际正中直上 3.5 寸（百会穴前 0.5 寸）。

主治：癫痫，头晕，目眩，头顶痛，目赤肿痛，小儿惊风。

（22）囟会

定位：在头部，前发际正中直上 2 寸（百会前 3 寸）。

主治：头痛，目眩，面赤暴肿，鼻出血，鼻痔，鼻痈，癫疾，嗜睡，小儿惊风。

（23）上星

定位：在头部，前发际正中直上 1 寸。

主治：头痛，眩晕，目赤肿痛，迎风流泪，面赤肿，鼻出血，鼻痔，鼻痈，癫狂，痫证，小儿惊风，热病。

（24）神庭

定位：在头部，前发际正中直上 0.5 寸。

主治：头痛，眩晕，目赤肿痛，泪出，目翳，雀目，鼻出血，癫狂，痫证，角弓反张。

（25）素髎

定位：在面部，鼻尖的正中央。

主治：鼻塞，鼻出血，鼻流清涕，鼻息肉，酒鼻，惊厥。

（26）人中

定位：在面部，人中沟的上 1/3 与中 1/3 交点处。

主治：晕厥，暑病，癫狂，痫证，急慢惊风，鼻塞，鼻出血，风水面肿，齿痛，牙关紧闭，黄疸，消渴，霍乱，瘟疫，脊膂强痛，挫闪腰痛。

（27）兑端

定位：在面部，上唇的尖端，人中沟下端的皮肤与唇的移行部。

主治：晕厥，癫狂，癔症，消渴嗜饮，口疮臭秽，齿痛，口噤，鼻塞。

(28)龈交

定位：在上唇内，唇系带与上齿龈的相接处。

主治：齿龈肿痛，口臭，牙龈出血，面赤颊肿，唇吻强急，面部疮癣，两腮生疮，癫狂，项强。

15. 任脉常用穴位有哪些

任脉常用穴位包括会阴、曲骨、中极、关元、石门、气海、阴交、神阙、水分、下脘、建里、中脘、上脘、巨阙、鸠尾、中庭、膻中、玉堂、紫宫、华盖、璇玑、天突、廉泉、承浆等（图16）。

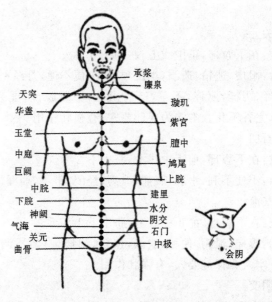

图16 任脉常用穴位示意图

（1）会阴

定位：男性在阴囊根部与肛门连线的中点，女性在大阴唇后联合中与肛门连线的中点。

主治：大小便不利或失禁，痔疾，脱肛，遗精，阳痿，阴部痒，溺水窒息，癫狂。

（2）曲骨

定位：在下腹部，前正中线上，耻骨联合上缘的中点处。

主治：小便不利，遗溺，遗精，阳痿，月经不调，带下。

（3）中极

定位：在下腹部，正中线上，脐中下 4 寸。

主治：遗溺、小便不利，遗精，阳痿，月经不调，崩漏带下，阴挺，不孕，疝气。

（4）关元

定位：在下腹部，正中线上，脐中下 3 寸。

主治：阳痿，遗精，遗溺，小便频数，小便不通，月经不调，崩漏，带下，痛经，阴挺，阴痒，不孕，产后出血，中风脱证，虚劳体弱，泄泻，脱肛，完谷不化。本穴为保健要穴，有强壮作用。

（5）石门

定位：在下腹部，前正中线上，脐中下 2 寸。

主治：小便不利，水肿，腹痛，泄泻，经闭，带下，崩漏。

（6）气海

定位：在下腹部，前正中线上，脐中下 1.5 寸。

主治：腹痛，泄泻，便秘，遗溺，遗精，阳痿，月经不调，经闭，虚劳体弱。本穴为保健要穴，有强壮作用。

（7）阴交

定位：在下腹部，前正中线上，脐中下 1 寸。

主治：小便不利，水肿，脐周疼痛，月经不调，带下，崩漏，阴痒，产生出血。

(8)神阙

定位:在腹中部,脐中央。

主治:中风脱证,四肢厥冷,泄泻,偏身出汗,水肿。

(9)水分

定位:在上腹部,前正中线上,脐中上1寸。

主治:水肿,小便不通,腹痛,泄泻,反胃吐食。

(10)下脘

定位:在上腹部,前正中线上,脐中上2寸。

主治:胃脘痛,腹胀泄泻,呕吐,呃逆。

(11)建里

定位:在上腹部,前正中线上,脐中上3寸。

主治:胃痛,呕吐,食欲缺乏,腹胀肠鸣。

(12)中脘

定位:在上腹部,前正中线上,脐中上4寸。

主治:胃脘痛,呕吐,呃逆,吞酸,腹胀,泄泻,饮食不化,咳喘痰多,黄疸,失眠。

(13)上脘

定位:在上腹部,前正中线上,脐中上5寸(内为肝下缘及胃幽门部)。

主治:胃痛,呕吐,腹胀,癫痫。

(14)巨阙

定位:在上腹部,前正中线上,脐中上6寸。

主治:心胸痛,心悸,癫狂,胃痛,呕吐。

(15)鸠尾

定位:在上腹部,前正中线上,胸剑结合部下0.5寸。

主治:癫狂,胸痛,心悸,腹胀。

(16)中庭

定位:在胸部,前正中线上,平第五肋间(即胸剑结合处)。

主治:胸胁胀满,心痛,呕吐,小儿吐乳。

(17)膻中

定位:在胸部,前正中线上,平第四肋间,两乳头连线的中点。

主治:气喘,胸前,胸闷,心痛,心悸,乳汁少,呃逆,噎膈。

(18)玉堂

定位:在胸部,前正中线上,平第三肋间。

主治:咳嗽,气喘,胸痛,乳痈。

(19)紫宫

定位:在胸部,前正中线上,平第二肋间。

主治:咳嗽,气喘,胸痛。

(20)华盖

定位:在胸部,前正中线上,平第一肋间。

主治:咳嗽,气喘,胸胁胀痛。

(21)璇玑

定位:在胸部,前正中线上,天突下1寸。

主治:咳嗽,气喘,胸痛,咽喉肿痛。

(22)天突

定位:在颈部,前正中线上,胸骨上窝中央。

主治:咳嗽,气喘,胸痛,咽喉肿痛,暴喑,瘿气,梅核气,噎膈。

(23)廉泉

定位:在颈部,前正中线上,结喉上方,舌骨上缘凹陷处。

主治:舌下肿痛,舌缓流涎,舌强不语,暴喑,吞咽困难。

(24)承浆

定位:在面部,颏唇沟的正中凹陷处。

主治:口眼㖞斜,牙龈肿痛,流涎,癫狂,遗溺。

16. 常用的经外奇穴有哪些

经外奇穴是在十四经穴之外具有固定名称、位置和主治作用的腧穴,简称奇穴。"奇"是相对于"常"而言的,即以十四经经穴为常,是指既有定名,又有定位,临床用之有效,但尚未纳入十四经系统的腧穴。经外奇穴主要有四神聪、印堂、太阳、十宣、四缝、阑尾、胆囊、腰眼等(图17~21)。

(1)四神聪

定位:在头顶部,百会穴前后左右各1寸处,共4个穴位(图17)。

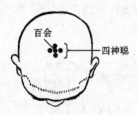

图17　四神聪穴位示意图

主治:头痛,眩晕,失眠,健忘,癫痫,精神病,脑卒中后遗症,大脑发育不全等。

(2)印堂

定位:在前额部,两眉头间连线与前正中线之交点处(图18)。

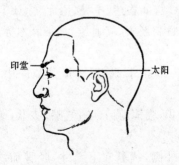

图18　印堂、太阳穴位示意图

主治:头痛,头晕,鼻炎,目赤肿痛,三叉神经痛。

(3)太阳

定位:在颞部,眉梢与目外眦之间,向后约一横指的凹陷处(图18)。

主治:偏正头痛,神经血管性头痛,三叉神经痛,目赤肿痛,视神经萎缩等。

(4)十宣

定位:在手十指尖端,距指甲游离缘0.1寸,左右共10个穴位(图19)。

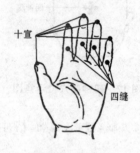

图19　十宣、四缝穴位示意图

主治:用于急救,如昏迷、中暑、癔症、惊厥等;用于各种热证,如急性咽喉炎、急性胃肠炎、高血压、手指麻木等。

(5)四缝

定位:在第2～5指掌侧,近端指关节的中央,一侧4穴(图19)。

主治:小儿疳积,腹泻,百日咳,气喘,咳嗽,蛔虫病等。

(6)阑尾

定位:在小腿外侧,犊鼻穴下5寸,胫骨前缘旁开一横指(图20)。

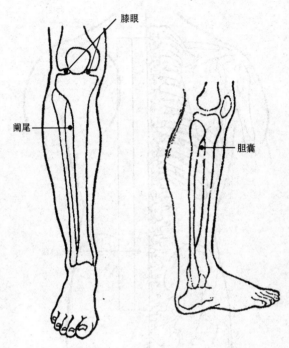

图 20　膝眼、胆囊穴位示意图

主治:急性阑尾炎,慢性阑尾炎,消化不良,胃炎,下肢瘫痪。

(7)胆囊

定位:在小腿外侧,腓骨小头前下方凹陷处直下 2 寸(图 20)。

主治:胆管感染,胆道蛔虫,胸胁痛,下肢麻痹,耳聋。

(8)腰眼

定位:在腰部,位于第四腰椎棘突下,旁开约 3.5 寸凹陷中(图 21)。

主治:腰痛,腹痛,尿频,遗尿,消渴等。

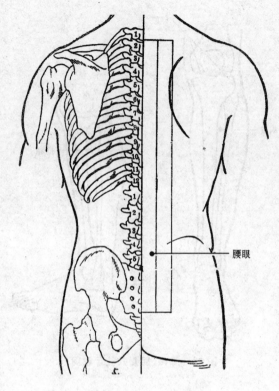

图 21　腰眼穴位示意图

三、指压养生健身

1. 指压能益肾固精

在中医理论中,肾不仅是一个有形的脏器,还是肾脏及与其相关的一系列功能活动的总称,如人的精神、骨骼、头发、牙齿等的病理变化都可能与肾有密切关系,其范围较西医要广。肾的精气从作用来说可分为肾阴、肾阳两方面,肾阴与肾阳相互依存、相互制约,维持人体的动态平衡。当这一平衡遭到破坏后,就会出现肾阴、肾阳偏衰或偏盛的病理变化。临床上,肾阴虚较阳虚更为常见,因此补肾就是壮阳的观念存在一定的误区。肾阳虚的表现是面色苍白或黧黑,腰膝酸冷,四肢发凉,精神疲倦,浑身乏力;男性阳痿早泄,女性不孕,性欲减退;便不成形,尿频、清长、夜尿多,舌淡苔白,五更泻等。肾阴虚的表现是面色发红,腰膝酸软而痛,眩晕耳鸣,齿松发脱;男性遗精、早泄,女性经少或闭经;失眠健忘,口咽干燥,烦躁,动则汗出,午后颧红,形体消瘦,小便黄少,舌红少苔或无苔。现代人由于工作压力大、运动量少,很容易出现全身脏器功能衰退,肾虚则是其中的一种。选用固肾益精的指压穴位法可以加强巩固肾脏功能,并在一定程度上对中医之肾系病症有较好的防治作用。

(1)搓涌泉:盘膝而坐,双手掌对搓发热后,从三阴交穴过踝关节至趾根外一线往返摩擦至透热为止。然后左右手分别搓涌泉穴至局部发热。搓揉时要不缓不急,略有节奏感。

(2)摩肾府:两手掌紧贴肾俞穴,双手同时从外向里做环形按摩共 36 次(此为顺转,为补法,反之为泻法。肾俞穴宜补不宜泻,转动时要注意顺逆方向)。如有肾虚、腰痛诸病者,可以增加转动次数。

(3)揉命门:以两手的食指、中指点按在命门穴上,稍用力做环形的揉动,顺逆各 36 次。

(4)擦腰骶:身体微前倾,屈肘,两手掌尽量置于两侧腰背部,以全掌或小鱼际着力,向下至尾骶部快速来回擦动,以透热为度。

(5)摩关元:用左或右掌以关元穴为圆心,做逆时针和顺时针方向摩动各 36 次,然后随呼吸向内向下按压关元穴 3 分钟。

(6)擦少腹:双手掌分置两胁肋下,同时用力斜向少腹部推擦至耻骨,往返操作以透热为度。

(7)振双耳:先用双手掌按于耳上做前后推擦 36 次,然后双手拇指、食指捏住两耳垂抖动 36 次,再将两食指插入耳孔,做快速的震颤数次后猛然拔出,重复操作 9 次。

(8)缩二阴:处于安静状态下,全身放松,用腹式呼吸法(即吸气时腹部隆起,呼气时腹部收缩),并在呼气时稍用力收缩前后二阴,吸气时放松,重复 36 次。

2. 指压能健脾和胃

脾位于腹腔上部,膈之下,与胃以膜相连,"形如犬舌,状如鸡冠",与胃、肌肉、唇、口等构成脾系。脾主运化、统血,输布水谷精微,为气血生化之源,人体脏腑百骸皆赖脾以濡养,故有后天之本之称。脾在五行属土,为阴中之至阴。脾与四时之长夏相应。脾有运化水谷的功能,论其作用时,往往脾胃联称。脾消化饮食,把饮食的精华运输全身,所以说脾是后天之本。脾又能统摄周身血液,调节血液循环,使之正常运行。脾气主升,能把饮食中的精气、津液上输于肺,然后再输布于其他脏腑以化生血气。通常所说脾有益气作用的"气",就是代表人体功能的动力。而这种动力的产生,则有赖于脾发挥正常的运化能力。脾能运化水湿,和水液的代谢有关；同时脾还与四肢、肌肉等有关,如脾的运化功能正常,四肢活动有力,肌肉丰满壮实。胃的外形为曲屈状,有大弯小弯。胃的主要生理功能是受纳和腐熟水谷,胃的运动特点是主通降,胃的特性是喜润恶燥。采用指压穴位来健脾和胃,可对中医的脾胃病范畴的病症有良好的防治作用。

(1)摩脘腹:用左手或右手手掌置于中脘穴,先逆时针,从小到大摩脘腹 36 圈,然后再顺时针,从大到小摩 36 圈。

(2)荡胃腑:仰卧位,两下肢屈曲,左右手相叠于中脘穴上,采用顺腹式呼吸,呼气时用叠掌掌根向上推荡,吸气时放松,往返 36 次。

(3)分阴阳:坐位或仰卧位,两手相对,全掌置于剑突下,稍用力从内向外沿肋弓向肋胁处分推,并逐渐向小腹移动,操作 9 次。

(4)点足三里:双手拇指或食指、中指置于足三里穴位上,稍用力点揉,使局部有酸胀感,约 3 分钟。

(5)揉天枢:坐位或仰卧位,用双手的食指、中指同时按揉天枢穴,顺时针、逆时针方向各 36 次。

(6)按脘腹:仰卧位,左手或右手并拢四指放置于中脘穴上,采用顺腹式呼吸,吸气时稍用力下按,呼气时做轻柔的环形揉动,如此操作 36 次。

(7)揉血海:坐位,两手分别置于大腿部,拇指点按于血海穴,做顺时针、逆时针方向的揉动各 36 次。

(8)叩脾俞:坐位,双手手握空拳,弯肘向后,用拳背叩击背部脾俞和胃俞区域 36 次。

3. 指压能疏肝利胆

肝位于上腹部,横膈之下。肝脏是人内最大的腺体,主要生理功能是主疏泄,藏血。肝与胆本身直接相连,又互为表里。肝的经脉循行于胁肋、小腹和外生殖器等部位,故中医对这些部位的病症多从肝论治。肝主疏泄，泛指肝气具有疏通、条达、升发、畅泄等综合生理功能。古人以木气的冲和条达之象来类比肝的疏泄功能，故在五行中将其归属于木。肝脏是美丽的发动机，肝好的女性，体态发肤都充满活力，要想让容颜不老，一定要把疏肝放在首位。中医强调，人要经常疏肝气、清肝毒、降肝火、养肝血。疏肝气可使全身气机疏泄通畅，体内不堵则面上无痘；清肝毒可化解消除体内污染，体内无毒则脸无暗色；降肝火可使体内阴阳平衡，体内不焦则皮肤滋润不燥；养肝血可以滋养全身脏器，肝血充盈则体表光泽有弹性。修复受损肝脏，使全身气机疏泄条达，全身气血顺畅运行，以达到疏肝养颜的目的。

胆位于六腑之一，又属奇恒之腑。胆呈囊形，附于肝之短叶间，与肝相连。肝和胆又有经脉相互络属，互为表里。主要功能为储存和排泄胆汁，并参与食物的消化。胆的上方有管道与肝相通，肝之余气化生胆汁，然后通过此管道流到胆内；胆的下方有管道与小肠相通，随着消化的需要，胆汁经此管道排泄到小肠中，以帮助对饮食的消化。胆腑通畅，储存和排泄胆汁的功能才能正常进行。胆腑阻塞不通，必然会导致胆汁排泄不畅。胆腑阻塞的因素，主要有湿热、瘀血、砂石、寄生虫等直接阻塞管道，或气机紊乱所致胆管痉挛，形成胆腑不通的病理变化，从而产生胁肋胀满、疼痛等。由于胆汁对消化饮食有特殊作用，所以胆汁排泄不畅，则会影响到消化功能，产生食欲缺乏、厌食油腻、腹胀、大便秘结或腹泻等。胆汁上逆，可见口苦、恶心、呕吐黄绿苦水等。胆汁外溢肌肤，则可发生黄疸。因此，经常施行疏肝利胆法进行穴位指压，对中医范畴的肝胆病变有很好的防治作用。

（1）疏肋间：坐位，两手掌横置两腋下，手指张开，指距与肋骨的间隙等宽，先用左掌向右分推至胸骨，再用右掌向左分推至胸骨，由上而下，交替分推至脐水平线，重复9次。注意手指应紧贴肋间，用力要稳而均匀，以肋间有温热感为度。

（2）揉膻中：坐位，用左手或右手，四指并拢置于膻中穴，稍用力做顺时针、逆时针方向的揉点各 36 次。

（3）擦胁肋：坐位，两手五指并拢置于胸前平乳头，左手在上，右手在下，从胸前横向沿肋骨方向擦动并逐渐下移至浮肋，然后换右手在上，左手在下操作，以胁肋部有透热感为度。

（4）拨阳陵：坐位，两手拇指分别按置于两侧阳陵泉穴上，余四指辅助，先行按揉该穴 1 分钟，再用力横向弹拨该处肌腱 3～5 次，以酸麻放射感为度。

（5）掐太冲：坐位，用两手拇指的指尖置于两侧太冲穴上，稍用力按掐约 1 分钟，以酸麻为度，换用拇指的螺纹面轻揉该穴位。

（6）擦少腹：坐位或卧位，双手掌分置于两胁肋下，同时用力斜向少腹推擦至耻骨，往返 36 次。

（7）点章门：用两手的中指指尖分别置于两侧的章门穴上，稍用力点按约 1 分钟，以有酸麻为度。

（8）揉期门：坐位或卧位，用左手的掌根置于右侧的期门穴位上用力做顺时针、逆时针方向各揉动 36 次；左侧动作相同。

（9）拿腰肌：坐位，双手虎口卡置于两侧腰胁部肌肉，由上往下至髂部捏拿腰胁肌肉往返 36 次。

（10）运双目：坐位，端正凝视，头正腰直，两眼球先顺时针方向缓缓旋转 9 次，然后瞪大眼睛前视片刻，再逆时针方向如前法操作。

4. 指压能宣肺通气

肺主气。通过肺的呼吸作用，不断吸进清气，排出浊气，吐故纳新，实现机体与外界环境之间的气体交换，以维持人体的生命活动。肺主呼吸的功能，实际上是肺气的宣发与肃降作用在气体交换过程中的具体表现：肺气宣发，浊气得以呼出；肺气肃降，清气得以吸入。肺气的宣发与肃降作用协调有序，则呼吸均匀通畅。肺气失宣或肺气失降,临床都有呼吸异常的表现,但临床表现有所不同。若是因外感引动内饮,阻塞气道,肺气失宣,多为胸闷气急或发为哮喘;若是因肝火上炎,耗伤肺阴,肺失肃降,多致喘咳气逆。肺还有"宣发、肃降、通调水道"的作用。这些功能的正常,可使人体呼吸、营养、水液代谢保持良好的状态,从而使人体保持健康。肺在体内有经脉和大肠联系,其功能的盛衰在体表可通过皮肤的润泽、病变及鼻部正常与否表现出来。采用宣通肺气法进行穴位指压,对中医所说的肺系范畴的各种疾病有很好的防治作用。

(1)舒气会:坐位或卧位,双手手掌相叠,置于两乳中间的膻中穴,上下推擦 36 次。

(2)畅气机:坐位,先用右手虚掌置于右乳上方,适当用力拍击并渐横向左侧移动,来回 9 次;再以两手掌交叉紧贴乳上下方,横向用力往返擦动 36 次;最后两手掌虎口相卡置于两胁下,由上沿腰侧向下至髂骨,来回推擦,以热为度。

(3)振胸膺:坐位,先用右手从腋下捏拿左侧胸大肌 9 次,再换左手如法操作。然后双手十指交叉抱持于后枕部,双肘相平,尽力向后扩展,同时吸气,向前内收肘呼气,一呼一吸操作 9 次。

(4)揉中府:坐位,两手掌交叉抱于胸前,用两手中指指端置于两侧的中府穴位上,稍用力做顺时针、逆时针方向的点揉各 36 次。

(5)勾天突:坐位,用食指指尖向下勾点揉动天突穴 1 分钟。

(6)理三焦:坐位或卧位,两手四指交叉,横置于膻中穴,两掌根按两乳内侧,自上而下,稍用力推至平关元穴处 36 次。

(7)疏肺经:坐位或站位,右掌先置左乳上方,环摩至热后,以掌沿着肩前、上臂内侧前上方、前臂桡侧至腕、拇指、食指背侧(肺经的循行路线),做往返的推擦 36 次,然后换左手操作右侧。

(8)捏合谷:坐位,右手拇指、食指相对捏拿左侧合谷穴 1 分钟,然后换左手操作右侧。

(9)点迎香:坐位,用双手拇指指端按置两侧迎香穴处点按揉动1分钟。

(10)擦鼻柱:坐位或站位,两手食指、中指并拢,以其螺纹面按在鼻的两侧,然后快速上下擦动,边擦边快速呼吸,以有热感为度。

5. 指压能宁心安神

心位于胸腔之内,膈之上,两肺之间,形似倒垂未开之莲蕊,外有心包护卫。心为神之舍,血之主,脉之宗,在五行属火,为阳中之阳,起着主宰人体生命活动的作用。手少阴心经与手太阳小肠经在小肠与心之间相互络属,故心与小肠相表里。心的主要生理功能是主血脉,即指心气推动和调控血液在脉管中运行,流注全身,发挥营养和滋润作用。心主血脉的功能健全,血液才能在脉管中正常运行,周流不息,营养全身而保障生命的正常活动。心脏在体内有经脉和小肠相联系,其功能的盛衰在体表可以通过人的精神、意识、思维活动及脉象和舌象表现出来。心气旺盛,血脉充盈,则可见人的精神振奋,思维敏捷,动作灵活,脉搏和缓有力,舌质淡红润泽。反之,则见人的精神萎靡,反应迟钝及脉涩不畅,节律不整,舌质紫暗或苍白等。总的来看,心者,联络小肠,在体主脉,开窍于舌。采用宁心安神法进行穴位指压,可以对中医所说的心系范畴的各类疾病有较好的防治作用。

(1)振心脉:站位,两足分开同肩宽,身体自然放松,两手掌自然伸开,以腰转动带肘臂,肘部带手,两臂一前一后自然甩动。到体前时,用手掌面拍击对侧胸前区,到体后时,以掌背拍击对侧背心区。初做时,拍击力量宜轻,若无不适反应,力量可适当加重,每次拍击36次左右。

(2)摩胸膛:坐位或站位,右掌按两乳正中,指尖斜向前下方,先从左乳下环行推摩心区复原,再以掌根在前,沿右乳下环行推摩,如此连续呈"∞"形操作36次。

（3）勾极泉：站位或坐位，先以右手四指置左侧胸大肌处，用掌根稍做按揉，然后用虎口卡住腋前襞，以中指置于腋窝极泉穴位处，用指端稍用力勾住该处筋经，并向外拨动，使之产生酸麻放射感，操作9次，然后换手如法做右侧。

（4）捏中冲：坐位，先以右手拇指、食指夹持左手中指尖（中冲穴所在处），稍用力捏点数次，随之拔放，操作9次，然后换手如法进行。

（5）揉血海：坐位，两手分别按左、右膝关节上方，用拇指点按血海穴1分钟左右，然后再施以轻柔缓和的揉法36次。

（6）拿心经：坐位，右手拇指置于左侧腋下，余四指置上臂内上侧，边做拿捏，边做按揉，沿上臂内侧渐次向下操作到腕部神门穴，如此往返操作9次，然后换手操作右侧。

（7）揉神门：坐位，用右手食指、中指相叠，食指按压在左手的神门穴位点揉1分钟，左右交换。

（8）点内关：坐位，用右手拇指按压在左手的内关穴位上，余四指在腕背侧起到辅助作用，稍用力用拇指指端向上、下点按内关穴9次，然后换左手如法操作右侧。

（9）鸣天鼓：坐位，双手掌分按于两耳上，掌根向前，五指向后，以食指、中指、无名指叩击枕部3下，双手掌骤离耳部1下，如此重复9次。

（10）搅沧海：坐位，舌在口腔上、下牙龈外周从左向右，从右向左各转9次，产生津液分3口缓缓咽下。

6. 指压能安神助眠

（1）调呼吸：仰卧位或坐位，缓慢的深吸气，吸气完毕时稍作停顿，然后极力把体内气体呼出，如此重复做36次。

（2）按足三里：坐位，用右手拇指置于左侧足三里穴位上，用力向下点按，使之有酸麻感，时间1分钟，然后左右交换。

(3)揉三阴交:坐位,用两手的拇指分别置于两侧的三阴交穴位上,稍用力做顺时针、逆时针方向各点揉36次。

(4)擦涌泉:坐位,屈膝,用右手的掌根或小鱼际推擦左侧涌泉穴,往返36次,然后换左手如法操作右侧。

(5)拿内关:坐位,用右手的拇指置于左侧内关穴上,余四指在腕背部辅助,稍用力做横向的拿点9次;换左手如法操作右侧。

(6)揉神门:坐位,用右手的拇指指端按置于左侧的神门穴位上,稍用力做顺时针、逆时针方向各点揉36次;另一侧如法操作。

(7)擦腰骶:坐位,双手掌根紧贴于腰两侧肾俞穴,稍用力上下擦动,使局部有热感,并以透热为度。

(8)推胫骨:坐位,双手虎口分别卡在双膝下,拇指按压在阴陵泉穴位上,食指按压在阳陵泉穴位上,稍用力沿胫骨向下推擦至踝关节。食指过足三里穴时,稍作用力拨点,拇指过三阴交穴时稍做点按,反复操作9次。

(9)抹眼球:卧位,闭目,用两手中指分别横置于两眼球上缘,无名指分别置于眼球下缘,然后自内向外轻抹到眼角处,重复操作36次。

(10)摩脘腹:卧位,用左手或右手的掌面贴附在中脘穴上,以中脘为中心做顺时针、逆时针方向各摩动72次。

7. 指压能消除疲劳

(1)按风池:坐位,两手拇指按在两侧风池穴上,两小指各按在两侧太阳穴上,其余手指各散置在头部两侧,然后两手同时用力,按揉风池、太阳穴及两侧头部1分钟。

(2)运百会:坐位或卧位,闭目静息,单手食指、中指指腹置百会穴处,先顺时针按揉36次,再逆时针按揉36次。

(3)推头面:坐位,两手掌心按住前额,稍用力向上推动,过头顶向下至颈后,沿颈侧翻过,继沿两侧面颊向上推至额,来回9次。

(4)振双耳:坐位,用两手掌按住两耳,稍用力做按揉,然后用力按压,稍停顿以后突然将两掌分开,重复操作9次。

(5)叩巅顶:坐位,十指微屈,分置两侧百会穴,然后抬腕用指端轻轻叩击头顶部,逐渐移至后枕部,如此重复操作1分钟。

(6)畅气机:坐位,先用右手掌虚掌置于右乳上方,适当用力拍击并渐横向左侧移动,来回9次。再以两手掌交叉紧贴乳上下方,横向用力往返擦动36次。然后两手掌虎口卡置于两腋下,由上沿腰侧向下至髂骨来回推擦,以热为度。

(7)叩腰脊:坐位或站位,两手握空拳,用拳眼叩击腰脊两侧,上自尽可能高的部位开始,下至骶部,叩击时可配合弯腰动作,往返操作36次。

(8)勾委中:坐位,用两手的虎口卡置于膝关节的外侧,拇指置于膝关节上方,四指置于腘窝部,用中指的指端用力按揉委中穴1分钟,然后勾住该处的筋经向外侧拨动,重复操作9次。

(9)搓足脉:坐位,两下肢屈曲,双掌先扶持右大腿内、外侧,尽量从上向下搓动至小腿,最后下至足部,往返操作9次,然后换左侧如法进行操作。

(10)展腰胸:站位,两手十指交叉,同时翻掌上撑至头顶最大限度,然后深吸气同时身体随之后仰;呼气时上身前俯并将交叉双手下推至最低点(最好一推至地)。整个过程中膝关节须挺直,两脚应并拢并且要踏稳,重复操作9次。

8. 指压能振奋精神

(1)摇颈项:坐位或站位,身体正直,头颈向左后上方尽力摇转,眼看左后上方,每做一次后即向对侧方向摇动,眼看右后上方,各摇9次。摇颈时要缓慢,转回时也要注意轻缓。

(2)挤风池:坐位,两手掌心按置于后枕部的两侧,拇指分别按于两侧风池穴上,余四指自然分开散置头的后侧部,同时四指指腹部用力,与拇指相对拿动头的后侧部,重复操作36次。

(3)梳头皮:坐位,两手五指指间关节微屈,五指指端附着在与手同侧的发际边缘,指尖同时用力,推压头皮,并渐移动,过头顶向颈后直到风池穴上,操作9次。

(4)揉太阳:坐位,用两手中指指端按于太阳穴位,稍用力做顺时针、逆时针方向的按揉36次。然后再用力向上向后推挤太阳穴,使之局部有酸麻感,最后再以两手大鱼际轻柔地做1分钟的按揉。

(5)分前额:坐位,两手食指掌屈,拇指按于太阳穴上,用屈曲食指的桡侧面对置前额正中处,自内向外沿眉弓上方分推至眉梢处止,重复操作36次。

(6)振百会:坐位,两目平视,牙齿咬紧,单掌掌根在头顶百会穴处,做有节律的轻重适宜的拍击9次。

(7)揉腰眼:仰卧位,两手捏拳,屈肘,将拳置于床与腰背之间,拳心贴床,以指掌关节突起处抵在腰脊两侧,先尽量屈肘上放,然后身体左右摇动,此时犹如被他人按揉。每揉动9次,逐渐将拳下移,直至操作到尾骶部。

(8)推上肢:坐位,右手掌紧按左手掌,然后用力沿左臂内侧上擦到肩,绕肩周后再由左臂外侧向下擦到手背。如此重复操作9次,再换手如法进行操作。

(9)拿下肢:坐位,双下肢平放床上,先以两手掌紧贴大腿根部前侧,一手拇指和其余四指相对,自上而下,用力捏拿按摩至小腿,以酸胀为宜。再以另一手捏拿按摩对侧大腿内侧肌肉向下至腓肠肌,操作9次后换腿进行。

(10)挤昆仑:坐位,屈膝同时两膝关节稍分开,用两手的中指按置于踝部的昆仑穴上,两手拇指按置于踝内侧的太溪穴位,稍用力按揉1分钟,然后用力向下相对挤压,重复9次。

9. 指压能护发美发

(1)分指梳发:坐位,用两手的手指弯曲成爪状置于前发际上,从前往后方梳动至后发际上,反复梳头 36 次。

(2)并指推顶:坐位,以一手食指、中指并置,自两眉中间印堂穴起,沿头部正中线向后方推动,经百会、风府穴至大椎穴上,操作 36 次。

(3)拢指推鬓:坐位,用两手四指并拢,分推头部两侧鬓角处,自耳前发际推搓发根,向后经耳尖推至后发际风池穴 36 次。

(4)掌心温发:坐位,以两手掌心相对搓热,并置于前发际,向后方轻轻抚摩 36 次。

10. 指压能养血明目

(1)提拿眉间:坐位以手拇指、食指置于眉间印堂穴处,将该处肌肉轻轻拿起,再向上用力提拿 9 次。

(2)指掐眼周穴:坐位以食指甲掐眼周的攒竹、睛明、四白、承泣、鱼腰、瞳子髎穴各 1 分钟。

(3)指揉太阳:坐位,以两手食指端掌侧按压在眉梢与外眼角中间向后 1 寸处的两侧太阳穴上,顺时针及逆时针各揉动 36 次。

(4)指抹眼睑:坐位,以两手食指、中指分置于两眼上、下睑处,由内向外沿眼眶上、下缘抹动 36 次。

(5)温熨眼脉:坐位,用两掌心相对搓热后,趁热压于眼球上,慢慢下压,待眼球有微胀感时抬起,反复操作 9 次。

(6)推刮眉弓:坐位,以两手拇指对置于两眉内方攒竹穴处,由内向外沿眉弓经鱼腰至眉外梢止,反复推刮 9 次。

11. 指压能健脑益智

(1)指摩耳轮:坐位,以手拇指、食指分置于耳郭前后,自耳尖起沿耳轮摩动至耳垂上,反复摩动36次。

(2)打躬击鼓:站位,两脚分开与肩等宽,以两手掌心分按两侧耳孔,其余两手四指交叉置于枕骨粗隆处,然后弯腰直膝,身体前俯,交叉四指分开,以一手食指轻叩其中指末节指关节,此时在耳中有"嗒"声响,反复轻叩36次。

(3)捏拉耳垂:坐位,以手拇指、食指,捏住耳垂后,先进行揉捏1分钟,再用力向下牵拉36次。

(4)轰天霹雳:坐位,以两手食指指尖分别插入两耳的外耳道,先以指向左、右、上、下摇动36次,再骤然向外拔出。

(5)掐揉耳穴:坐位,以拇指甲先后置于耳屏前耳门、听宫、听会及翳风穴处,着力掐揉各1分钟。

(6)搓掌熨耳:坐位,以两手掌心相对搓热,趁热以掌心盖耳,反复操作9次。

12. 指压能疏通鼻窍

(1)推鼻中:坐位,以手拇指掌侧自鼻尖素髎穴起,向上沿鼻梁至眉间印堂穴止,反复推动9次。

(2)摩印堂:坐位,以手拇指置于两眉间印堂处,自下向上经前额正中前发际上神庭穴止,反复推摩36次。

(3)掐迎香:坐位,先以双手拇指、食指分置于鼻翼两侧之迎香、巨髎穴处指掐约1分钟,顺时针、逆时针方向各揉动36次。

(4)搓鼻翼:坐位,用两手食指对置鼻翼两侧,自目内眦处起,自上而下顺鼻翼指搓至迎香穴止,反复搓动36次。

(5)提鼻根:坐位,以双手拇指、食指分置于鼻根两侧睛明穴处,先向下用力按揉1分钟,再用力向上拿提鼻根部骨肉9次。

13. 指压能润喉开音

(1)颤喉头:坐位,以手拇指及其余四指先后置于喉部喉结两侧及其周围,慢慢地用力向上、下、左、右做颤动按压 2～3 分钟。

（2）拿气管:坐位,用手拇指、食指分置于喉部气管的两侧,逐步自上向下沿气管轻轻提拿 9 次。

（3）点天突:坐位,以一手中指指端置于天突穴上,稍用力按顺时针、逆时针方向揉动各 36 次,然后用力向下揉按 1～2 分钟。

（4）摩气管:坐位,用一手拇指及其余四指分开置于咽喉部气管两侧,自上而下反复摩动 36 次。

14. 指压头部养生保健

经常指压头部可以清心健脑、行气活血、安神定志、通一身之阳气。只要长期坚持头部指压保健,可改善头部血液循环,令人神清气爽,精力充沛。可使发乌根坚,入睡安和。对脱发、发枯、失眠、头昏、头痛,亦有治疗作用。

（1）指压印堂:患者仰卧位,术者坐于其头顶前部,用右手拇指螺纹面为着力点,在印堂穴指压 3～5 分钟,再用双手食指、中指、无名指并拢在两侧太阳穴推摩 3 分钟。

（2）按揉百会:紧接上法,用右手拇指指腹按揉百会穴 3～5 分钟。

（3）点击头部:用双手四指指尖端做有节律的轻叩,轻轻点击头部 3～5 分钟。

（4）梳推头部:用双手四指指尖端或螺纹面自太阳穴→颞部→风池穴,反复梳推 3～5 分钟。

15. 指压眼部养生保健

经常指压眼部可以行气血、和脏腑、培元阳之气以养神,加速眼部血液循环。以下方法只要长期坚持,便能够达到促进眼肌和眼球运动,加速眼部血液循环,改善视神经营养之功效,令两目炯炯有神,年虽老而眼不花。青少年采用此法亦可增进和保护视力。

（1）按揉眼眶：患者仰卧在床上，术者坐于患者头部前方。先用两手中指指面分别按揉目内眦、四白、承泣穴各1分钟。左手按左侧，右手按右侧，用力不宜太重。

（2）双手抹眼球：双手拇指螺纹面贴于眼部（闭眼后），自眼的内侧向外侧反复抹推3～5分钟，用力切忌太重。

（3）双手熨目：患者两眼微闭，术者先将双手洗净、搓热，用双手大鱼际处贴于眼球部，双手掌贴于两目处，左手贴左侧，右手贴右侧，以热敷方式熨目3～5分钟。

16. 指压耳部养生保健

经常指压耳部可以固肾纳气、强神醒脑，有刺激听神经和调整中枢神经的作用，久做可改善耳周血液循环。同时对防治耳鸣、耳聋有较好的效果，对头晕头胀也有一定的防治作用。

（1）捏揉耳轮：患者仰卧位，术者坐于患者头顶前部。术者先用两手拇指、食指、无名指轻轻捏揉两耳轮3～5分钟，左手在左侧、右手在右侧，然后再以两手掌同时往返搓擦两耳1～3分钟，用力不宜过重。

（2）牵拉两轮：体位同上。术者两手拇指、食指拿住患者两耳垂部，向下牵拉3～5分钟，然后再拿住两耳轮上部，向上牵拉3～5分钟。

（3）鸣天鼓：术者两手手心贴于耳孔，先按压两耳3～5分钟，然后用食指、中指、无名指叩击枕部3～5分钟。

（4）双手拿揉耳郭：紧接上法，术者双手分别在两耳自上而下做拿揉动3～5分钟。

17. 指压鼻部养生保健

经常指压鼻部可以开通鼻窍，祛风散寒，宣通肺气，改善鼻部血液循环，增强上呼吸道的抗病能力。长期坚持可保持嗅觉灵敏，鼻塞开通;亦可防治感冒,同时对慢性鼻炎也有较好的治疗作用。

(1)按揉鼻部:患者仰卧位,术者先用两手中指螺纹面自鼻根至鼻翼两侧,分别自上而下按揉3～5分钟。

(2)点揉迎香:紧接上法,术者用两手中指螺纹面点揉自山根至迎香穴3～5分钟。

(3)指压穴位:紧接上法,术者左手拇指在人中、承浆穴等进行指压,反复操作3～5分钟,用力不宜过重。

(4)按揉鼻翼:术者用两手中指指面按揉两侧鼻翼3分钟。

(5)点揉素髎:紧接上法,术者用右手中指螺纹面贴于鼻尖部进行顺时针方向点揉3～5分钟。

18. 指压口部养生保健

经常指压口部可以固肾纳气、固本坚齿、强壮筋骨、滑利下颌关节。以下方法有改善颞颌部的血液循环,增强咀嚼肌韧性的作用。长期坚持对防治牙齿松动、牙痛及颞颌关节紊乱症有较好的效果。对面瘫、口眼㖞斜亦有一定的治疗效果。

(1)指压口腔外周:患者仰卧位,术者坐于其头顶前方。先用双手中指螺纹面贴于患者口腔外侧周围,再沿着口腔外侧呈圆形反复揉压3～5分钟。

(2)按揉下关、颊车:紧接上法,术者先用两手中指螺纹面分别按揉两侧下关与颊车穴各1～3分钟,然后用两手大鱼际按揉下关穴1～3分钟。

(3)指压颌部:紧接上法,术者用两手大鱼际按于患者两侧颞颌部,自上而下,再自下向上反复揉推3～5分钟。

(4)指压唇齿部:紧接上法,术者用双手拇指螺纹面先点压上口唇,自人中穴向地仓穴进行指压,再从承浆穴向地仓穴做指压,反复3～5分钟。

19. 指压面部养生保健

经常指压面部可以行气活血、濡养肌肤。以下方法可促进面部的血液循环,改善面部皮肤的营养,消除衰老的上皮细胞,保持面部肌肤的张力和弹性。每天坚持操作,可令面部光泽、斑皱减少,是面部抗衰老的理想方法。同时可防治感冒,对保护视力亦有较好的作用。

(1)干浴面部:坐位,将双手洗净、搓热,分别贴于面部,自上而下轻轻浴面 3～5 分钟。依次顺序为:先擦前额部,次擦前额两侧,再擦面颊部,最后擦整个颜面部。以整个颜面部透热,面呈微红为度。

(2)敲击面部:坐位,用双手食指、中指、无名指和小指指尖部轻轻在面部自上而下再自下而上反复敲击 10 次左右。

(3)揉面部穴位:患者卧位,术者坐于患者头顶前方。先用右手拇指螺纹面着力于印堂、素髎、承浆穴,反复点揉 3～5 分钟。用双手中指螺纹面着力于鱼腰、四白、承泣、地仓穴 3～5 分钟。

20. 指压颈部养生保健

经常指压颈部可以行气活血、滑利关节、强壮筋骨、缓解痉挛。以下方法可改善颈部血液循环,增加颈部肌肉的力量。长期坚持可使头颈部活动灵活,对防治颈椎病、落枕及颈肩背痛有很好的效果。

(1)点揉颈椎:患者端坐位,术者先用右手食指、中指、无名指的螺纹面贴于颈椎棘突上,自上而下进行点揉 3～5 遍。用力不可过重、过猛。

(2)按揉颈部:先用两手拇指或中指指面按揉风池穴 1 分钟后,再按揉风府穴 1 分钟,最后沿颈椎两侧向下按揉 3 遍。

(3)抹颈项:先用右手掌贴于患者颈部左侧,自左向右侧抹动

3～5次,再用左手掌贴于患者颈部右侧抹动3～5次,最后摩手令热,自双枕后颈椎两侧向颈肩部,用两手小鱼际抹颈部10余次。

(4)指压颈部:紧接上法,患者端坐位或扶于固定的物体。术者先用拇指螺纹面分别指压两侧风池穴,同时嘱患者头部做左右缓慢地旋转、前屈、后仰运动1～3分钟。旋转时一定要轻柔、缓和,以免引起头晕。

21. 指压咽部养生保健

经常指压咽部可以清热利喉、疏风、止咳化痰。以下方法能改善咽部血液循环,促进咽部水肿吸收和缓解咽部的炎症反应,长期坚持可令声音洪亮。对防治咽炎、音哑、咽部炎症等有很好的效果。同时对咳嗽、痰多亦有较好的治疗效果。

(1)指压人迎:患者仰卧位,术者坐于患者头顶前方。术者双手食指、中指螺纹面为着力点,贴于人迎穴,反复进行轻揉3～5分钟。用力切忌不可太重。

(2)指压天突:紧接上法,术者用右手中指螺纹面为着力点,指压天突穴3～5分钟。

(3)抹顺咽喉部:术者食指、中指、无名指并拢,以指腹面从患者喉结两侧(左手在左侧、右手在右侧)自上而下轻轻抹顺咽喉部1～3分钟。

(4)拿揉咽喉部:术者拇指、食指、中指分开,轻握住患者喉结部自上而下轻轻拿揉,反复3分钟。

(5)合喉法:紧接上法,术者用右手拇指、食指、中指如上法拿住喉结,上下抖动10～20次。动作要轻,不可过重。

22. 指压胸部养生保健

经常指压胸部可以宽胸理气、疏肝解郁、补益肺气、和胃消积。以下方法长期坚持可令人百脉疏通、五脏安和、心情舒畅。对情志郁结、胸胁满闷、气急胸痛、咳嗽气喘、消化不良、饮食积滞等有较好的防治效果。

（1）推揉胸部：患者仰卧位，术者位于患者身体右侧。术者先用右手食指、中指、无名指和小指指腹推揉患者左侧胸部，而后用左手推揉患者右胸部，再分别按揉云门、中府、乳根、章门和期门穴各3~5分钟，最后用右手中指按揉膻中穴1~3分钟。

（2）搓摩胁肋：术者用两手上下摩患者两胁部3分钟，再自上而下搓两胁3分钟。

（3）拍胸：术者用右手成虚掌拍患者左侧胸部，用虚掌自锁骨向下，沿乳中线至第七肋骨上缘，拍击胸部1~3分钟。

（4）擦胸：术者用单掌自患者胸骨柄向下至剑突部平擦全胸部，以胸部透热为度。

（5）梳推胁肋部：术者用右手梳推患者左胁肋部，用左手梳推右胁肋部；自胸骨柄向下沿肋间隙进行反复梳推3~5分钟。

23. 指压腹部养生保健

经常指压腹部可以温补元阳、补脾健胃、消食导滞、和胃安神、补益气血、理气止痛、通调二便。以下方法长期坚持可培补元气，调整和增强内脏功能。对脾胃功能改善最为明显，适用于胃痛、胃溃疡、十二指肠溃疡、胃肠功能紊乱，对食欲不振、腹胀、便秘、久泄、小腹冷痛、慢性盆腔炎、痛经、闭经、月经不调、性冷淡、脱肛等亦有较好的防治作用。

（1）指压上脘：患者仰卧位，术者位于患者身体右侧。术者用右手拇指螺纹面贴于患者上脘穴反复指压、摩推3~5分钟。

（2）指压中脘：紧接上法，术者用右手拇指贴于患者中脘穴，反复指压、摩推3~5分钟。

（3）指压下脘：紧接上法，术者用右手拇指螺纹面贴于患者下脘穴，反复指压、摩推3~5分钟。

（4）摩推全腹：紧接上法，术者用左右手掌心贴于患者腹部，沿肚脐右下方往上至肚脐右上方，到肚脐左上方至肚脐左下方，按顺时针方向摩推全腹3～5分钟。

（5）推抹任脉：紧接上法，术者右手伸直、并拢，用大鱼际或全掌，自患者胸骨柄向下沿任脉轻缓地从上至下推抹到中极穴5～10遍。

24. 指压腰部养生保健

经常指压腰部可以壮腰益肾、强筋健骨、滑利关节、解痉止痛、温经散寒。以下方法能促进腰部血液循环，消除腰肌疲劳及痉挛，长期坚持可令腰脊强壮，腰部灵活。对腰肌劳损、慢性腰痛、腰椎退变、风湿腰痛、肾虚腰痛等有较好的防治作用。对痛经、慢性盆腔炎、前列腺增生、便秘、腹泻等症也有一定的辅助治疗作用。

（1）指压腰肌：患者俯卧位，术者用右手拇指螺纹面为着力点，在患者腰肌部找到压痛点，反复指压3～5分钟。

（2）指压棘突：术者用拇指螺纹面或指尖部为着力点，在患者腰椎棘突自上而下（腰$_{1\sim5}$）反复指压3～5分钟。

（3）指压腰眼：紧接上法，术者用双手拇指螺纹贴于患者腰眼，左手在左侧，右手在右侧，反复进行指压3～5分钟。用力不宜太重，以免损伤皮肤。

（4）指压八髎穴：术者以双手拇指，贴于患者八髎穴，自上髎、次髎、中髎、下髎对称性指压3～5分钟。

（5）指压环跳穴：紧接上法，术者用双手拇指着力于患者环跳穴，左手在左侧穴位，右手在右侧穴位上或双手同时压在环跳穴上，反复指压3～5分钟，可根据需要适当用力。

25. 指压脊柱养生保健

经常指压脊柱可以通一身之阳气。以下方法只要长期坚持可

祛病强身,并能辅助治疗失眠、高血压、神经衰弱、咳嗽、胃痛、便秘、胀痛、前列腺炎、痛经、盆腔炎及小儿腹泻、小儿遗尿、小儿厌食、小儿夜啼等多种常见病症。

(1)指压脊柱:患者俯卧位,术者以右手拇指螺纹面为着力点,在脊柱自上而下反复操作3～5分钟。

(2)指压脊柱两侧:紧接上法,术者以拇指螺纹面为着力点,左手贴左侧,右手贴右侧,在脊柱两侧自上而下反复指压3～5分钟。

(3)捏骶尾部:术者双手拇指、食指、中指并拢,捏起患者尾骶部的皮肤,自下而上捏3～5分钟。

(4)抹脊柱:术者以右手食、中指螺纹面为着力点,贴于脊柱上端自上而下反复抹3～5分钟。

26. 指压上肢养生保健

经常指压上肢可以行气活血、舒理筋骨、滑利关节,祛风散寒、解痉止痛。以下方法可促进上肢及末梢的血液循环,改善上肢肌肉、韧带及关节囊的血液供应,增强上肢肌肉的活力。对防治肩周炎、网球肘、风湿性关节炎、神经根型颈椎病、落枕等有较好的效果。

(1)点揉穴位:患者端坐位,术者立位。术者先用拇指、食指和中指分别点揉患者上肢肩井、肩髃、曲池、手三里、内关、合谷穴各1分钟,然后再做另一侧穴位。

(2)摇肩:患者左手叉腰,术者左手扶住患者右肩,右手握住患者右侧手腕部,成360°摇右肩20～30次,再换另侧。注意用力不可过重,速度不可快。

(3)擦上肢:术者用左手掌擦患者右侧上肢,用右手掌擦患者左侧上肢。先自肩部擦向肘部,再自肘部擦至腕部,反复3～5次。两侧上肢交替进行,以局部温热为度。

(4)指叩上肢:术者右手五指指尖并拢,左手扶住患者上肢,由

上而下进行指叩,反复3～5遍,两侧上肢交替进行。

(5)捻五指:术者用左手拇指、食指、中指捏住患者右手,自拇指依次至小指进行捻揉,然后再用右手捻左手五指,反复3～5分钟。

27. 指压下肢养生保健

经常指压下肢可以舒筋活血、滑利关节、强壮筋骨、养心安神、健脾和胃。以下方法能促进下肢的血液循环,增强下肢肌肉的力量。长期坚持可以使步履灵活、矫健。对风湿性关节炎、下肢肌肉萎缩、半身不遂、截瘫、膝关节无力等病症有较好的防治作用。

(1)指压下肢:患者仰卧位,术者坐于患者右侧。术者先用双手十指指压患者左下肢,从上往下自大腿指压向小腿,反复3～5分钟,然后再用同样方法指压右下肢。重点指压血海、阳陵泉、阴陵泉、足三里、三阴交穴等。

(2)指压膝盖:术者用两手掌分别在患者两下肢采用掌根揉、掌心揉,做些简单的揉推治疗,重点在膝盖上方及膝关节和小腿肌肉处反复揉压3～5分钟。

(3)揉压穴位:患者俯卧位,术者用双手掌根分别揉压患者承扶、殷门、委中穴至承山穴3～5分钟。

(4)指压涌泉:术者端坐位,用左手握住患者踝部,右手掌心贴于患者脚掌涌泉穴,反复擦揉3～5分钟,然后用拇指稍用力指压涌泉穴3～5分钟。左右脚交替进行,以足部温热为度。

28. 指压颈部减肥

指压颈部可以舒通经脉、活血行气,改善血液循环,消除多余脂肪组织。长期坚持此法,有助于保持颈部健美。

(1)受术者坐位。

(2)术者一手扶住受术者头部,另一手置于一侧风池穴上,用

力来回指压3～5分钟。

（3）术者以两手拇指和余四指相配合，将颈椎一侧斜方肌捏起，自风池穴由上而下，边捏拿边移动至肩中俞穴止，反复捏拿5～10次，然后再做另一侧。

（4）术者先用一手拇指、食指揉按受术者大椎两侧数遍，令其头稍前倾，再立于受术者对面，双手五指交叉，置颈部两侧，双手同时用力合掌，夹提颈项肌，一紧一松，交替进行数次。

（5）术者双手食指、中指分别置于受术者对侧耳后高骨处，交替用力，分别指压到同侧缺盆穴，每侧操作10次。

29. 指压腹部减肥

指压腹部可以舒通经脉、活血行气，改善血液循环，消除多余脂肪组织。长期坚持此法，有助于保持腹部健美。

（1）受术者仰卧位。

（2）术者以双手全掌着力于脐部，由内向外顺时针摩推受术者腹部3～5分钟，摩推至局部有温热感。

（3）术者用两手拇指与余四指指腹相对合，从受术者上腹部至下腹部将腹肌提起，轻轻揉捏3～5分钟。

（4）术者右手四指并拢，用指端置于受术者脐部，适当用力下压，左右各旋转揉动3～5分钟，再用四指向下指压至中极穴。

（5）术者一手拇指端点受术者揉上脘、中脘、下脘、天枢、关元、气海穴5～10分钟。

（6）术者右手掌面置于受术者右肋下缘，斜下推到左下腹的归来、气冲穴，然后换另一侧，两侧交替进行，反复指压3～5分钟，手法用力适中。

30. 指压腰部减肥

指压腰部可以舒通经脉、活血行气，改善血液循环，消除多余脂肪组织。长期坚持此法,有助于腰部健美。

(1)受术者俯卧位。

(2)术者用双手背侧按压受术者同侧的腰眼处,并用力上下推摩腰椎两侧各 1～3 分钟,以腰部有透热感为佳。

(3)术者一手拇指端点揉受术者膈俞、胆俞、脾俞、胃俞、三焦俞、肾俞、膀胱俞穴,点压时用力要适中。

(4)术者以双手全掌置于受术者腰骶部,重力向下按压数次。而后向左右两侧分推至臀部的环跳穴处,反复指压 5 分钟。

(5)术者用一手掌根部用力推受术者足太阳膀胱经,自大杼穴向下,推至下肢踝上部,反复指压 3～5 分钟。

(6)术者两手置于受术者大椎穴两侧,自上而下指压背部、腰部及大小腿部,持续 5～10 分钟。

31. 指压面部养颜美容

通过各种不同指压手法刺激面部皮肤、穴位、经络,从而加速血液循环、促进机体新陈代谢。长期坚持此法,可以保健、美容、养颜、防病。

(1)洗净双手和面部,并搓热手掌。洗净面部可使面部毛孔通畅;干净温润的手掌可使面部清洁。两手拇指分别贴按在两侧太阳穴上,余四指指端螺纹面在额部,以两眉间为中线向外侧指压额部。后用两中指指压两侧太阳穴。这样做可以减少额部皱纹,并可提神醒脑。

(2)用两手中指指压攒竹、眉中、丝竹空穴;然后用两手食指指压睛明穴;闭目后再轻轻指压眼球,并轻压下眼眶。接着指压承泣、四白穴。此法可以清脑明目,还可减少鱼尾纹。

(3)并拢两手食指、中指,指端螺纹面以人中穴为中点,向外侧指压唇上部,指压两侧地仓穴,再抹唇下部,指压承浆穴。可减少口唇周围的皱纹,防止嘴角下垂和流口水。

（4）两手四指螺纹面以廉泉穴为中点，自下而上指压下巴，至翳风穴。可以防治下巴松弛形成的"双下巴"。

（5）双手指压两耳，并揉搓、按摩两耳。耳朵上有丰富的穴位，是整个人体的"浓缩"。指压两耳对人体的健康是有益的。用两手中指分别指压两侧耳门、听宫、听会穴。

32. 指压头面部美容

每日坚持指压美容，可以消除疲劳，延缓皮肤松弛和皱纹的出现。指压美容法的要点是：用指尖（有指纹的部分）对准面部穴位，用整个手腕的力量强力按压。注意不要用指甲，以免划破皮肤。右侧用右手，左侧用左手。按压的方向是自上而下，从中间到两侧。具体部位和手法如下。

（1）眼睛：下眼睑自内眼角至外眼角，每隔 2 秒钟向下按压 1 次，反复 3 次。用食指、中指、无名指左右同时用力按压太阳穴 10 秒钟；用食指、中指、无名指轻轻按压眼球 10 秒钟。

（2）鼻：自内眼角到鼻窝处取四点，以每隔 2 秒钟按压 3 次的频率，向鼻梁中心用力按压。这样可以使鼻子感到舒适，对防治伤风也有效。

（3）额头：用食指、中指、无名指、小指固定在发际，上下运动 4 次，再将指尖上下平行移动，到眉毛为止，反复上下运动。

（4）嘴角：用食指、中指、无名指，从中央向两侧嘴角取 3 点按压 3 次，可以消除嘴角肌肉紧张，给人以亲切的印象。

（5）两颊：用食指、中指、无名指，从颧骨到耳根按压 3 点，可使面颊肌肉健美，表情丰富。

（6）颈部：以下颌下部的颈动脉（用手指按压有脉搏跳动的地方）为起点，沿血管到锁骨，左右各 4 点按压 3 次。这样可以改善面色，对治疗失眠也有效。

（7）颈肌：用中指按压后脑底部 3 次共约 5 秒钟，可以增强活力,消除全身疲劳。用食指、中指、无名指在后脖颈自上而下分 4 点按压 3 次,可以消除颈部疲劳。

33. 指压穴位显嫩白

穴位美白的好处是可令全身肌肤收效,不像外涂方法只能有效于涂抹位置,但由于按摩费时较多,且需要较长时间才能见效,所以一般作为辅助治疗最理想。以下介绍的指压穴位美白法最适合于早晚沐浴后进行,效果更佳。

(1)减退晒黑肤色指压法:用食指及中指的第二节在耳背的凹下位置按压,每次按 3 秒钟,做 5 次。

(2)减退天生深肤色指压法:用手掌或海绵沿小腿外侧打圈,左右腿重复交替做,用力一点效果更好;在距离脚踝内侧 7 厘米位置,用大拇指按压 5 秒钟。以上动作各重复 6 次。

(3)祛汗斑指压法:用双手中指指腹放在眼头位置按压,每次 6 秒钟;再用食指及无名指按眼肚位置;然后把手指转向轻按双眼上下眼睑,每次 6 秒钟;最后再轻按眉尾至太阳穴位置。以上动作重复 10 次。

(4)祛斑点指压法:用左手食指指腹按右肩与臂之间的凹点,按 3 秒钟停 1 秒钟。左右手交替做 6 次。

34. 养颜嫩肤的指压方法有哪些

(1)患者俯卧位,术者用拇指指腹依次点揉大椎、肺俞、心俞、三焦俞、肾俞、命门穴各 2 分钟,用补法,力量要大而不失柔和,透入穴位深部,使患者感到热感效果最佳。然后患者仰卧位,依次点揉中脘、天枢、关元、足三里、三阴交穴各 2 分钟,用补法。最后点揉印堂、头维、四白、地仓、颊车穴各 1 分钟,用平补平泻法。点揉面部腧穴时手法要轻柔,以揉为主。

(2)要消除粗糙的皮肤,使脸部光滑,一定要使血液循环畅通。

首先用摩擦,使脸部产生活力,摩擦后将手掌由额头→耳→眼睛→耳→鼻→耳的顺序移动,如此连续 30 次。并非用手掌直按搓脸,而是将手掌擦后(首先双手用力搓,增加静电)置于离面部 0.5 厘米按摩。其次是指压人迎穴,一面吐气一面压 6 秒钟,如此重复做 30 次,每日 1 次。适用于小皱纹。

(3)先用双手拇指指腹按压双侧肺俞、心俞、脾俞、肝俞穴,由轻到重,均匀用力,每穴 3~5 分钟。再揉压双侧瞳子髎穴,轻轻用力,反顺旋动,各揉 5 分钟。然后双手搓热,抚摩脸部,可按印堂→额→耳,再由鼻子向耳顺序反复抚摩 30 次。但每次都要将手掌搓热后方可施术。每日 1 次。

(4)指压要诀是一面缓缓吐气,一面用力按大巨(双侧)、膻中穴各 6 秒钟,如此重复 6 下,每日 1 次。可健美丰胸。

(5)取穴两组,第一组为脾俞、肾俞、意舍穴;第二组为胃俞、肝俞、胃仓穴。每次取一组穴,交替使用,以双手拇指强压上述有关穴位,并加震颤、旋转,每穴 3~5 分钟,每日 1 次,10 次为 1 个疗程。适用于身体减肥。

(6)一面缓缓吐气,一面强压脾俞、胃俞、百会、身柱穴各 6 秒钟,如此重复指压脾俞、胃俞穴各 30 下,百会、身柱穴各 10 下。双手同时操作,每日 1 次。适用于身体减肥。

35. 祛斑增白的指压方法有哪些

(1)患者俯卧位,术者以拇指指腹依次点揉肝俞、心俞、肾俞、脾俞、三焦俞穴各 1 分钟,用补法。再令患者仰卧位,术者以两手中指点按四白穴,拇指点按阳白穴,按揉穴位顺时针、逆时针各 50 圈。再用中指腹点按颧髎穴,点、按、揉三法并用,以每秒钟 4 圈的速度揉 100 圈。本法可祛斑增白。

(2)患者卧位,术者以拇指指腹依次点揉脾俞、胃俞、肝俞、肾俞穴各 1 分钟,用补法。再令患者仰卧位,点揉合谷、足三里、三阴交、中脘穴各 1 分钟，用补法。最后点揉承泣、承浆、印堂、太阳穴各 2 分钟，用平补平泻法。如果目外眦处鱼尾纹较重，加点睛明、瞳子髎穴各 2 分钟，用平补平泻法。本法可去除皱纹。

（3）取患者阿是穴（患部）。术者（或自疗）双手搓热后，以手掌面按住脸部揉压、抹擦，反复多次，以患部发热为度，每日早晚各 1 次。适用于面色变黄或变黑者。

36. 生发乌发的指压方法有哪些

（1）患者坐位，术者聚拢五指成梅花样，点打白发或脱发局部 50 遍，刺激要强。然后使患者仰卧位，依次点揉百合、神庭、印堂、人迎、水突、气舍、天突穴各 30 秒钟，用平补平泻法。最后令患者俯卧，术者点按哑门穴 30 秒钟，用平补平泻法；点揉脾俞、胃俞、三焦俞各 1 分钟，用补法。若属肾虚者，加点揉双肾俞穴 2 分钟，用补法；若属血热者，加掐大陵、关冲穴各 15 次，用泻法。

（2）每次按摩百会、天柱（双侧）、中极穴各 6 秒钟，连续重复做 10 遍，每日 3 次。按压中极穴时用双手的拇指，其他两穴用双手的食指，如此连续治疗 2～3 个月就可使头发再生。适用于圆形脱发。

（3）取患者脱发区及周围、颈椎及其两侧、风池、神门、肺俞、足三里、肝俞穴。先以双手拇指按压患者双侧风池、肺俞、肝俞、神门、足三里各 3～5 分钟，再自上而下推压颈椎 10～15 遍，或用手掌叩击，然后以手指（2 指或 4 指并拢）叩击脱发区及周围各 15～20 下，指力由轻到重。实证用泻法，虚证用补法。每日 1 次，10 次为 1 个疗程。

（4）分两组取穴，第一组为太冲、太溪穴；第二组为神门、太白穴。每取一组穴，交替使用。术者用两手拇指指端轻轻切患者双侧有关穴位，一切一松各 20 下。每日 2 次，20 次为 1 个疗程。

（5）术者揉患者双侧涌泉穴数分钟，每日 2 次，15 次为 1 个疗程。可治白发。

37. 指压改善头部血液循环

长期坚持头部指压保健,具有清心健脑、行气活血、安神定志、通一身之阳气的作用。可改善头部血液循环,令人神清气爽,精力充沛,可使发乌根坚,入睡安和。对脱发、发枯、失眠、头昏、头痛,亦有治疗作用。

(1)指压印堂:患者仰卧位,术者坐于其头顶前部,用右手拇指螺纹面为着力点,在患者印堂穴指压3～5分钟,再用双手食指、中指、无名指并拢在两侧太阳穴推摩3分钟。

(2)按揉百会:紧接上法,术者用右手拇指指腹按揉患者百会穴(头顶部正中)3～5分钟。

(3)点击头部:术者用双手四指指尖端做有节律的轻叩,轻轻点击患者头部3～5分钟。

(4)梳推头部:术者用双手四指指尖端或螺纹面自患者太阳穴→颞部→风池穴反复梳推3～5分钟。

38. 指压改善视神经营养

按揉眼部周围具有行气血、和脏腑、培元阳之气以养神的作用,可加速眼部血液循环。只要长期坚持此法,便能够达到促进眼肌和眼球运动,加速眼部血液循环,改善视神经营养之功效。令两目炯炯有神,年虽老而眼不花。青少年采用此法亦可增进和保护视力。

(1)按揉眼眶:患者仰卧位,施术者坐于患者头部前方。先用两手中指指面分别按揉目内眦、四白、承泣穴各1分钟。左手按左侧,右手按右侧,用力不宜太重。

(2)双手抹眼球:双手拇指螺纹面贴于眼部(闭眼后),自眼的内侧向外侧反复抹推3～5分钟,用力切忌太重。

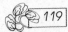

119

（3）双手熨目：患者两眼微闭，施术者先将双手洗净、搓热。用双手大鱼际处贴于眼球部，双手掌贴于两目处，左手贴左侧，右手贴右侧，以热敷方式熨目3～5分钟。

39. 指压强身健体

（1）分三组取穴。第一组为迎香、睛明、攒竹、瞳子髎、耳门穴等；第二组为肾俞穴（双侧）；第三组为涌泉穴（双侧）。按分组用推法、揉擦法施术。

①第一组穴用浴面法（又称搓手擦脸）。先擦热两掌，随即将两手中指分贴于鼻外两侧迎香穴处，往上推揉至额发际，经过睛明、攒竹、瞳子髎穴等部位，然后分开两手向两侧至额角后而下，食指经耳门穴返回起点。如此推揉30余次，擦至脸部有发热感为度。本法能预防感冒，提神醒脑，改善面部血液循环，润泽皮肤。

②第二组穴用舒腰法（又称揉肾俞穴）。中医学认为，腰为肾之府，肾为"先天之本"，故古人特别注意腰部的保健方法。两手掌覆于肾俞穴位，上下推擦80余次。初擦容易疲劳，可量力而为，逐渐增加次数。适用于腰痛、肾虚、夜尿多及妇女痛经等。

③第三组穴用擦足法（又称足掌互擦）。此法坐卧位均可，以两足掌互擦涌泉穴100余次。初擦的次数可从少到多，擦时以两手扶住膝部，可减少擦足时的疲劳。涌泉穴属足少阴肾经，此经起于足心，止于胸上部。两足互擦涌泉，可以使步履稳健、灵活，还可引肾经虚火及上身浊气下降。本法不仅适用于前两组疾病，且适用于风湿病。三组穴合用则能健身祛病。

（2）取百会、印堂、鼻根至鼻尖（素髎穴）、中脘、关元、足三里、涌泉、膏肓、肾俞、大椎、肺俞穴。先以拇指指腹轻而有力地揉压百会穴（按顺时针和逆时针旋转）30～40次，再以双手拇指从揉压印堂穴始，双手各向额部→外眼角→太阳穴，又从鼻根（夹推）至迎香穴向颊车穴→外眼角→太阳穴，如此重复进行30～40次。然后以双拇指揉挤中脘穴和关元穴各 3～5 分钟,后揉压大椎和双侧肺俞、膏肓、肾俞、足三里穴,每穴 5 分钟左右(足三里可稍长),最后双足互擦涌泉穴各 100 下,用指揉压亦可。每日早晚各 1 次。

(3)取颈部凹洼下 4 厘米处左右旁开 2～3 厘米处和胸椎$_{9～11}$左右旁开 1 厘米(各 3 个穴)。指压时,从上到下(自颈椎到胸椎),先用双手拇指指腹按压颈椎两穴,一面吐气一面按压 6 秒钟,按此顺序再按压胸椎 3 穴,如此各重复做 3 遍,每日 1 次。适用于防治空调病。

40. 指压防治颈部疲劳性疼痛

患者颈项部肌肉不适,以颈部疼痛、酸胀为主。疼痛可向肩背部放射,因劳累诱发,也可因寒冷、阴雨天加重。颈部活动时偶尔可有响声,有时可摸到局部有硬化的条索状物。颈部疲劳性疼痛可用下列指压方法消除。

(1)拇指揉法:患者坐位,术者站在患者身后,以单手拇指揉法在患者颈后由上至下反复指压 3～5 分钟,放松颈部肌肉。

(2)单手指压法:患者坐位,术者以单手在患者颈部两侧做指压法,从枕部风池穴到大椎穴。由轻渐重,反复操作 3～5 分钟。力量因人而异。

(3)拇指揉法:患者坐位,术者以拇指从患者颈上至颈下揉 3～5 分钟。以局部温热为度。

41. 消除疲劳的指压方法有哪些

(1)一面缓缓吐气,一面强压丘墟、昆仑穴 6 秒钟,如此重复,各做 10 遍,再掌击足三里穴,每日 1 次。方法是先深吸一口气,用手叩击的同时,将气吐尽,如此重复 10 遍。适用于脑功能迟钝。

(2)一面缓缓吐气,一面用手掌慢慢叩打百会、申脉穴,每次各叩 10 下,每日 3 次。适用于遇事厌烦,没有耐性。

（3）一面缓缓吐气，一面按压厥阴俞、关元穴6秒钟，如此重复施术，厥阴俞穴按压10下，关元穴6下，每日1次。指压厥阴俞穴时应挺起胸部，效果更佳。指压关元穴时，要姿势端正，丹田用力，则效果更佳。适用于缺乏自信而胆怯。

（4）丘墟穴用叩击法，一面吐气，一面用手掌劈打1下，如此重复30下；指压神门穴，一面缓缓吐气，一面按压6秒钟，如此重复10下；每日1次。适用于精神打击。

（5）昆仑、膻中、天池穴各按压1.5～3分钟，每日1次，10次为1个疗程。适用于轻度抑郁。

（6）膈俞、昆仑、命门穴各按压1.5～3分钟，每日1次，10次为1个疗程。适用于疲劳、腰酸背痛。

42. 指压防治视疲劳

视疲劳是由多种原因引起的常见症状之一，任何年龄皆可出现，常在用眼视物过度后发生。屈光不正、两眼屈光状态差异过大、视力正常而用眼过度、照明不良、眼部非屈光性疾病、精神因素等，皆可对眼球、眼肌、脑造成不良刺激，而引起视疲劳。视疲劳可用下列指压方法消除。

（1）患者仰卧位，术者坐于患者头侧，用双手在患者两侧眼部做放松性手法，反复操作3～5分钟。

（2）患者仰卧位，术者用双手拇指或单手指指压患者睛明、印堂、鱼头、鱼腰、鱼尾、四白、承泣穴，反复操作5～10分钟。

（3）患者坐位，术者指压患者百会穴3～5分钟为结束。

43. 擦胸揉腹以增强免疫力

擦胸揉腹养生法适合中老年人学练，对防止肥胖和提高人体免疫功能起到很好的作用。

（1）坐位或仰卧位均可。

（2）用右手掌按在右乳上方，手指斜向下，适度用力推擦至左下腹，然后再用左手掌从左乳上方，斜推擦至右下腹。如此左右交叉进行，一上一下为1次，共推擦36次。还可兼做擦背，也有助于激活背部免疫细胞的活力。

（3）以右手掌从心口窝至下方揉起，以肚脐为圆心（顺时针方向）揉腹1圈为1次，共揉50次以上，如减肥可增至200次以上，用力适度。右手做完再换左手向反方向进行，次数同上。

（4）通常每日起床和晚上睡前各做1次，亦可在中午饭后1小时加做1次。

44. 指压助眠

（1）**仰卧揉腹**：每晚入睡前，仰卧在床上，意守丹田（肚脐），先用右手按顺时针方向绕脐稍加用力揉腹，一边揉一边默念计数，揉计120次，再换用左手逆时针方向同样绕脐揉120次。笔者已坚持20多年，对上半夜进入深睡眠有良好作用。下半夜如再不能入睡，可按上述方法各揉腹60次，对睡眠也有一定作用。由于揉腹能使胃肠蠕动，特别是年岁大的人，消化功能减弱，胃肠道的气体就会成倍增加，常使大肠膨胀。一经揉腹，大肠受到刺激，就把气体排放出来，便于安然入睡；若不揉腹，气体放不出来，大肠膨胀，影响入睡。

（2）**踏豆按摩**：绿豆500克置铁锅中小火炒热，倒入脸盆中，同时将双脚洗净擦干，借盆中绿豆余温，用双脚踩踏绿豆，边踩边揉。每日睡前1小时开始踩踏，每次30分钟左右。

（3）**拍打涌泉穴**：每晚睡前洗脚后，端坐床上，先用右手掌拍打左侧涌泉穴120次，再用左手掌拍打右侧涌泉穴120次，每次力度均以感到微微胀痛为宜。可驱除失眠，安然入睡。

（4）**按揉神门穴和涌泉穴**：用手拇指与食指夹住穴位，用拇指指腹慢慢按压搓揉神门穴，直到产生睡意为止；在睡前先以热水泡脚,再用拇指按摩涌泉穴,直到发热为止。

45. 指压降血压

(1)擦:用两手掌摩擦头部的两侧各 36 次。

(2)抹:用双手的食指、中指和无名指的指腹,从前额正中向两侧抹到太阳穴各 36 次。

(3)梳:双手十指微屈,从前额发际开始,经过头顶,梳至后发际 36 次。

(4)搓:双手握拳,拳眼对着相应的腰背部,上下稍稍用力搓 36 次,幅度尽可能大一些。

(5)揉:两手掌十字交叉重叠,贴于腹部,以脐为中心,顺时针、逆时针各按揉 36 次。

(6)摩:按摩风池、劳宫、合谷、内关穴等各 36 次。

46. 指压增肥

中医学认为,形体消瘦多因脾失去健康而正常的运化功能,肝气郁结,肾气虚亏所造成。现代医学认为,消瘦与消化不良、营养不良及遗传因素有关。指压治疗时应以健脾、疏肝、益肝为原则进行。形体过于消瘦不但影响健康,而且影响形象。无器质性疾病的消瘦,可采用指压法治疗。

(1)患者仰卧位,术者用右手拇指螺纹面指压或掌揉腹部。先从上腹部向中腹部,再向下腹部,反复操作 3～5 分钟。

(2)患者仰卧位,术者指压气海、关元、血海穴等 1～3 分钟。

(3)患者坐位,术者指压足三里、三阴交穴等 1～3 分钟。

(4)患者俯卧位,术者用双手多指揉法,在脊柱或脊柱两侧自上而下或自下而上反复操作 3～5 分钟。

47. 指压穴位醒酒

(1)初醉醒酒法:一手的拇指点捏右侧的鱼际穴,另一手的拇指点捏左侧内关穴,轻揉操作 30 秒钟左右。点捏时以有胀痛为度,可治头昏,令人镇静。如果饮酒过多觉得心脏不适,可不停点按内关穴,每次 3 分钟,间歇 1 分钟,可迅速止痛或调整心律。

(2)点穴催吐法:让醉酒者俯身,头低位、前伸,操作者用一手的中指按压在醉酒者喉结上方的廉泉穴(舌骨体上缘的中点处),或刺激喉头黏膜可催吐。吐出胃中酒类饮料及食物后,可喝些糖水等,安静休息为宜。喝酒易脸红的人,由于胃部吸收酒精较慢,用这种方法可迅速解酒。

(3)宿醉速醒法:如果酒后感到头痛,轻叩百会穴和天柱穴,都有明显的效果;或者指压肝俞穴,对恢复胃功能有帮助,对于治疗宿醉有明显功效。在指压肝俞穴时,应加大力度。如果酒后胃部烧灼感、嗳气,一边吐气,一边用拇指用力强压中脘穴 6 秒钟,也可以压厉兑穴。醒酒指压手法要轻柔和缓,操作时间也不宜长,一般 5 分钟左右即可。如果一次指压未能奏效,可重复进行一次,但最长时间不得超过 10 分钟。

四、指压防治疾病

1. 指压防治普通感冒

　　普通感冒又称急性鼻咽炎,俗称"伤风",是急性上呼吸道感染中最常见的病种,多呈自限性,但发生率高,影响人群面广、量大,经济损失颇巨,且可以引起多种并发症。潜伏期1～3日不等,肠道病毒最短,腺病毒和呼吸道合胞病毒较长。起病突然,大多先有鼻和喉部灼热感,随后出现鼻塞、打喷嚏、流涕、全身不适和肌肉酸痛。症状在48小时达高峰,急性鼻咽炎通常不发热或仅有低热,尤其是鼻病毒或冠状病毒感染时。可有眼结膜充血、流泪、畏光、眼睑肿胀、咽喉黏膜水肿。咽喉和气管炎出现与否因人和因病毒而异。鼻腔分泌物初始为大量水样清涕,以后变为黏液性或脓性。黏脓性分泌物不一定表示继发细菌感染。咳嗽通常不剧烈,持续时间可长达2周。脓性痰或严重的下呼吸道症状提示鼻病毒以外的病毒合并或继发细菌性感染。儿童感冒时其症状多较成人为重,常有下呼吸道症状和消化道症状。感冒多属自限性的,如无并发症,病程4～10日。

　　(1)术者拇指、食指同时用较重力量扣按患者双侧风池穴,按压30秒钟左右可放松10秒钟,然后再次扣按,可反复按压多次,直至局部出现胀重感为止。

　　(2)术者拇指置于患者孔最穴上,其余四指置于该穴背面做捏按,用力稍重,捏按时间约2分钟,直至局部出现酸重感为止。

　　(3)术者拇指指端置于患者曲池穴上,食指置于该穴背面做捏按,用力宜重,捏按时间约3分钟,直至局部出现酸胀感为止。

（4）合谷、外关穴的治疗方法与曲池穴相同。

（5）术者双手拇指或食指指尖同时切按患者双侧迎香穴，用力不可过重，切按时间约 1 分钟，以局部出现胀感即可。再以上述指腹轻轻循按鼻柱两侧，往复数十次，可缓解鼻塞、喷嚏等症状。

（6）术者五指指端撮合成梅花指状，轻轻叩击患者印堂穴及前额、两颞等处，叩击时间 2～3 分钟，可缓解头痛等症状。

2. 指压防治流行性感冒

流行性感冒是由流感病毒引起的急性发热性呼吸道传染病，经飞沫传播，临床典型表现为急起高热、畏寒或寒战，头痛、身痛、乏力、食欲缺乏等全身中毒症状明显而呼吸道症状轻微。少数患者可有鼻塞、流涕及畏光、流泪等眼部症状。咳嗽、胸骨后不适或烧灼、咽干、咽痛也较常见。体温可达 40℃，面部潮红，咽部及结膜轻度充血，肺部可有干啰音。发热多于 1～2 日达高峰，3～4 日热退，退热后呼吸道症状较明显并持续 3～4 日消失，但乏力可持续 1～2 周。此型最常见。轻型患者体温不超过 39℃，症状较轻，病程 2～3 日。本病常呈自限性，病程一般为 3～4 日。婴幼儿、老年人、有心肺疾病及其他慢性疾病患者或免疫功能低下者可并发肺炎，预后较差。

（1）患者仰卧位，术者用右手指指压天突穴 1～3 分钟。

（2）紧接上法，指压患者太阳、印堂穴 1～3 分钟。

（3）再指压患者百会穴 1～3 分钟，用力稍重。

（4）患者俯卧位，术者点揉患者风池穴、大椎穴 1～3 分钟。

（5）最后点揉患者风门、肺俞穴 1～3 分钟，重掐合谷穴 1～3 分钟。

3. 指压防治发热

由于致热原的作用使体温调定点上移而引起的调节性体温升

高,称为发热。每个人的正常体温略有不同,而且受许多因素的影响。因此,判定是否发热,最好是与自己平时同样条件下的体温相比较。如不知自己原来的体温,则腋下体温超过 37.4℃可定为发热。引起发热的原因很多,最常见的是感染,其次是结缔组织病、恶性肿瘤等。发热时人体免疫功能明显增强,这有利于清除病原体和促进疾病的痊愈。而且发热也是疾病的一个标志,因此体温不太高时,可通过多喝水来减少发热带来的不适感。非细菌感染引发的发热不必使用抗生素。温葡萄糖水能起到利尿降温的效果,在体温没有超过 38.5℃时应尽量选择物理的方式控制体温。但如体温超过 40℃则可能引起头晕、惊厥、休克,甚至严重后遗症,故应及时就医。

(1)患者仰卧位,术者用右手拇指点压印堂穴3~5分钟,再点压太阳穴 3~5 分钟。

(2)紧接上法,点揉鼻翼两侧 1~3 分钟。

(3)患者俯卧位或坐位,术者再点压患者风池、大椎穴 1~3分钟。

(4)术者自患者大椎向脊柱下点压 1~3 分钟。

4. 指压防治咳嗽

咳嗽是人体清除呼吸道内的分泌物或异物的保护性呼吸反射动作,通过咳嗽反射能有效清除呼吸道内的分泌物或进入气道的异物。但咳嗽也有不利的一面,剧烈咳嗽可导致呼吸道出血,如长期、频繁、剧烈咳嗽可影响工作、休息,甚至引起喉痛、音哑和呼吸肌疼痛,则属病理现象。

(1)天突穴:术者用拇指或食指的指腹按压患者天突穴 1~2分钟,或按揉20~30 圈,用力由轻到重,以不感到不适为度。

(2)鱼际穴:术者用拇指指端按揉患者鱼际穴 1~2 分钟,用力可以稍大。

（3）太渊穴：术者用拇指指端按揉患者太渊穴1～2分钟。

（4）列缺穴：术者用拇指指端按揉患者列缺穴1～2分钟。

5. 指压防治支气管炎

支气管炎是指气管、支气管黏膜及其周围组织的非特异性炎症。支气管炎有急性、慢性之分。急性支气管炎是由于感染病毒、细菌，或尘烟微粒等物理、化学物质刺激支气管黏膜而引起；慢性支气管炎可由急性支气管炎转化而来，也可因支气管哮喘、支气管扩张等疾病，使支气管分泌物引流不畅，血液循环供给不充分或气管周围组织纤维增生而形成。支气管炎主要原因为病毒和细菌的重复感染形成了支气管的慢性非特异性炎症。当气温骤降、呼吸道小血管痉挛缺血、防御功能下降等利于致病；烟雾粉尘、污染大气等慢性刺激亦可发病；吸烟使支气管痉挛、黏膜变异、纤毛运动降低、黏液分泌增多可导致感染；过敏因素也有一定关系。急性支气管炎多发于冬春季节感冒之后，初为干咳，以后咳少量黏黄脓痰，可伴气急、胸闷；呼吸音粗糙，白细胞计数增高。慢性支气管炎是由急性久治不愈转化而来，一般以咳嗽、咳痰为主要症状，伴有喘息，连续2年以上，每年发病持续3个月，排除具有咳嗽、咳痰、喘息症状的其他疾病。

（1）术者拇指指腹用力重按患者中府穴30秒钟，放松10秒钟后再次按压，可反复按压十余次，直至局部出现胀感为止。

（2）肺俞穴的治疗方法同中府穴。

（3）术者拇指指腹用力重按患者肺俞穴，放松10秒钟后再次按压，可反复按压十余次，直至局部出现胀感为止。

（4）术者拇指指端用力扣按患者尺泽穴20秒钟，放松数秒钟后再次扣按，逐渐加大按压力量，可反复按压数十次，直至局部出现酸重感为止。

（5）术者中指或食指指尖用力切按患者列缺穴2～3分钟，直至局部出现胀感为止。

（6）鱼际穴的治疗方法同列缺穴。

（7）术者中指或食指指尖用力切按患者鱼际穴 2～3 分钟，直至局部出现胀感为止。

（8）术者拇指指腹置于患者丰隆穴上，其余四指置于小腿肚上做捏按，用力须重，捏按 30 秒钟后可放松 10 秒钟，反复捏按十余次，直至局部出现酸胀感为止。

（9）术者食指指腹轻轻扣按患者天突穴，按压 15 秒钟后放松数秒钟，反复扣按多次，直至局部出现胀感为止。此法尤适用于剧烈咳嗽患者。当患者咽喉作痒欲咳时，立即用手指扣按天突穴，嘱患者仰脖挺胸并连续短促哈气，施术者则改用揉法按压该穴，直至患者咳意消失为止；若患者再次欲咳时，可如法再施，反复数次后可缓解剧咳。

6. 指压防治支气管哮喘

支气管哮喘是由多种细胞特别是肥大细胞、嗜酸性粒细胞和 T 淋巴细胞参与的慢性气道炎症；在易感者中此种炎症可引起反复发作的喘息、气促、胸闷和（或）咳嗽等症状，多在夜间或凌晨发生；此类症状常伴有广泛而多变的呼气流速受限，但可部分地自然缓解或经治疗缓解；此种症状还伴有气道对多种刺激因子反应性增高。我国至少有 2 000 万以上哮喘患者，但只有不足 5% 的哮喘患者接受过规范化的治疗。本病中医称为"哮证"，分为冷哮、热哮两种。冷哮主要表现为喘促气短，喉中痰鸣，气怯声低，吐痰稀薄，形瘦神疲，汗出肢冷等；热哮主要表现为咳喘痰黏，咳痰不爽，胸中烦闷，身热口渴等。

（1）术者拇指指腹轻轻扣按患者膻中穴 2～3 分钟，然后改用揉法轻轻揉按该穴 1～2 分钟，直至局部出现胀感为止。

（2）术者拇指指腹用力扣按患者定喘穴 30 秒钟后，放松 10 秒钟,反复扪按数十次,直至局部产生胀重感为止。

(3)术者拇指指腹扪按患者肺俞穴,用力宜较重,逐步加大扪按力量,扪按时间3～5分钟,其间可暂时放松2～3次,间隔时间10～20秒钟,直至局部产生胀重感为止。

(4)术者拇指指端用力扪按患者尺泽穴20秒钟,放松数秒钟后再次扪按,逐渐加大按压力量,可反复按压数十次,直至局部出现酸重感为止。

(5)术者拇指指腹置于患者丰隆穴上,其余四指置于小腿肚上做捏按,用力须重,捏按30秒钟后可放松10秒钟,反复捏按十余次,直至局部出现酸胀感为止。

(6)术者拇指指腹扪按患者关元穴,用力宜较轻,按压时可结合揉法进行,持续按压1～2分钟,局部出现轻微胀感即可。此法适用于肺脾气虚和肾不纳气之喘甚者。

7. 指压防治肺炎

肺炎是一种常见的感染性疾病,临床表现主要有发热、咳嗽、多痰、胸痛等,重症者喘气急促、呼吸困难,可危及生命。世界卫生组织指出,在全球引起发病和造成死亡的疾病中,下呼吸道感染(主要是肺炎)被列为第三位高危害疾病。引起肺炎的病原很复杂,包括细菌、病毒、支原体等多种。但由肺炎球菌引起的肺炎最为多见,达83%,居首位。在世界范围内,有5%～10%的健康成人和20%～40%的健康儿童是肺炎球菌的携带者。肺炎球菌一般寄居在正常人的鼻咽部,一般不会发病,当人体免疫力下降时,如感冒、劳累、慢性支气管炎、慢性心脏病、长期吸烟等,肺炎球菌即可乘机侵入人体,引起肺炎、中耳炎、鼻窦炎、脑膜炎、心内膜炎、败血症等。又由于近年来抗生素的广泛应用,使肺炎球菌对多种药物产生了耐药性,这又为治疗带来了困难。

(1)术者在患者足部全息反射区肺穴、支气管区找压痛点,按压5分钟。

（2）术者按压患者足部全息反射区脾穴和上半身淋巴腺穴各2分钟。

（3）术者按压患者肺俞、膻中穴各2分钟，切压少商穴1分钟。

（4）发热者，加压双侧曲池穴2分钟；痰多者，加压双侧丰隆穴2分钟。

8. 指压防治肺气肿

肺气肿是指终末细支气管远端的气道弹性减退，过度膨胀、充气和肺容积增大或同时伴有气道壁破坏的病理状态。肺气肿早期可无症状或仅在劳动、运动时感到气短。随着肺气肿进展，呼吸困难程度随之加重，以至于稍一活动甚或完全休息时仍感气短。患者感到乏力、体重下降、食欲缺乏、上腹胀满。伴有咳嗽、咳痰等症状，典型肺气肿者胸廓前后径增大，呈桶状胸，呼吸运动减弱，语音震颤减弱，叩诊过清音，心脏浊音界缩小，肝浊音界下移，呼吸音减低，有时可听到干性、湿性啰音，心音低远。

指压时，取肺俞、心俞、魄户、尺泽、中脘、足三里、三阴交、风门、胃俞、膏肓、曲泽、气海、丰隆、太渊穴。每次交叉各取一侧穴，用中等刺激，每穴指压3～5分钟。指压后再在足三里、膏肓穴上用小艾炷各灸5～7壮。每日或隔日1次，10次为1个疗程。

9. 指压防治腹痛

腹痛是指由于各种原因引起的腹腔内外脏器的病变，而表现为腹部的疼痛。腹痛可分为急性与慢性，病因极为复杂。急性腹痛可见于腹腔器官急性炎症、空腔脏器阻塞或扩张、脏器扭转或破裂、腹膜炎症、腹腔内血管阻塞、腹壁疾病、胸腔疾病所致的腹部牵涉性痛、全身性疾病所致的腹痛等。慢性腹痛可见于腹腔脏器的慢性炎症，如反流性食管炎、慢性胃炎、慢性胆囊炎及胆管感染、慢性胰腺炎、结核性腹膜炎、溃疡性结肠炎、克罗恩病等；空腔脏器的张力变化，如胃肠痉挛或胃肠、胆管运动障碍等；胃溃疡、十二指肠溃疡；腹腔脏器的扭转或梗阻，如慢性胃扭转；脏器包膜的牵张，实质性器官因病变肿胀，导致包膜张力增加而发生的腹痛，如肝淤血、肝炎、肝脓肿、肝癌等；中毒与代谢障碍，如铅中毒、尿毒症等；肿瘤压迫及浸润 以恶性肿瘤居多，可能与肿瘤不断长大，压迫与浸润感觉神经有关；胃肠神经功能紊乱，如胃肠神经症。

（1）患者仰卧位，术者用右手在患者腹部采用掌根揉法，轻轻地按顺时针方向反复施术5～8分钟。

（2）患者仰卧位，术者用右手四指指腹为着力点，指压患者神阙、气海、关元、中极穴，反复施术3～5分钟。

（3）术者再指压患者足三里、三阴交穴，反复施术3分钟。

（4）患者俯卧位，术者用压脊法，自上而下压脊3～5分钟。还可用指压法沿脊柱上下压脊3～5遍。

10. 指压防治呕吐

呕吐是胃内容物反入食管，经口吐出的一种反射动作。可分为恶心、干呕和呕吐，但有些呕吐可无恶心或干呕的先兆。呕吐可将咽入胃内的有害物质吐出，是机体的一种防御反射，有一定的保护作用，但大多数并非由此引起，且频繁而剧烈地呕吐可引起脱水、电解质紊乱等并发症。由于呕吐的病因复杂多样、呕吐发生和持续的时间不同、程度不等和年龄各异，所以对机体产生的影响非常悬殊。轻者没有任何影响，仅一过性不适。长期慢性呕吐可致消化性食管炎、低血容量、低钾、低钠、碱中毒等代谢紊乱。进一步则发生贫血、营养不良、生长发育停滞。急重时可引起水电解质平衡紊乱、休克或误吸、窒息、诱发心律失常，甚至死亡。因外科原因引起者还可导致消化道穿孔、弥漫性腹膜炎、休克、败血症等严重后果。

（1）患者坐位，术者用一手大鱼际从胸前膻中穴起，沿着正中线向中脘穴方向推动，手法轻柔而缓慢，反复推 20 次。

（2）患者坐位，术者用拇指轻按在鸠尾穴上缓缓地按揉，时间较长，而且力量由轻渐重，直至穴位上稍有胀痛感为止。

（3）患者坐位，术者用拇指按揉两侧内关穴，力量由轻逐渐加重，直至有酸胀感为止，并保持 2 分钟。

需说明的是：属于因系饮食不洁或进食过多所致呕吐，还是吐出来为好。因此，在按揉内关穴时应加重力量，让患者感到胀痛剧烈，反射性地引起呕吐。还可以用力拿捏肩背上部，产生催吐作用。吐后患者一般都感觉轻松一些，这时可给其少许温开水喝下，然后让患者躺卧在床上。

（4）患者仰卧位，术者在其上腹部做轻柔的顺时针环旋抚摩，时间 10 分钟左右，以患者感觉舒服为佳。

（5）患者俯卧位，术者用拇指按揉其背部的脾俞、胃俞穴，以轻微酸胀为度，每穴 1 分钟，然后用指拨法推拨背部脊柱两侧的膀胱经，每侧从上而下反复 5 遍。

（6）患者坐位，术者用拇指按揉患者两侧足三里穴，均保持酸胀 30 秒钟。若患者情志不舒畅，可如法按揉其两侧太冲穴。

11. 指压防治呃逆

呃逆（俗称打嗝）是一种常见的生理现象。呃逆是因为横膈膜痉挛收缩而引起的。其实横膈膜不是分隔胸腔和腹腔的一块膜，而是一大块肌肉。它每次平稳地收缩，肺部便吸入一口气；由于它是由脑部呼吸中枢控制，横膈膜的肌肉会有规律地活动，呼吸是可以完全自主运作的，呃逆时，横膈肌不由自主的收缩，空气被迅速吸进肺内，两条声带之中的裂隙骤然收窄，因而引起奇怪的声响。虽然大部分呃逆现象都是短暂性的，但也有些人会持续地呃逆。

（1）术者拇指交替按揉患者两侧内关穴各 1 分钟。

（2）术者两手指交替点压合谷穴各 1 分钟。

（3）术者用一手食指端点压患者天枢穴 1 分钟，点按时向后下方按压，最后轻轻旋摩数次。

（4）术者双手指点按患者背部膈俞穴 1 分钟。

（5）术者双手指捏拿患者肩井穴 1 分钟。

（6）术者两手食指、中指附着在患者两侧章门穴处，呼气时向下按压，然后骤然放松吸气，待呼气时再按压，吸气前骤然放松，反复压放 7 次。

（7）术者两掌按揉患者两胁数十次，再以掌背、指背拍背部数下即可。

12. 指压防治梅核气

梅核气是指因情志不遂，肝气瘀滞，痰气互结，停聚于咽所致，以咽中似有梅核阻塞、咯之不出、咽之不下、时发时止为主要表现的疾病。临床以咽喉中有异常感觉，但不影响进食为特征。本病相当于现代医学所称的咽异感症，又常被诊断为咽部神经官能症。该病多发于青中年人，以女性居多。

（1）患者仰卧位，术者用双手或单手在患者胸部做指压，同时做心理咨询和心理治疗 5～10 分钟。

（2）术者用右手拇指指压患者天突、中府、云门穴 3～5 分钟。

（3）患者俯卧位，术者用拇指指压患者心俞、膈俞、肝俞、胆俞穴 3～5 分钟。

13. 指压防治腹泻

腹泻是指排便次数明显超过平日习惯的频率，粪质稀薄，水分增加，每日排便量超过 200 克，或含未消化食物或脓血、黏液。腹泻常伴有排便急迫感、肛门不适、失禁等症状。腹泻分急性和慢性两类。急性腹泻发病急剧，病程在 2～3 周。慢性腹泻指病程在 2

个月以上或间歇期在2～4周的复发性腹泻。

(1)患者仰卧位,术者以震颤手法点中脘穴2分钟,用泻法;点天枢穴2分钟,用补法;点揉气海穴3分钟,用补法;点按太白、束骨穴各2分钟,用泻法;点揉足三里、三阴交穴2分钟,用补法;然后患者俯卧位,术者点揉大肠俞与小肠俞穴各2分钟,用补法。

(2)寒湿伤脾者,加按揉尾骶部3～5分钟,以小鱼际从尾骶部沿脊柱向上推擦,以热为度;按揉上巨虚、下巨虚穴各1分钟;按揉曲池、合谷穴各1分钟。

(3)饮食积滞者,加逆时针摩腹2～5分钟,双掌分向斜擦少腹5～10次;患者俯卧位,从尾骶部至大椎穴捏脊5～10遍。

(4)脾肾阳虚者,加横擦大椎、命门穴,均以热为度;按揉太溪穴1分钟;搓擦涌泉穴3～5分钟。

14. 指压防治五更泻

患者的腹泻多发生在每日早晨天未亮之前,故称"五更泻"。其致病原因主要是肾阳虚,命火不足,不能温养脾胃。患者腹泻具有明确的时间性,五更也就是现在所说的3:00～5:00。肠鸣脐痛,泄后痛减,粪便稀薄,混杂不消食物,形寒肢冷,四肢不温,腰膝酸冷,疲乏无力,小便清长,夜尿频多。

(1)患者仰卧位,术者用指压法在其神阙、气海、关元、中极穴,反复操作3～5分钟。

(2)紧接上法,术者指压患者足三里、三阴交、涌泉穴3～5分钟。

(3)患者俯卧位,术者指压患者肝俞、肾俞、脾俞、胃俞穴3～5分钟。

(4)术者在患者脊柱或脊柱两侧采用多指揉法,反复操作3～5分钟。

15. 指压防治胃痛

胃痛又称胃脘痛,是指以上腹胃脘部近心窝处疼痛为症状的病症。胃痛多由外感寒邪、饮食所伤、情志不畅和脾胃素虚等病因而引发。胃是主要病变脏腑,常与肝脾等脏器有密切关系。胃气郁滞、失于和降是胃痛的主要病机。治疗以理气和胃为大法,根据不同症候,采取相应治法。现代西医学的急性胃炎、慢性胃炎、胃溃疡、十二指肠溃疡、功能性消化不良、胃黏膜脱垂等病以上腹部疼痛为主要症状者,属于中医学"胃痛"范畴。胃痛的发生多因化学、物理刺激及细菌、病毒等因素引起胃壁的炎性反应。不同疾病引起的胃痛临床表现各不相同,如急性胃炎起病较急,疼痛剧烈,而慢性胃炎起病较慢,疼痛隐隐。溃疡病疼痛有节律性,胃溃疡疼痛多在食后 0.5～1 小时出现,痛位多在剑突下或稍偏左处,进食后可获暂时缓解。胃神经官能症则多在精神受刺激时发病,痛连胸肋,无固定痛点等。胃痛发作可伴有食欲缺乏、反酸嘈杂、恶心呕吐、大便秘结或溏泻等,病久可导致头晕目眩,入睡不静,精神不振,身体疲乏等虚弱症状。中医学认为,胃痛的治疗以理气止痛为常法,指压技法有明显疗效。

(1)仰卧位,术者点压患者鸠尾穴,然后从上腹部正中线向两旁推开 20 次。

(2)仰卧位,摩腹 1 分钟。

(3)仰卧位,术者点按患者中脘、天枢穴。

(4)坐位,术者按揉患者足三里穴,力量由轻而重。

(5)患者俯卧位,术者用手掌根沿其脊膀胱经由上而下各按揉 5 遍,并在胃俞、脾俞穴的位置重点按揉 1 分钟。

(6)患者俯卧位,术者用捏脊法,沿督脉、膀胱经在患者背腰部从下而上操作 5 遍,力量适度,以患者略感舒适为宜。

(7)若因暴饮暴食所致者,则用力捏拿肩井穴 2 分钟,以催吐;

若情志不畅引起兼见有胁痛者,可用力按揉两足背的太冲穴各 1 分钟。

16. 指压防治胃肠道胀气

胃肠道胀气是人们对消化不良引起的一系列症状的总称,消化不良多表现为饭后腹部疼痛或不适,常伴有恶心、嗳气、呃逆、腹胀等。其中,嗳气、腹胀、腹痛、排气过多、打嗝等多被认为是胃肠道胀气。胃肠道的气体经口排出为嗳气,经肛门排出为排气,还有一部分可被肠壁吸收。正常成人每日胃肠道潴留气体量增多时,就会有胀气感。长期的消化不良还会导致营养不良、免疫功能下降等。引起肠胀气的病因有很多:急性胃炎、慢性胃炎、胃下垂、急性胃扩张、幽门梗阻、胃溃疡、胃癌等;细菌性痢疾、阿米巴痢疾、肠结核、急性出血性坏死性肠炎等;完全性或不完全性肠梗阻;肠系膜上动脉综合征;急性或慢性肝炎、肝硬化、原发性肝癌等;慢性胆囊炎、胆结石等;急性或慢性胰腺炎。

(1)患者仰卧位,术者以右手拇指按揉大横、天枢穴。先指压右侧,再指压左侧,反复指压 3~5 分钟。

(2)紧接上法,术者用四指自胸至腹部交替反复指压 3~5 分钟。

(3)患者俯卧位,术者以右手四指为着力点,用四指压揉患者脊柱,自上而下,反复 3 分钟。

17. 指压防治胃肠道功能紊乱

胃肠道功能紊乱又称胃肠神经官能症,是一组胃肠综合征的总称,精神因素为本病发生的主要诱因,如情绪紧张、焦虑、生活与工作上的困难、烦恼、意外不幸等,均可引影响胃肠功能正常活动,进而引起胃肠道的功能障碍。胃肠功能紊乱起病多缓慢,病程常经年累月,呈持续性或有反复发作。临床表现以胃肠道症状为主,可局限于咽、食管或胃，但以肠道症状最常见，也可同时伴有神经官能症的其他常见症状。

（1）患者仰卧位，术者两手拇指指端着力置于患者额部正中，自内向外反复轻快的抚摩约 2 分钟。然后，两手掌根相对合力，分别置于两眼眉梢与外眼角之间向后 1 寸凹陷处的太阳穴和周围及颊部，反复抚摩约 2 分钟。

（2）患者仰卧位，术者两手拇指和其余四指置于患者腹部正中处，对应钳形用力，拿而提起，一拿一放。施术时，手法要连贯柔和、劲力适度，一般以拿提时患者感觉酸胀、微痛，放松后感觉舒展的强度为宜，反复捏拿 5～7 次。

（3）患者仰卧位，术者拇指或中指指端着力，紧贴皮肤，分别点按中脘、气海、天枢、足三里穴各 30 秒钟。要逐渐加力，以患者略感到酸胀、沉麻为合适。

（4）患者俯卧位，裸露脊背，全身肌肉放松。术者两手自然屈曲成虚拳状，拇指伸张在拳眼上面，食指和中指横抵在患者尾骨上，两手交替沿督脉循行线向患者颈部方向推进，随捏随推，如此反复 3 遍。在推捏过程中，每推捏 3 下就向后上方提 1 下，可听到清脆的"得啦"响声，这是提捏得法的良好现象。背脊皮肤出现微红，偶有灼热感也是正常反应。

18. 指压防治非特异性溃疡性结肠炎

非特异性溃疡性结肠炎是一种病因不明的结肠的溃疡性炎症为特性的慢性疾病，起病多缓慢，病情轻重不一，腹泻是主要的症状，排出脓血便、黏液血便或血便，常伴里急后重，有腹痛→便意→排便→缓解的特点。腹痛一般多为隐痛或绞痛，常位于左下腹或小腹。其他胃肠道表现有食欲缺乏、腹胀、恶心、呕吐及肝大等；左下腹可有压痛，有时能触及疼挛的结肠。常见的全身症状有消瘦、乏力、发热、贫血等。有少部分患者在慢性的病程中，病情突然恶化或初次发病就呈暴发性,表现严重腹泻,每日 10～30 次,排出含血、脓及黏液的粪便,并有高热、呕吐、心动过速、心力衰竭、失水、电解质紊乱、神志昏迷,甚至结肠穿孔,不及时治疗可以造成死亡。现代医学认为,非特异性溃疡性结肠炎的病因不明,但可能与肠道细菌或病毒感染、精神刺激和神经过敏、食物过敏,自体免疫反应等因素有关。

(1)患者仰卧位,术者用手指指腹紧贴于患者腹部,反复操作3～5 分钟。

(2)患者仰卧位,术者用右手拇指、食指、中指指腹为着力点,指压患者大横、天枢、中脘、下脘、神阙、气海、关元、足三里、三阴交穴等3～5 分钟。

(3)患者俯卧位,术者先用十指指尖为着力点,在患者脊柱或脊柱两侧操作3～5 分钟,再用抹脊法、捏脊法操作3～5 遍。

19. 指压防治胃下垂

站立时,胃的下缘达盆腔,胃小弯弧线最低点降至髂嵴连线以下,称为胃下垂。本病的发生多是由于膈肌悬吊力不足,肝胃、膈胃韧带功能减退而松弛,腹内压下降及腹肌松弛等因素,加上体形或体质等因素,使胃呈极低张的鱼钩状,即为胃下垂所见的无张力型胃。轻度下垂者一般无症状,下垂明显者有上腹不适,饱胀,饭后明显,伴恶心、嗳气、厌食、便秘等,有时腹部有深部隐痛感,常于餐后、站立及劳累后加重。长期胃下垂者常有消瘦、乏力、站立性昏厥、低血压、心悸、失眠、头痛等症状。本病相当于中医的"胃脘痛""痞气""呃逆"等。

(1)患者仰卧位,术者中指指端着力,点按患者中脘、气海、关元穴各约 1 分钟。

(2)患者仰卧位,髋、膝屈曲,术者右手掌指尺侧着力,置于左侧下腹部胃下界处,随着患者呼吸运动,呼气时徐徐由外向内向上推挤胃底至脐部，吸气时放松，反复施术约5分钟，施术时手法要由浅入深，用力要深沉和缓，不宜过急过猛。

（3）患者仰卧位，术者两手掌指交替着力，由患者上腹至肚脐再往小腿部，沿顺时针、逆时针方向做环形揉动，逐渐扩大至全腹，反复施术约3分钟。

（4）患者仰卧位，术者两手拇指指端着力，分别按揉患者两侧足三里穴各约1分钟。

（5）患者俯卧位，裸露背脊，术者两手半握拳，拇指伸直，食指和中指横抵在患者尾骶部，两手交替沿督脉循行线向前推进，随捏随推，向上推至第七颈椎为止，如此反复3遍，每推捏3下，就须向后上方用力提1下，以加强对脏腑腧穴的刺激。

20. 指压防治慢性胃炎

慢性胃炎系指不同病因引起的各种慢性胃黏膜炎性病变，是一种常见病，其发病率在各种胃病中居首位。自纤维内镜广泛应用以来，对本病认识有明显提高。常见慢性浅表性胃炎、慢性糜烂性胃炎和慢性萎缩性胃炎。后者黏膜肠上皮化生，常累及贲门，伴有G细胞丧失和胃泌素分泌减少，也可累及胃体，伴有泌酸腺的丧失，导致胃酸，胃蛋白酶和内源性因子的减少。慢性胃炎缺乏特异性症状，症状的轻重与胃黏膜的病变程度并非一致。大多数患者常无症状或有程度不同的消化不良症状，如上腹隐痛、食欲缺乏、餐后饱胀、反酸等。慢性萎缩性胃炎患者可有贫血、消瘦、舌炎、腹泻等，个别患者伴黏膜糜烂者上腹痛较明显，并可有出血，如呕血、黑粪。症状常常反复发作，无规律性腹痛，疼痛经常出现于进食过程中或餐后，多数患者位于上腹部、脐周，部分患者部位不固定，轻者间歇性隐痛或钝痛，严重者为剧烈绞痛。

（1）患者仰卧位，术者用双手自患者胸部两侧从上往下反复推拿、指压3～5分钟，用力不宜太重。

（2）患者仰卧位，术者右手拇指为着力点，在患者胃脘部自上而下，自右向左反复指压3～5分钟，用力不宜太重。

（3）患者仰卧位，术者再用双手掌心搓热，分别置于患者胃脘部两侧，轻轻按压3～5分钟，使胃脘部有温热感方可。

（4）患者坐位，术者指压患者足三里、三阴交穴2～3分钟，使穴位有酸胀得气感方可。

（5）患者俯卧位，术者先用右手拇指、食指、中指指腹着力，在其脊柱两侧自上而下抹脊3～5遍，再自下而上捏脊3～5遍。

21. 指压防治十二指肠炎

十二指肠炎分为原发性和继发性两种。原发性十二指肠炎的原因尚不十分清楚，刺激性食物、药物（如阿司匹林等）、饮酒、放射线照射等均可引起此病。慢性浅表性胃炎、萎缩性胃炎患者多并发有十二指肠炎，提示本病可能与某些慢性胃炎病因相同。继发性十二指肠炎或特异性十二指肠炎，是一组由各种特异性病因引起的十二指肠炎，包括感染、脑血管疾病及心肌梗死引起的出血性十二指肠炎、门静脉高压、心力衰竭等，其他如肝炎、胰腺及胆管疾病，由于局部压迫或蔓延，引起的十二指肠供血障碍等。由此可见，十二指肠炎是一种多病因的疾病，病因不同，发病机制也不大一样。十二指肠炎的临床症状缺乏特征性，主要表现为上腹部疼痛、恶心、呕吐、呕血和黑粪，有时和十二指肠溃疡不易区别，单纯临床症状无法确诊，十二指肠炎常与慢性胃炎、慢性肝炎、肝硬化、胆管疾病或慢性胰腺炎并存。

（1）患者仰卧位，术者以右手拇指螺纹面在患者脐以上部，以右侧为主，反复指压3～5分钟。

（2）患者体位不变，术者右手食指、中指、无名指、小指四指并拢，用摩推法在患者上脘、中脘、下脘穴反复施术3～5分钟。

（3）紧接上法，指压患者足三里、三阴交穴等3～5分钟。

(4)患者俯卧位,术者用指腹按揉患者膈俞、肝俞、胆俞穴等,反复操作3～5分钟。

22. 指压防治肠痉挛

由多种不同的原因引起肠壁平滑肌强烈收缩,称为肠痉挛。饮食不当、消化不良、肠内寄生虫、上呼吸道感染等,均可引起平滑肌强烈收缩而产生腹痛。肠痉挛任何年龄皆可发病,但以婴儿、学龄儿童较为多见。小肠出现痉挛者,多在脐周部位出现疼痛。结肠肝曲或脾曲处痉挛时,胁部疼痛。回肠及近端大肠痉挛时,右下腹痛。远端大肠痉挛时,左下腹痛。降结肠及乙状结肠痉挛,腹痛常于大便之前出现。

(1)患者仰卧位,术者术者采用轻摩腹部法,在患者腹部按顺时针方向呈圆形摩腹3～5分钟。

(2)患者仰卧位,术者用右手食指、中指、无名指的指尖为着力点,指压大横、天枢、神阙、气海、关元、足三里穴等3～5分钟。

(3)患者俯卧位,术者采用抹脊法、捏脊法在患者脊柱部自上而下反复抹脊和捏脊3～5遍,用力不要太重。

23. 指压防治肠粘连

由于各种原因引起的肠管与肠管之间,肠管与腹膜之间,肠管与腹腔内脏器之间发生的不正常黏附,称为肠粘连。从粘连特征来讲有膜状粘连和索带状粘连两种情况;从粘连的本质来讲有纤维蛋白性粘连和纤维性粘连两个类型。肠粘连患者的临床症状可因粘连程度和粘连部位而有所不同。轻者可无任何不适感觉,或者偶尔在进食后出现轻微的腹痛、腹胀等。重者可经常伴有腹痛、腹胀、排气不畅、嗳气、大便干燥,腹内有气块乱窜,甚至引发不全梗阻。

(1)患者仰卧位,术者先用拇指螺纹面,在患者右侧腹部吸定痛点或大横、天枢穴,往左侧推行,反复操作3～5分钟。

(2)患者俯卧位,术者用指揉法在患者膈俞、大肠俞、肝俞、胆俞、脾俞、胃俞穴等3～5分钟。

(3)患者俯卧位,术者用抹脊法,自上而下在患者背部操作3～5遍。

24. 指压防治腹胀

腹胀是常见的消化系统症状。腹胀可以是一种主观上的感觉,感到腹部的一部分或全腹部胀满;也可以是一种客观上的检查所见,发现腹部一部分或全腹部膨隆。腹胀是一种常见的消化系统症状,引起腹胀的原因主要见于胃肠道胀气、各种原因所致的腹水、腹腔肿瘤等。正常人胃肠道内可有少量气体,为150毫升左右,当咽入胃内空气过多或因消化吸收功能不良时,胃肠道内产气过多,而肠道内的气体又不能从肛门排出体外,则可导致腹胀。临床上常见的引起胃肠道胀气的疾病有吞气症、急性胃扩张、幽门梗阻、肠梗阻、肠麻痹、顽固性便秘、肝胆疾病及某些全身性疾病。晚期妊娠也可引起腹胀,但属生理性的。

(1)患者仰卧位,术者用指压法、揉法在患者腹部施术3～5分钟。

(2)患者仰卧位,术者用四指推腹法,推摩患者上腹、中腹、下腹穴3～5分钟。

(3)患者仰卧位,术者用右手拇指,指尖着力,指压患者上脘、中脘、下脘、神阙、气海、关元、中极穴。

(4)患者坐位,术者指压患者足三里、三阴交穴等3～5分钟。

(5)患者俯卧位,术者先用掌根揉法,再用多指揉法在脊柱和脊柱患者两侧分别施术2～3分钟,用力不宜太重。

25. 指压防治胃肠炎

急性胃肠炎是胃肠黏膜的急性炎症,临床表现主要为恶心、呕吐、腹痛、腹泻、发热等。急性胃肠炎常见于夏秋季,其发生多由于饮食不当,暴饮暴食,或食入生冷腐馊、秽浊不洁的食品。急性胃肠炎引起的轻型腹泻,一般状况良好,每日排便在10次以下,为黄色或黄绿色,少量黏液或白色皂块,粪质不多,有时粪便呈"蛋花汤样"。急性胃肠炎也可以引起较重的腹泻,每日大便数次至数十次。大量水样便,少量黏液,恶心呕吐,食欲低下,有时呕吐出咖啡样物。如出现低血钾,可有腹胀,有全身中毒症状;如不规则低热或高热,烦躁不安进而精神不振,意识蒙眬,甚至昏迷。

慢性胃肠炎是胃黏膜和肠黏膜发炎,其主要临床表现为食欲缺乏、上腹部不适和隐痛、嗳气、反酸、恶心、呕吐等。最常见的是慢性浅表性胃炎和慢性萎缩性胃炎。慢性胃肠炎的临床症状主要有便秘、腹泻、腹痛,以及食后上腹部胀满、厌食、嗳气、恶心等,自主神经功能紊乱的症状有心悸、乏力、嗜睡、多汗、潮热、头痛等,精神症状则有失眠、焦虑、忧郁等。

(1)术者两手拇指指腹置于患者天枢穴上,急性肠炎用扣按法,慢性肠炎用揉按法;急性肠炎用力较重,慢性肠炎用力较轻;急性肠炎扣按2～3分钟,其间可放松数次,慢性肠炎连续揉按5分钟。

(2)术者拇指指端置于患者合谷穴上,食指指端置于该穴背面,两指用力捏按,每20秒钟放松数秒钟,反复捏按多次,直至局部出现明显胀重感为止。

(3)术者中指指端用较温和的力量扣按患者足三里穴,每隔30秒钟放松10秒钟,反复扣按多次,直至局部出现酸胀感为止。

(4)术者食指或拇指扣按患者阴陵泉穴,用力稍重,每隔30秒钟放松10秒钟,反复扣按2～3分钟,直至局部出现明显酸胀感为止。

（5）术者拇指指腹揉按患者大横穴，用力中等，每隔30秒放松5秒钟，反复揉按约5分钟，以局部出现轻微胀感为宜。此法尤适用于腹痛、泄泻等症状的治疗。

（6）术者中指或拇指指腹揉按患者关元穴，用力中等，揉按约1分钟后改用扪按，用力较重，扪按20秒钟后放松5~10秒钟，再扪按1次，方法如前。可用此揉扪交替术反复施术数次，以局部出现明显酸胀感为宜。此法尤适用于慢性肠炎久延不愈者的治疗。

26. 指压防治细菌性痢疾

细菌性痢疾是志贺菌属引起的肠道传染病。临床表现主要有发冷、发热、腹痛、腹泻、里急后重、排黏液脓血样粪便。中毒型细菌性痢疾起病急骤，突然高热，反复惊厥、嗜睡、昏迷，迅速发生循环衰竭和呼吸衰竭，而肠道症状轻或缺如，病情凶险。菌痢常年散发，夏秋多见，是我国的常见病、多发病。本病有有效的抗菌药治疗，治愈率高。疗效欠佳或慢性变多是因为未经正规治疗、未及时治疗、使用药物不当或耐药菌株感染。因此，早期诊断、早期治疗是治愈的关键。急性细菌性痢疾表现为急性腹泻，伴有发冷、发热、腹痛、里急后重、排黏液脓血便；全腹压痛、左下腹压痛明显。急性中毒型细菌性痢疾多见于2~7岁儿童，起病急骤，突然高热，反复惊厥，嗜睡，昏迷，迅速发生循环衰竭和呼吸衰竭。肠道症状轻或缺如。慢性细菌性痢疾有持续轻重不等的腹痛、腹泻、里急后重，以及排黏液脓血便的痢疾症状，病程超过2个月。中医学认为，外感时邪，内伤饮食，外邪侵入肠胃，肠道经络受损，致气滞血瘀，出现腹痛、下痢、里急后重、虚脱等症状。

（1）术者拇指指腹揉按患者天枢穴，用力较轻，连续揉按3~5分钟，改用扪按法，用力适当加重些，扪按30秒钟放松10秒钟，反复扪按7~10次，以局部出现微胀感为宜。

（2）术者拇指指腹置于患者合谷穴上，食指指腹置于该穴背面，两指用重力捏按，每隔 20 秒钟放松 5 秒钟，反复捏按 3～5 分钟，直至局部出现明显酸胀感为止。

（3）术者食指指腹揉按患者气海穴，用力较重，连续揉按 3～5 分钟后，改用点冲法按压 2～3 分钟，直至局部出现较强酸胀感为止。此法适用于腹痛较剧者的治疗，有导滞、行气止痛的作用。

（4）术者中指指腹用重力扣按患者上巨虚穴，每隔 20 秒钟放松数秒钟，反复扣按 3～5 分钟，直至局部出现较剧酸痛感为止。

（5）术者拇指指端用力重按患者曲池穴，每隔 30 秒钟放松数秒钟，反复扣按 3～5 分钟，直至局部出现胀重感为止。此法适用于伴有发热等症状的治疗。

27. 指压防治弥漫性食管痉挛

弥漫性食管痉挛是以高压型食管蠕动异常为动力学特征的原发性食管运动障碍疾病，病变主要在食管中下段，表现为高幅的、为时甚长的、非推进性的重复性收缩，致使食管呈串珠状或螺旋状狭窄，而上段食管及食管下括约肌常不受累。弥漫性食管痉挛临床较为少见，常以慢性间歇性胸痛和吞咽困难为主要症状，任何年龄均可发病，多见于 50 岁以上的人，无明显性别差异。

取风池、大杼、肺俞、膻中、上脘、气海、中极、曲泽、足三里、三阴交。每次取 4～5 穴，交替进行，在有关穴位运用扣、震颤、揉、点穴手法各 1.5～3 分钟，每日或隔日 1 次。

28. 指压防治消化性溃疡

消化性溃疡主要发生在胃和十二指肠部，是胃酸和胃蛋白酶对上消化道黏膜形成的溃疡。主要症状以胃部周期性、节律性疼痛，伴反酸、嗳气、呕吐等为主。胃酸和胃蛋白酶的分泌增加，持续和过度的精神紧张，情绪激动，胃泌素在胃窦部滞留，食物的化学性和机械性刺激,药物的不良反应,胃黏膜屏障的破坏,以及遗传、地理环境,吸烟饮酒和某些疾病等均与消化性溃疡的发生有关。近年来发现,幽门螺杆菌感染是本病的又一重要病因,它可引起胃酸过多,血清基础胃泌素增高,与消化性溃疡顽固不愈及复发有密切关系。中医学认为,本病多由饮食不节,饥饱失常,损伤脾胃,或劳倦过度,或情志不舒,肝气犯胃,脾失健运所致。治以理气和胃,止痛。宜选用足阳明胃经的背俞穴进行治疗。

(1)患者仰卧位,术者用掌面紧贴患者脘腹部,按顺时针方向轻柔按摩5分钟,以温热为度。

(2)患者坐位,术者用拇指按揉患者足三里2～3分钟,以左侧为主,以酸胀为度。

(3)患者坐位,术者用拇指按揉患者梁丘穴1～2分钟,以酸胀为度;用拇指指端按揉公孙穴1～2分钟,以酸胀为度。

(4)患者俯卧位,术者用㨰法沿患者背部两侧膀胱经自上而下往返治疗1～2分钟,着力宜轻柔、渗透;用拇指按揉肝俞穴2～3分钟,用拇指按揉脾俞穴2～3分钟,用拇指按揉胃俞穴2～3分钟,均以酸胀为度。

(5)患者仰卧位,术者直擦患者背部两侧膀胱经,横擦肝俞、脾俞、胃俞穴,用小鱼际擦法直擦背部两侧膀胱经,以透热为度。用掌擦法横擦肝俞、脾俞、胃俞穴各1～2分钟,以温热为度。

29. 指压防治便秘

便秘不是一种独立的疾病,而是多种疾病的一个症状。便秘是排便次数明显减少,每2～3日或更长时间一次,无规律,粪质干硬,常伴有排便困难感的病理现象。有些正常人数日才排便一次,但无不适感,这种情况不属便秘。便秘可区分为急性与慢性两类。急性便秘由肠梗阻、肠麻痹、急性腹膜炎、脑血管意外等急性疾病引起;慢性便秘病因较复杂,一般可无明显症状。按发病部位分类,可分为两种:结肠性便秘,由于结肠内、外的机械性梗阻引起的便秘称之为机械性便秘;由结肠蠕动功能减弱或丧失引起的便秘称之为无力性便秘;由于肠平滑肌痉挛引起的便秘称之为痉挛性便秘。直肠性便秘,由于直肠黏膜感受器敏感性减弱导致粪块在直肠堆积,见于直肠癌、肛周疾病等。习惯性便秘多见于中老年和产后妇女。中医学认为,饮食入胃,先经脾胃运化,吸收其精华之后,所剩糟粕,最后由大肠传送而出,形成大便。若肠胃受病,或因燥热内结,或因气滞不畅,或因气虚传送无力,血虚肠道干涩,以及阳虚体弱,阴寒凝结等,皆能导致各种不同性质的便秘。

(1)患者坐位,术者两手拇指指端着力,分别点按双侧支沟穴各30秒钟。

(2)患者仰卧位,术者用中指指端着力,分别点按两侧上巨虚穴各30秒钟。

(3)患者俯卧位,术者两手掌指着力,沿脊柱两侧足太阳膀胱经,从腰骶部至上背部(重点腰部),边推边揉,往返推揉约2分钟。

(4)患者俯卧位,术者两手掌指交替着力,一手扶其腰部,另一手掌指紧贴腰骶部皮肤,稍用力下压,并做上下或左右方向连续直线往返,轻快急速擦之,以使皮肤出现微红,有温热感为宜。

30. 指压防治慢性肝炎

慢性肝炎是指由不同病因引起的,病程至少持续超过6个月以上的肝脏坏死和炎症,如感染肝炎病毒,长期饮酒,服用肝毒性药物等。临床上可有相应的症状、体征和肝生化检查异常,也可以无明显临床症状,仅有肝组织的坏死和炎症。病程呈波动性或持续进行性,如不进行适当的治疗,部分患者可进展为肝硬化。

指压时,取胸椎$_{9\sim12}$棘突间的两旁及棘突部、肝俞(双侧)、脾俞(双侧)穴。先以双手拇指,自上到下先揉压上述胸椎棘突间两旁(各3点,共6穴)各3~5分钟,再自上到下推压棘突部5~10

遍,然后强压双侧肝俞、脾俞穴各 3～5 分钟。每日或隔日 1 次,10 次为 1 个疗程。适用于慢性肝炎肝脾大者。

31. 指压防治胆囊炎

　　胆囊炎是较常见的疾病,发病率较高。根据其临床表现和临床过程,又可分为急性和慢性两种类型,常与胆石症合并存在。右上腹剧痛或绞痛,多为结石或寄生虫嵌顿梗阻胆囊颈部所致的急性胆囊炎,疼痛常突然发作,十分剧烈,或呈现绞痛样。胆囊管非梗阻性急性胆囊炎时,右上腹疼痛一般不剧烈,多为持续性胀痛,随着胆囊炎症的进展,疼痛亦可加重,疼痛呈现放射性,最常见的放射部位是右肩部和右肩胛骨下角等处。

　　(1)术者拇指指端用重力扣按患者胆囊穴,每隔 20 秒钟放松 1 次,反复扣按 3～5 分钟,直至局部出现明显酸胀感为止。

　　(2)术者拇指指腹置于患者太冲穴,中指指腹置于该穴背面,两指用重力捏按,每隔 10 秒钟放松 1 次,反复捏按几十次,直至局部出现强烈酸胀感且不可忍耐为止。

　　(3)术者拇指指腹轻轻揉按患者胆俞穴,连续揉按 3～5 分钟,局部出现胀感即可。若为急性发作,则可用拇指指端重力扣按该穴,每隔 10 秒钟放松 1 次,反复扣按几十次,直至胆囊区疼痛缓解为止。

　　(4)术者拇指指尖置于患者内关穴上,其余四指置于该穴背面,拇指用力切按内关穴,每隔 10 秒钟放松 1 次,反复切按几十次,直至局部出现较明显胀重感为止。

32. 指压防治胆绞痛

　　胆绞痛是由于胆囊或胆管内结石移动,造成胆囊管或胆总管的暂时性梗阻而引起的绞痛。胆绞痛患者通常突然发病,出现右上腹部痛或上腹疼痛,轻重不一,重者疼痛难忍,痛得翻滚,呻吟不止,面色苍白伴大汗,多为间歇性绞痛,也可为持续性痛,疼痛可向右肩或右上背部放射,常伴恶心和呕吐。

(1)患者仰卧位,术者用右手拇指指压阳陵泉、阴陵泉、足三里、涌泉、胆囊、太冲穴,用力要重。

(2)患者症状略有改善后,术者再持续指压胆囊、足三里、太冲穴3～5分钟。紧接上法,在上腹用双手轻摩腹部3～5分钟。

(3)患者俯卧位,术者再用右手拇指指压涌泉穴,用力稍重,持续指压3～5分钟。再从上往下,指压脊柱3～5遍。

33. 指压防治胁痛

胁痛是指以一侧或两侧胁肋部疼痛为主要表现的病症,是临床上比较多见的一种自觉症状。胁,指侧胸部,为腋以下至第十二肋骨部的总称。可见于西医的多种疾病之中,如急慢性肝炎、胆囊炎、胆结石、胆道蛔虫、肋间神经痛等。治疗当以疏肝和络止痛为基本治则。

(1)患者仰卧位,术者先用双手拇指揉膻中、中府、云门穴各1～3分钟。

(2)紧接上法,指压章门、期门穴各3～5分钟,用力不宜太重。

(3)患者俯卧位,先指压一侧天宗穴1～3分钟,另一侧天宗穴用同样方法操作进行。

34. 指压防治肾绞痛

肾绞痛通常指由于泌尿系结石尤其是输尿管结石导致的突然发作的肾区剧烈疼痛。急性肾绞痛大多是由于结石所致,而且大部分发生于输尿管结石,故所谓的肾绞痛其实很大一部分是输尿管绞痛。肾绞痛不是一个独立的疾病,是由于多种原因导致的肾盂或者输尿管平滑肌痉挛所致,其发病没有任何先兆,疼痛程度甚至可以超过分娩、骨折、创伤、手术等。疼痛发作可持续几分钟或几十分钟甚至几小时,兼见面色苍白、出冷汗、恶心呕吐,甚则昏倒或休克。有肾区叩击痛、肋脊角压痛。

(1)患者仰卧位,术者指压患者阳陵泉、三阴交、太冲穴各3～5分钟。

(2)紧接上法,术者用掐法,在患者血海、足三里穴各掐捏3～5分钟。

(3)紧接上法,术者用力指压患者涌泉穴3～5分钟。

(4)上法做完后,症状得不到改善者,可加强刺激针刺阳陵泉、足三里、三阴交穴;也可留针15～30分钟。

35. 指压防治尿潴留

尿潴留是指膀胱内充满尿液而不能正常排出。按其病史、特点分急性尿潴留和慢性尿潴留。急性尿潴留起病急骤,膀胱内突然充满尿液不能排出,患者十分痛苦,常需急诊处理;慢性尿潴留起病缓慢,病程较长,下腹部可触及充满尿液的膀胱,但患者不能排空膀胱,由于疾病的长期存在和适应痛苦反而不重。

(1)患者仰卧位,术者先用掌根揉法自患者神阙穴(肚脐)向气海、关元、中极穴反复操作3～5分钟。

(2)紧接上法,术者再用指压法,指压患者涌泉穴3～5分钟。

(3)患者俯卧位,术者再用右手拇指螺纹面为着力,指压患者肾俞、肝俞、脾俞、八髎穴3～5分钟。

36. 指压防治高血压

高血压是指以血压超出正常范围(收缩压＞140毫米汞柱,舒张压＞90毫米汞柱)为特点的全身性、慢性血管疾病,并以头痛、头晕为主要临床表现。高血压是我国常见的心血管病,其发病率高,且有逐渐上升趋势。中医学认为,高血压主要与肝肾的阴阳平衡失调或痰湿壅盛有关。素体阳盛,或长期忧郁恼怒,气郁化火,或老年肾亏、久病伤肾,导致肾精亏耗,肾阴不足,阴不制阳,均可导致肝阳上亢而发病;或者嗜酒肥甘、饥饱劳倦,伤及脾胃,脾失健运则聚湿生痰。痰湿郁而化热,痰火上扰亦可致病。现代医学认为,高血压又分原发性高血压和继发性高血压。前者是由于大脑皮质功能紊乱引起全身小动脉痉挛,后期则发生动脉硬化,导致高血压。后者是某些疾病的一个症状,如肾小球肾炎、主动脉狭窄、妊娠中毒综合征、颅内疾病等均可出现高血压症状。由于其是一种慢性疾病,治疗过程比较长,因而目前临床上多采用中西医结合。

(1)患者仰卧位,术者两手拇指端着力,分别点按患者两侧曲池、神门、足三里、太冲穴各约1分钟,以局部酸胀为宜。

(2)患者仰卧位,术者两手掌指交替着力,分别置于患者上腹季肋部,向上向下反复摩动约2分钟。

(3)患者仰卧位,术者两手掌指分别置于腹外侧,自外向内,从上向下,交替挤拢拿提患者腹肌并逐渐移动,反复施术约2分钟。

(4)患者俯卧位,术者两手掌指交替着力,分别推揉背腰两侧,沿足太阳膀胱经,从第一胸椎至腰骶部,自上而下,自下而上,边推边揉反复施术约7分钟。

(5)患者坐位,术者一手扶一侧肩部,另一手拇指、食指、中指、无名指着力,做对称性捏拿患者上背及颈项部,反复施术约3分钟。

(6)患者坐位,术者两手拇指或中指端着力,分别按揉患者两侧后风池、太阳、印堂穴各约1分钟。

37. 指压防治晕厥

晕厥是大脑一时性缺血、缺氧引起的短暂的意识丧失。晕厥与昏迷不同,昏迷的意识丧失时间较长,恢复较难。晕厥与休克的区别在于休克早期无意识障碍,周围循环衰竭征象较明显而持久。对晕厥患者不可忽视,应及时救治。晕厥是临床常见的综合征,具有致残,甚至致死的危险,表现为突然发生的肌肉无力,姿势性肌张力丧失,不能直立及意识丧失。晕厥有一定的发病率,甚至在正常人也可能出现。由于发作多呈间断性,存在多种潜在病因,同时缺乏统一的诊疗标准,部分晕厥病例不易诊断。

(1)掐人中:患者仰卧位,宽衣解带,头部略高,术者首选掐患者人中穴 3~5 分钟。

(2)掐合谷:紧接上法,再掐揉合谷穴 3~5 分钟。

(3)症状缓解后让患者俯卧位,术者可用指压法,在患者脊柱两侧的心俞、膈俞、肝俞、肾俞穴反复操作 5~10 分钟。

38. 指压防治休克

休克是机体遭受强烈的致病因素侵袭后,由于有效循环血量锐减,机体失去代偿,组织缺血缺氧,神经-体液因子失调的一种临床症候群。其特点是重要脏器组织中的微循环灌流不足,代谢紊乱和全身各系统的功能障碍。多种神经-体液因子参与休克的发生和发展。所谓有效循环血量,是指单位时间内通过心血管系统进行循环的血量。有效循环血量依赖于充足的血容量、有效的心搏出量和完善的周围血管张力三个因素。当其中任何一个因素的改变超出了人体的代偿限度时,即可导致有效循环血量的急剧下降,造成全身组织、器官氧合血液灌流不足和细胞缺氧而发生休克。在休克的发生和发展中,上述 3 个因素常都累及,且相互影响。

(1)患者仰卧位,术者先用右手拇指掐患者人中、合谷、内关穴1~3 分钟,状态缓解后即止。

(2)紧接上法,还可以指掐十宣穴,或点掐素髎穴(即鼻尖)1~3 分钟。

(3)患者坐位,再指压涌泉穴 1~3 分钟,用力由轻到重。

39. 指压防治心绞痛

心绞痛是冠状动脉供血不足，心肌急剧的、暂时缺血与缺氧所引起的以发作性胸痛或胸部不适为主要表现的临床综合征。其特点为前胸阵发性、压榨性疼痛，可伴有其他症状，疼痛主要位于胸骨后部，可放射至心前区与左上肢，劳动或情绪激动时常发生。每次发作持续 3～5 分钟，可数日一次，也可一日数次，休息或用硝酸酯制剂后消失。本病多见于男性，多数 40 岁以上，劳累、情绪激动、饱食、受寒、阴雨天气、急性循环衰竭等为常见诱因。心绞痛多表现为闷痛、压榨性疼痛或胸骨后、咽喉部紧缩感，有些患者仅有胸闷。典型的心绞痛表现为突然发生的位于胸骨体上段或中段之后的压榨性、闷胀性或窒息性疼痛，亦可能波及大部分心前区，可放射至左肩、左上肢前内侧，达无名指和小指，偶可伴有濒死感，往往迫使患者立即停止活动，重者还出汗。疼痛历时 1～5 分钟，很少超过 15 分钟；休息或含服硝酸甘油，疼痛在 1～2 分钟消失。常在劳累、情绪激动、受寒、饱食、吸烟时发生，贫血、心动过速或休克亦可诱发。不典型的心绞痛可位于胸骨下段、左心前区或上腹部，放射至颈、下颌、左肩胛部或右前胸，疼痛可很快消失或仅有左前胸不适、发闷感。

（1）患者仰卧位，术者用双手平推患者胸部，右手在左侧，左手在右侧，反复操作 5～10 分钟。

（2）紧接上法，指压中府、云门、膻中穴 3～5 分钟，重点指压膻中穴。

（3）患者俯卧位或坐位，术者以右手拇指指腹为着力点，重点指压患者左侧天宗穴 3～5 分钟，再指压心俞、膈俞、肝俞穴等 3～5 分钟。

（4）如果在夜间突然发作时，可首先掐人中、内关穴等急救。

40. 指压防治冠心病

冠心病是中老年人常见的一种心血管疾病，是由于冠状动脉功能性改变或器质性病变引起的冠状动脉血流和心肌需求之间不平衡而导致的心肌损害。本病的基本病变是供应心肌营养物质的冠状动脉发生了粥样硬化，故其全称为冠状动脉粥样硬化性心脏病，简称为冠心病。其主要表现为心绞痛、心律失常、心力衰竭及猝死。心电图、心肌酶测定、放射性核素检查和冠状动脉造影能进一步明确诊断。控制血压、血脂、体重和戒烟能有效防止冠心病的发生和发展。本病相当于中医"心痛""胸痹""真心痛"的范畴。

（1）患者仰卧位，术者两手拇指端着力，分别按揉两侧内关穴各约2分钟，以酸麻稍向肘臂放散为宜。

（2）患者仰卧位，术者两手掌指同时着力，从胸前由内向外沿肋间反复分推约2分钟。然后，术者两手掌指交替着力，分别从患者肩关节的前面至上肢内侧，反复推摩各约1分钟。

（3）患者仰卧位，术者用手中指端着力，点按膻中穴约1分钟。

（4）患者俯卧位，术者两手拇指端同时着力，分别点按患者两侧心俞、肺俞穴各约1分钟，以感酸胀为宜。

（5）患者俯卧位，术者两手掌指交替着力，从患者上背至腰部，沿足太阳膀胱经行径，反复按揉约5分钟。

41. 指压防治心悸

心悸是指患者自觉心中悸动、惊惕不安，甚则不能自主的一种病症。多因体虚劳倦，情志内伤，外邪侵袭等，导致心神失宁而发病。其病位在心，根据病症的临床表现，应分辨病变有无涉及肝、脾、肺、肾，是涉及一脏，或涉及多脏。心悸病机有虚实之分，故治疗上应分虚实，虚证分别治以补气、养血、滋阴、温阳；实证则应祛痰、化饮、清火、行瘀。但本病以虚实错杂为多见，且虚实的主次、缓急各有不同,故治当相应兼顾。同时,由于心悸以心神不宁为其病理特点,故应酌情配入镇心安神之法。

(1)患者仰卧位,术者点揉郄门穴3分钟,内关穴1分钟,用补法;点揉合谷穴1分钟,用泻法;点揉列缺穴1分钟,太溪、三阴交、足三里穴各2分钟,中府、云门穴各1分钟,膻中穴3分钟,巨阙穴1分钟,均用补法;点按中脘穴1分钟,用泻法;以震颤手法点关元穴1分钟,用补法。再让患者俯卧位,依次点揉心俞、膈俞、肝俞、脾俞、肾俞穴各1分钟,用补法。

(2)心虚胆怯者,加点百会穴2分钟,用补法;心血不足者,加点胃俞穴2分钟,用补法;阴虚火旺者,加点阳陵泉、太冲穴各1分钟,用泻法;心血瘀阻者,加点大陵穴2分钟,用泻法;心虚胆怯者,加点按风府、安眠穴;心血不足者,加点按心俞、脾俞穴;阴虚火旺者,加点按内关、劳宫穴。

42. 指压防治心律失常

心律失常是由于窦房结激动异常或激动产生于窦房结以外,激动的传导缓慢、阻滞或经异常通道传导,即心脏活动的起源和(或)传导障碍导致心脏搏动的频率和(或)节律异常。心律失常是心血管疾病中重要的一组疾病,可单独发病亦可与心血管病伴发。可突然发作而致猝死,亦可持续累及心脏而衰竭。心律失常的临床表现取决于心律失常的性质、类型、心功能及对血流动力学影响的程度,如轻度的窦性心动过缓、偶发的房性期前收缩、一度房室传导阻滞等对血流动力学影响甚小,故无明显的临床表现,较严重的心律失常,如病窦综合征、快速心房颤动、阵发性室上性心动过速、持续性室性心动过速等,可引起心悸、胸闷、头晕、低血压、出汗,严重者可出现晕厥、阿-斯综合征,甚至猝死。

(1)患者仰卧位,术者先在患者双手劳宫穴用指压法反复操作3～5分钟。

（2）患者仰卧位，术者在患者腹中采用点揉法反复操作1～3分钟。

（3）患者俯卧位，术者用双手多指揉患者脊柱或脊柱两侧，反复操作3～5分钟，用力不宜过重。

（4）紧接上法，再点揉天宗、心俞、膈俞穴1～3分钟。

43. 指压防治药源性肌痉挛

由于药物干扰骨骼肌的正常结构和功能，可引起药源性肌痉挛。当短时间内血药浓度异常升高，或由于肝脏滤过效应下降，从而使药物在循环中与血浆蛋白的结合率降低及药物与局部肌肉组织亲和能力增强而导致发病，如贝特类、糖皮质激素等。大剂量或反复应用氯琥珀胆碱可使肌细胞释放大量钾离子，如利尿药可引起电解质紊乱、酸中毒、高尿酸血症，从而诱发全身性肌肉疼痛和肌病。药物增加血液中乙酰胆碱受体的抗体或抑制乙酰胆碱的释放也可引起药源性肌痉挛。

（1）眼轮匝肌痉挛：取哑门、百会、神庭、人中穴；局部取攒竹、鱼腰穴。

（2）嚼肌痉挛：取承浆、人中穴；局部取地仓、颊车、下关穴。

（3）舌骨上肌群痉挛：取天突、上廉泉穴；局部取人迎、气舍穴。

（4）上肢屈肌群痉挛：取天泉、郄门、内关穴；局部取合谷、后溪穴。

（5）股四头肌及小腿肌后群痉挛：取跗阳、承山、委中、环跳穴；局部取地机、蠡沟穴。

患者半卧位或侧卧位，选准穴位后，以按法和揉法指压。循经所选之穴以按为主，局部所选之穴以揉为主，按揉结合，由轻到重。施术者两手拇指指腹各按一经穴，余下所选之穴便于食指或中指按压时，可同时按揉3～4个穴位。经穴按压得气时，面部肌肉出现痛、麻感。得气时先逆时针方向揉转30～60次，而后顺时针方向揉转 10～20 次,揉转速度为每分钟 80～100 次。1～2 分钟调换穴位。若连续指压 10 分钟以上未见肌肉痉挛缓解,可改为抗胆碱药物治疗。

指压时,术者必须态度和蔼镇静。并给予解释和言语暗示,手法应按照程序进行,按之得气,不可过轻,或过重、过猛,压之适中,揉之以恒,不要减轻压力,也不可过慢或过快。

44. 指压防治脑卒中

脑卒中是一种突然起病的脑血液循环障碍性疾病,又称为脑血管意外,是指在脑血管疾病的患者,因各种诱发因素引起脑内动脉狭窄,闭塞或破裂,而造成急性脑血液循环障碍,临床上表现为一次性或永久性脑功能障碍的症状和体征。脑卒中分为缺血性脑卒中和出血性脑卒中。缺血性脑卒中大约占所有脑卒中的 80%,是指局部脑组织因血液循环障碍,缺血、缺氧而发生的软化坏死,主要是由于供应脑部血液的动脉出现粥样硬化和血栓形成,使管腔狭窄甚至闭塞,导致局灶性急性脑供血不足而发病;也有因异常物体沿血液循环进入脑动脉或供应脑血液循环的颈部动脉,造成血流阻断或血流量骤减而产生相应支配区域脑组织软化坏死者。前者称为动脉硬化性血栓形成性脑梗死,后者称为脑栓塞。出血性脑卒中分为颅内出血和蛛网膜下隙出血两种亚型,出血量决定了脑卒中的严重程度。出血性脑卒中的死亡率大大高于缺血性脑卒中。

(1)术者拇指指尖用重力切按患者肩髃穴,每隔 20 秒钟放松 1 次,反复切按 3～5 分钟,直至局部出现明显酸胀感为止。部分患者因感觉障碍而不出现酸胀感,此时可适当延长切按时间,5～7 分钟为宜。

(2)术者拇指指腹用重力扪按患者风池、肩髎穴,每隔 20 秒钟放松 1 次,反复扪按 3～5 分钟,直至局部出现明显酸胀感为止。

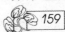

（3）术者中指指端点冲按压患者曲池穴,用力由轻渐重,每分钟 200 次,连续 2～3 分钟,直至局部出现较明显酸重感为止。

（4）术者拇指指腹置于患者手三里穴上,其余四指置于该穴背面,食指用重力捏按手三里穴,每隔 20 秒钟放松 1 次,反复捏按 3～5 分钟,直至局部出现明显酸胀感为止。

（5）术者拇指指尖置于患者外关穴上,其余四指置于该穴背面,拇指用较重力切按外关穴,每隔 10 秒钟放松 1 次,反复切按 2～3 分钟,直至局部出现酸胀感为止。

（6）术者拇指指端置于患者合谷穴上,食指指端置于该穴背面,两指用重力捏按,每隔 20 秒钟放松 1 次,反复捏按 3～5 分钟,直至局部出现明显胀重感为止。

（7）术者左拇指指腹置于患者环跳穴上,右拇指指腹压在左拇指背面,两拇指同时用重力扪按环跳穴,每隔 15 秒钟放松 1 次,反复按压 8～10 分钟,直至局部出现明显酸胀感为止。

（8）术者拇指指腹用力扪按患者风市穴,每隔 10 秒钟放松 1 次,反复扪按 5～7 分钟,直至局部出现明显酸胀感为止。

（9）术者拇指指腹用力扪按患者梁丘穴,每隔 20 秒钟放松 1 次,反复扪按 3～5 分钟,直至局部出现明显酸胀感为止。

（10）术者拇指指腹用力穴扪按患者足三里穴,每隔 20 秒钟放松 1 次,反复扪按 3～5 分钟,直至局部出现明显酸胀感为止。

（11）术者拇指指腹置于患者阳陵泉穴上,其余四指置于该穴背面拇指用重力捏按阳陵泉穴,每隔 10 秒钟放松 1 次,反复捏 2～3 分钟,直至局部出现明显酸重感为止。

（12）术者拇指指腹置于患者承山穴上,其余四指置于该穴背面,指用较重力捏按承山穴,每隔 15 秒钟放松 1 次,反复捏按～2 分钟,直至局部出现明显酸胀感为止。

（13）术者中指指腹置于患者委中穴上,拇指指腹置于髌骨下缘处两指用力捏按,每隔 10 秒钟放松 1 次,反复捏按 2～3 分钟,直至局部出现胀重感为止。

(14)术者拇指指腹置于患者丘墟穴上,其余四指置于足背内侧面拇指用较重力捏按丘墟穴,每隔 10 秒钟放松 1 次,反复捏1~2分钟,直至局部出现明显酸胀感为止。

45. 指压防治雷诺综合征

雷诺综合征是由于寒冷或情绪激动引起发作性的手指或足趾苍白、发绀然后变为潮红的一组综合征。没有特别原因者称为特发性雷诺综合征;继发于其他疾病者,则称为继发性雷诺综合征。多发生在 20~40 岁,女性多于男性。起病缓慢,开始为冬季发作,时间短,逐渐出现遇冷或情绪激动即可发作。一般多为对称性双手手指发作,足趾亦可发生。发作时手足冷,麻木,偶有疼痛。典型发作时,以掌指关节为界,手指发凉、苍白、发绀,继而潮红。疾病晚期,逐渐出现手指背面汗毛消失,指甲生长变慢、粗糙、变形,皮肤萎缩变薄而且发紧,指尖或甲床周围形成溃疡,并可引起感染。

(1)患者坐位,术者一手拇指端着力,分别点按患者合谷、内关、曲池穴各 1 分钟,以局部有酸胀感为宜。

(2)患者俯卧位或仰卧位,术者用拇指端着力,分别点按患者承山、足三里、委中穴各 1 分钟。

(3)患者仰卧位,术者用拇指和食指、中指、无名指相对着力,一紧一松地捏拿患肢筋腱、肌肉。从肘关节至指端,或从膝关节至趾端,从外侧到内侧,反复施术约 3 分钟,用力以患者能耐受为度。

(4)患者仰卧位,术者五指微屈,用食指和中指第二节夹持患者的指、趾,从掌指、趾关节至指、趾端,急拉滑开,反复施术约 1 分钟。

(5)患者仰卧位,术者两手掌指适当用力,做对称性的托夹施治患肢,从肩关节至指端,从膝关节至趾端,做上下移搓,要轻快有节律,反复施术约 5 分钟。

46. 指压防治面神经麻痹

面神经麻痹是以面部表情肌群运动功能障碍为主要特征的一种常见病、多发病,不受年龄限制。患者往往连最基本的抬眉、闭眼、鼓嘴等动作都无法完成。引起面神经麻痹的病因有多种,临床上分为中枢型面神经麻痹和周围型面神经麻痹两种。常见病因为:感染性病变,感染性病变多由潜伏在面神经感觉神经节内休眠状态的水痘-带状疱疹病毒被激活引起;耳源性疾病;自身免疫反应;肿瘤;神经源性;创伤性;中毒,如酒精中毒,长期接触有毒物质;代谢障碍,如糖尿病、维生素缺乏;血管功能不全;先天性面神经核发育不全。

(1)术者拇指、食指指腹同时轻轻揉按患者双侧风池穴,连续揉按各 3～5 分钟,直至局部出现酸胀感为止。

(2)术者拇指指尖轻轻切按患者颊车穴,每 10 秒钟放松 1 次,反复切按 2～3 分钟,直至局部出现轻微胀感为止。

(3)术者食指指端轻轻扪按患者下关穴,每 10 秒钟放松 1 次,反复扪按约 1 分钟,局部出现轻微胀感即可。

(4)术者中指指腹轻轻揉按患者阳白穴,连续揉按 2～3 分钟,直至局部出现轻微胀感为止。

(5)术者拇指指尖用重力切按患者合谷穴,每隔 10 秒钟放松 1 次,反复切按 2～3 分钟,直至局部出现明显酸胀感为止。

(6)术者拇指指腹置于患者足三里穴上,其余四指置于该穴背面,拇指用重力捏按足三里穴,每隔 10 秒钟放松 1 次,反复捏按 3～5 分钟,直至局部出现明显酸胀感为止。

(7)术者拇指指腹置于患者三阴交穴上,其余四指置于该穴背面,拇指用重力捏按三阴交穴,每隔 20 秒钟放松 1 次,反复捏按 2～3 分钟,直至局部出现明显酸胀感为止。

47. 指压防治面肌痉挛

面肌痉挛又称面肌抽搐,即面部一侧抽搐,个别人出现双侧痉挛,精神越紧张、痉挛越严重。由于面肌痉挛的初期症状为眼睑跳动,所以一般不会引起人们的重视,经过一段时间病灶形成,发展成为面肌痉挛,连动到嘴角,严重的连带颈部。面肌痉挛可以分为两种,一种是原发型面肌痉挛,一种是面瘫后遗症产生的面肌痉挛。两种类型可以从症状表现上区分出来。原发型的面肌痉挛,在静止状态下也可发生,痉挛数分钟后缓解,不受控制;面瘫后遗症产生的面肌痉挛,只在做眨眼、抬眉等动作产生。面肌痉挛多在中年后发生,常见于女性。目前一般采用对症治疗,但效果均欠理想。

(1)患者坐位或仰卧位均可,术者用双手拇指指揉患者两侧面部,从前额向下抹揉至下颏部。

(2)患者坐位,术者用右手拇指螺纹面为着力点,自患者太阳穴开始指压,反复在一侧面部操作 3～5 分钟。

(3)接上法,指压至颊车穴 1～3 分钟。

(4)接上法,指压患者人中穴 1～3 分钟。

(5)接上法,指压合谷穴 1～3 分钟。

48. 指压防治肋间神经痛

肋间神经痛是患者的主观症状。肋间神经由胸脊髓向两侧发出经肋间到胸前壁,支配相应胸椎旁背部和胸壁的肌肉的分支及沿肋间走行的感觉分支。因此,肋间神经痛是从胸背部沿肋间向斜前方下至胸腹前壁中线带状区疼痛。胸椎椎间盘退变性突出、关节囊和韧带增厚和骨化常导致神经通道狭窄变形,可引起肋间神经炎症,产生疼痛。同样累及肋间神经的病变还有胸椎结核、胸椎骨折或脱位、脊椎或脊髓肿瘤、强直性脊柱炎及肋骨、纵隔、胸膜病变。带状疱疹性肋间神经痛常疼痛剧烈。

（1）术者拇指指端置于患者支沟穴上，其余四指置于该穴背面，拇指用重力捏按支沟穴，每隔 20 秒钟放松 1 次，反复捏按 5～7 分钟，直至局部出现明显酸胀感为止。

（2）术者拇指指端置于患者太冲穴上，其余四指置于足底，拇指用重力捏按太冲穴，每隔 20 秒钟放松 1 次，反复捏按 5～7 分钟，直至局部出现强烈酸胀感为止。

（3）术者拇指指腹置于患者内关穴上，食指指腹置于外关穴上，两指用重力捏按，每隔 20 秒钟放松 1 次，反复捏按 5～7 分钟，直至局部出现较强烈酸重感为止。

（4）术者拇指指腹轻轻揉按患者期门穴，连续揉按 3～5 分钟，直至局部出现轻微胀感为止。

（5）术者拇指指腹用重力扣按患者肝俞穴，每隔 20 秒钟放松 1 次，反复扣按 3～5 分钟，直至局部出现较明显胀重感为止。

49. 指压防治坐骨神经痛

坐骨神经痛是指组成坐骨神经的神经根、神经丛或神经干本身受多种病因影响，引起坐骨神经通路及其分布区疼痛的一种疾病。常见病因有外伤、坐骨神经炎、梨状肌损伤、腰椎间盘突出、椎管狭窄等。坐骨神经起源于腰，沿盆腔、臀部、股后侧、腘窝、小腿后外侧至足底。当坐骨神经附近组织发生病变、损伤等，均可引起坐骨神经发生疼痛。其主要表现为腰部和下肢疼痛，多限于一侧，疼痛为间歇性或持续性，夜间较白天重。中医学认为，本病相当于中医"痹证"的范畴，多因风寒湿邪侵袭，阻滞经络所致。

（1）术者拇指指腹用重力扣按肾俞穴，每隔 20 秒钟放松 1 次，反复扣按 2～3 分钟，直至局部出现酸胀感为止。

（2）术者左拇指指腹置于患者环跳穴上，右拇指指腹置于左拇指指背上，两手同时用重力扣按环跳穴 3～5 分钟，直至局部出现酸胀感为止。

（3）术者拇指指腹置于患者委中穴上,其余四指置于髌骨下缘处,拇指用重力扣按委中穴,直至局部出现较明显酸重感为止。

（4）术者拇指指腹用重力捏按患者承山穴,每隔 10 秒钟放松 1 次,反复捏按 2～3 分钟,直至局部出现明显酸胀感为止。

（5）术者拇指指腹用重力控按患者阳陵泉穴,每隔 10 秒钟放松 1 次,反复捏按 2～3 分钟,直至局部出现明显酸胀感为止。

（6）术者拇指指腹用中等力量连续揉按患者绝骨穴 2～3 分钟,直至局部出现胀感为止。

50. 指压防治三叉神经痛

三叉神经痛是神经外科常见病之一,也是国际公认的疑难杂症之一。三叉神经痛多发生于中老年人,女性尤多,其发病右侧多于左侧。该病的特点是:在头面部三叉神经分布区域内,发生骤发、骤停、闪电样、刀割样、烧灼样、顽固性、难以忍受的剧烈性疼痛。说话、刷牙或微风拂面时都会导致阵痛,三叉神经痛患者常因此不敢擦脸、进食,甚至连口水也不敢下咽,从而影响正常的生活和工作。有人称此痛为"天下第一痛"。三叉神经痛可分为原发性三叉神经痛和继发性三叉神经痛两大类,其中原发性三叉神经痛较常见。原发性三叉神经痛是指找不到确切病因的三叉神经痛。可能是由于供应血管的硬化并压迫神经造成,也可能是因为脑膜增厚、神经通过的骨孔狭窄造成压迫引起疼痛。继发性三叉神经痛是指由于肿瘤压迫、炎症、血管畸形引起的三叉神经痛。此型有别于原发性的特点,疼痛常呈持续性,并可查出三叉神经邻近结构的病变体征。本病相当于中医学的"头痛""偏头痛""面痛"范畴。

（1）术者食指或拇指指腹揉按患者阳白穴,用力稍轻,连续揉按 2～3 分钟,直至局部出现微胀感为止。

（2）头维穴的治疗方法与阳白穴相同。

（3）术者食指指尖用力切按患者足临泣穴,每隔20秒钟放松1次,反复切按几十次,直至局部出现极强酸痛感为止。

（4）术者食指指腹扪按患者颧髎穴,用力中等,每隔20秒钟放松1次,反复扪按几十次,直至局部出现较强酸感为止。

（5）术者拇指指尖用较重力切按患者合谷穴,每隔15秒钟放松1次,反复扪按几十次,直至局部出现较明显的酸痛感为止。

（6）外关、下关、内庭穴的治疗方法与合谷穴相同。

（7）术者拇指指腹用中等力量扪按患者颊车穴,每隔20秒钟放松1次,反复扪按2分钟后改用拇指指尖切按该穴,每隔20秒钟放松1次,直至局部出现明显酸胀感为止。

51. 指压防治帕金森病

帕金森病是一种常见的神经系统变性疾病,老年人多见,平均发病年龄为60岁左右,40岁以下起病的青年帕金森病较少见。我国65岁以上人群帕金森病的患病率大约是1.7%。大部分帕金森病患者为散发病例,仅有不到10%的患者有家族史。帕金森病最主要的病理改变是中脑黑质多巴胺能神经元的变性死亡,由此而引起纹状体多巴胺含量显著性减少而致病。导致这一病理改变的确切病因目前仍不清楚,遗传因素、环境因素、年龄老化、氧化应激等,均可能参与帕金森病多巴胺能神经元的变性死亡过程。

（1）患者仰卧位,术者用右手拇指指压患者印堂、百会穴2~3分钟。

（2）术者在患者双侧上肢指压患者曲池、手三里、内关、合谷穴3~5分钟,用力由轻渐重。

（3）术者在患者双侧下肢指压血海、阳陵泉、足三里、三阴交、太冲穴3~5分钟,用力由轻到重。

（4）患者俯卧位,术者用多指指压法沿患者脊柱或脊柱两侧施术3~5分钟,用力由轻到重。

166

（5）术者以指压法在患者两侧下肢委中、承山、涌泉穴反复施术3～5分钟，用力可稍重。

52. 指压防治丛集性头痛

丛集性头痛是所有头痛中比较严重的一种，属于血管性头痛之一。因头痛在一段时间内密集发作而得名。多见于青年人，20～40岁，男性发病率为女性的4～5倍，一般无家族史。发作时无先兆，头痛固定于一侧眼及眼眶周围。发作多在晚间，初感一侧眼及眼眶周围胀感或压迫感，数分钟后迅速发展为剧烈胀痛或钻痛，并向同侧额颞部和顶枕部扩散，同时伴有疼痛侧球结膜充血、流泪、流涕、出汗、眼睑轻度水肿，少有呕吐。丛集性发作可持续数周乃至数月后缓解，一般每年发作1～2次，有的患者发病有明显季节性，以春秋季多见。缓解期可持续数月至数年，本病60岁以上患者少见，提示其病程有自行缓解倾向。

（1）放松性指压：患者仰卧位，术者先用双手拇指在患者两侧眼部及头的前额反复指压3～5分钟。

（2）指压穴位：紧接上法，术者用右手拇指指压患者印堂、太阳、头维、风池、风府、百会穴3～5分钟。

（3）循经指压：患者坐位，术者在患者列缺、合谷、外关穴反复进行指压3～5分钟。

53. 指压防治血管性头痛

血管性头痛是门诊头痛患者中最多见的一种类型，因为引起这类头痛的原因都来自于血管，故统称为血管源性头痛。血管源性头痛分为原发性和继发性两大类。因头部血管舒缩功能障碍引起的头痛，称为原发性血管性头痛；有明确的脑血管疾病所致的头痛，称为继发性头痛，常继发于高血压、脑循环供血不足、全身感染、缺氧、一氧化碳中毒、惊厥、低血糖、嗜铬细胞瘤等之后。头痛多呈沉重感,压迫感或搏动感,清晨或午前病症状明显,活动后症状逐渐减轻或消失。按疗程坚持指压对血管性头痛有较好的治疗作用。

(1)患者坐位或仰卧位,术者先用双手掌根贴于患者头的两侧反复揉3~5分钟,以放松头部痉挛。

(2)紧接上法,术者用右手拇指指压患者头部的痛点或穴位,如太阳、头维、百会、风池穴3~5分钟。

(3)紧接上法,患者坐位,术者采用循经点穴法,在患者列缺、外关、合谷穴反复指压3~5分钟。

54. 指压防治偏头痛

偏头痛是临床最常见的原发性头痛类型,临床以发作性中重度、搏动样头痛为主要表现,头痛多为偏侧,一般持续4~72小时,可伴有恶心、呕吐,光、声刺激或日常活动均可加重头痛,安静环境、休息可缓解头痛。偏头痛频繁发作将影响患者的生活工作,最直接的就是影响睡眠,因为睡眠不足,白天就没精神,工作也大受影响。同时,人久患头痛疾病,性格发生变化,往往性情变得暴躁。又因为久治不愈,生活受到重大影响,心理脆弱,丧失信心,时间长了对人的心脑血管将产生不利影响,临床上头痛发作后脑血栓、高血压、脑出血临床也较常见。偏头痛多起病于儿童和青春期,中青年期达发病高峰,女性多见,男女患者比例为1:(2~3),人群中患病率为5%~10%,常有遗传背景。

(1)指压阿是穴:患者坐位或仰卧位均可,术者用右手进行阿是穴反复指压3~5分钟。

(2)重点指压穴位:患者坐位,术者在患者一侧(疼痛的一侧)太阳、头维、百会、风府穴反复指压3~5分钟。

(3)点掐列缺、内关:患者坐位,术者用右手拇指指尖点掐患者列缺、内关穴3~5分钟。

55. 指压防治紧张性头痛

紧张性头痛又称为肌收缩性头痛,是最常见的一种头痛类型。一般认为,其患病率高于偏头痛,约占门诊头痛患者的50%。紧张性头痛多见于青年、中年,儿童也可患病,男女无差别。病初症状较轻,以后渐渐明显加重。紧张型头痛的临床特征是头部呈钝痛,无搏动性,头痛位于顶、颞、额及枕部,有时上述几个部位均有疼痛,头痛程度属轻度或中度,不因体力活动而加重,常诉头顶重压发紧或头部带样箍紧感,另在枕颈部发紧僵硬,转颈时尤为明显,无畏光或畏声。少数患者伴有轻度烦躁或情绪低落。查体包括神经系统检查无阳性体征。颅周肌肉如颈枕部肌肉,头顶部及肩上部肌肉常有压痛,有时轻轻按揉,患者感到轻松舒适。脑部CT或MRI检查无异常,不伴有高血压及明显的五官科等疾病。

(1)患者坐位,术者先用单指或多指在患者颈部冈上肌、颈夹肌、胸锁乳突肌反复指压3～5分钟。

(2)患者坐位,术者用多指指压患者头部,自头的前额开始,经头顶至脑后反复指压5～10分钟。

(3)患者俯卧位,术者沿患者脊柱或脊柱两侧反复指压3～5分钟。

56. 指压防治颈源性头痛

颈源性头痛是指颈椎的损伤或骨质增生,软组织损伤而导致椎动脉及其进入枕骨大孔处受压,引起脑供血不足,亦可导致枕小神经和耳大神经受压,从而引起的头痛。按压天牖穴治疗,效果显著。

(1)患者卧位,用10厘米高的枕头垫在前胸,使头低下靠床。术者双手中指沿手少阳三焦经在颈项段循行路线上,左右对照查找压痛点,一般多在天牖穴触到,然后用圆珠笔画上符号。

（2）术者在三焦经颈段轻轻推拿，接着用拇指尖对准天牖穴，向健侧同名穴顶推。若压痛点消失，表明治疗有效；若压痛点仍在，可再施指针 1 次。手法可分弱、中、强 3 种，因人体质而异，隔日 1 次，1～3 次即可见效。

天牖穴属于手少阳三焦经，为颈项八要穴之一。手少阳三焦经在肩和头部与胆经和小肠经相交，一旦颈椎受损，三焦经经气运行不畅，一经受阻，则相交经感传受阻，不通则痛。指压天牖穴可以疏通经气，调畅气血，达到止痛的目的。此法治疗颈源性头痛，疗效好，见效快。

57. 指压防治眩晕

眩晕是因机体对空间定位障碍而产生的一种动性或位置性错觉，涉及多个学科。绝大多数人一生中均经历此症。据统计，眩晕症占内科门诊患者的 5%，占耳鼻咽喉科门诊的 15%。眩晕可分为真性眩晕和假性眩晕。真性眩晕是由眼、本体觉或前庭系统疾病引起的，有明显的外物或自身旋转感。假性眩晕多由全身系统性疾病引起，如心血管疾病、脑血管疾病、贫血、尿毒症、药物中毒、内分泌疾病及神经官能症等，几乎都有轻重不等的头晕症状，患者没有明确的转动感。

（1）患者坐位，术者以双手拇指指端用力，自患者前额正中向两旁抹至太阳穴 30 次，以感酸胀为度。

（2）患者坐位，术者以拇指指端或指腹用力按压揉动患者头顶正中线与两耳尖直上联线之交叉处 100 次，以感酸胀为度。

（3）患者坐位，术者以拇指、食指指端或指腹按压揉动患者瞳子髎穴约 100 次，以感酸胀为度。

（4）患者坐位，术者以拇指、食指或中指指端或指腹按压揉动患者神门穴约 30 次，以感酸胀为度。

（5）患者坐位，术者以拇指与食指、中指对称着力分别拿捏患者合谷穴约 15 次。

（6）患者坐位,术者以拇指与食指、中指对称用力拿揉患者内关穴约 15 次,以感酸胀为度。

（7）患者坐位,术者以拇指或食指指端或指腹掐揉患者足三里穴约 30 次,以感酸胀为度。

58. 指压防治晕动病

晕动病是晕车、晕船、晕机等的总称。它是指乘坐交通工具时,人体内耳前庭平衡感受器受到过度运动刺激,前庭器官产生过量生物电,影响神经中枢而出现的出冷汗、恶心、呕吐、头晕等症状群。晕动病除了与遗传因素有关外,还受视觉、个体体质、精神状态及客观环境等因素影响,所以在相同的客观条件下,只有部分人出现症状。

（1）以食指尖切压左侧三间穴,症状即止。适用于晕机。

（2）取足三里、内关穴（双侧）;晕厥者,配人中、合谷、三阴交穴。发生晕厥时,术者切患者人中、合谷、三阴交穴,苏醒后再切右侧足三里和内关穴,同时做揉按操作,觉得舒服后,再切左侧足三里和内关穴。适用于严重晕车。

（3）患者一边吐气一边按压鸠尾穴 6 秒钟,如此重复 10 次便能调整胃的功能,不再呕吐。适用于晕车、晕船呕吐。

59. 指压防治失眠

失眠是很多人都会遇到的一种睡眠症状,但很多人对失眠都不够重视,其实失眠对人体的危害是很大的。失眠会引起人的疲劳感、不安、全身不适、无精打采、反应迟缓、头痛、注意力不能集中,它的最大影响是精神方面的,严重的会导致精神分裂和抑郁症、焦虑症。失眠症状主要表现为辗转难眠,入睡时间比以往推后 1～3 小时,患者说本来也很困,也想睡觉,可躺在床上就是睡不着,翻来覆去地想一些乱七八糟的事,心静不下来,睡眠时间明显减少。这是最常见的失眠的症状。失眠往往会给患者带来极大的痛苦和心理负担,又会因为滥用失眠药物而损伤身体其他方面面。但也有很多方法可以缓解和治疗失眠。

(1)患者仰卧位,术者两手拇指指腹着力,分别在患者前额部纵横分推2分钟。

(2)患者仰卧位,术者两手拇指或中指端着力,分别按揉患者印堂、太阳、内关、足三里穴各约1分钟。

(3)患者仰卧位,术者两手指微曲,五指自然分开,指端适当着力,振、啄患者头部,从左右两侧至头顶部,反复施术约2分钟。

(4)患者仰卧位,术者两手掌指交替着力,以肚脐为中心,做顺时针方向移动,由内向外,反复摩动约5分钟。

(5)患者俯卧位,术者两手掌指交替着力,于患者脊柱两侧足太阳膀胱经上,自第七颈椎至腰骶部,边按边揉,反复施术约5分钟,尤其在心俞、肾俞、命门穴上做重点治疗部位。

60. 指压防治神经衰弱

神经衰弱是指由于长期处于紧张和压力下,出现精神易兴奋和脑力易疲乏现象,常伴有情绪烦恼、易激惹、睡眠障碍、肌肉紧张性疼痛等;这些症状不能归于脑、躯体疾病及其他精神疾病。症状时轻时重,波动与心理社会因素有关,病程多迁延。一般认为,精神因素是造成神经衰弱的主因。凡是能引起持续的紧张心情和长期的内心矛盾的一些因素,使神经活动过程强烈而持久的处于紧张状态,超过神经系统张力的耐受限度,即可发生神经衰弱。如过度疲劳而又得不到休息是兴奋过程过度紧张;对现在状况不满意则是抑制过程过度紧张;经常改变生活环境而又不适应,中枢神经系统的活动,在机体各项活动中起主导作用。而大脑皮质的神经细胞具有相当高的耐受性,一般情况下并不容易引起神经衰弱或衰竭。在紧张的脑力劳动之后,虽然产生了疲劳,但稍事休息或睡眠后就可以恢复,但是强烈紧张状态的神经活动,一旦超越耐受极限,就可能产生神经衰弱。

(1)患者仰卧位,术者指压患者印堂、百会穴1~3分钟。

(2)紧接上法,术者指压足三里、太冲、涌泉穴1~3分钟。

(3)患者俯卧位,术者用多指揉法在其脊柱及脊柱两侧反复施术3~5分钟。

(4)术者用双手拇指螺纹面为着力点,反复指揉患者足部3~5分钟,用力由轻到重。

61. 指压防治癔症

癔症又称分离性障碍,是一类由精神因素作用于易感个体引起的精神障碍。一部分患者表现为分离性症状,另一部分患者表现为各种形式的躯体症状,其症状和体征不符合神经系统生理解剖特点,缺乏相应的器质性损害的病理基础。这些症状被认为是患者无法解决的内心冲突和愿望的象征性转换。

(1)术者拇指或食指指尖用力切按患者人中穴,昏厥者一直按至神志恢复为止,精神障碍、哭笑无常者按压3~5分钟,其间可放松数次。

(2)术者拇指指尖用力切按太冲穴3~5分钟,其间可放松数次。适用于癔症性失明、失聪及假性痴呆等。

(3)术者拇指指腹置于患者阳陵泉穴上,其余四指置于该穴背面,拇指用重力捏按该穴,每隔30秒钟放松数秒钟,反复按压至局部出现明显酸胀感为止。适用于癔症性瘫痪、抽搐等。

(4)术者拇指指端置于患者内关穴上,其余四指置于该穴背面,做对捏按压,用力宜重,每隔30秒钟后放松一下,数秒钟后再捏按,反复多次,直至局部出现强烈胀重感为止。此法对癔症性呃逆、呕吐等有效。

（5）术者中指指腹轻轻揉按患者天突穴3～5分钟，其间可放松数次。适用于癔症球。

（6）术者拇指指腹置于患者天枢穴上，用中等力量扣揉按压5～10分钟，其间可放松多次。适用于鼓肠、腹痛等。

（7）术者中指指端轻轻揉按患者中极穴3～5分钟，每隔30秒钟放松1次，以局部出现轻微胀感为宜，再配合拇指指腹捏按三阴交穴2～3分钟。适用于癔症性尿频等。

62. 指压防治癫痫

癫痫是大脑神经元突发性异常放电，导致短暂的大脑功能障碍的一种慢性疾病，而癫痫发作是指脑神经元异常和过度超同步化放电所造成的临床现象，其特征是突然和一过性症状。由于异常放电的神经元在大脑中的部位不同，而有多种多样的表现，可以是运动感觉精神或自主神经的，伴有或不伴有意识或警觉程度的变化。脑肿瘤、脑外伤、脑部炎症、脑动脉硬化、高热、缺氧等均可引起本病，小儿多为先天因素。中医学认为，儿童发病多与先天因素有关。癫痫的发作，主要为风痰气逆所致。

（1）术者拇指指尖用力切按患者人中穴，每隔10秒钟放松1次，反复多次，直至患者苏醒为止。具有醒脑开窍的作用。

（2）术者拇指、食指同时扣按患者双侧风池穴，用力稍重，每隔10秒钟放松1次，反复扣按3～5分钟，直到局部出现胀感为止。

（3）术者拇指指尖用力切按患者内关穴，每隔10秒钟放松1次，反复扣按3～5分钟，直至局部出现酸胀感为止。

（4）术者拇指指尖用力切按患者劳宫穴，每隔10秒钟放松1次，反复切按2～3分钟，直至局部出现胀痛感为止。

（5）术者拇指指端置于患者涌泉穴上，其余四指置于足背，拇指用重力捏按涌泉穴，每隔20秒钟放松1次，反复多次，直至患者神志恢复正常为止。

63. 指压防治焦虑症

焦虑症是神经症这一大类疾病中最常见的一种，以焦虑情绪体验为主要特征。可分为慢性焦虑和急性焦虑发作两种形式。焦虑症的主要表现为无明确客观对象的紧张担心，坐立不安，还有心悸、手抖、出汗、尿频等自主神经症状。应注意区分正常的焦虑情绪，如焦虑严重程度与客观事实或处境明显不符，或持续时间过长，则可能为病理性的焦虑。

（1）术者拇指指尖用力切按患者太冲穴 2 分钟，以局部出现较强酸胀感为宜。

（2）术者中指或食指指腹轻轻揉按患者风池穴 2～3 分钟，以局部微有胀感为宜。

（3）术者拇指指尖较重切按患者内关穴，持续用力 20 秒钟，放松数秒钟再切按，直至局部出现明显酸胀感为宜。

（4）术者拇指指腹置于患者太溪穴上，食指或中指指腹置于该穴背面（昆仑穴），拇指、食指或拇指、中指对捏，用力可稍重，对捏 30 秒钟后，放松数秒钟再捏按，反复多次，直至局部出现酸胀感为止。

（5）术者拇指或食指指腹轻轻揉按患者百会穴 3～5 分钟，局部出现热感或胀感为宜。

（6）术者拇指指端置于患者涌泉穴处，其余四指置于足背，拇指用力按压 20～30 秒钟后放松数秒钟再按压，反复按压多次，局部可出现明显胀感。

64. 指压防治肌肉痉挛

肌肉痉挛是指肌肉突然、不自主的强直收缩的现象，会造成肌肉僵硬、疼痛难忍。肌肉痉挛的真正机转目前尚未被确知。研究表明，肌肉抽筋是起因于神经或神经肌应激阈值降低，使得肌肉的神经行动频率突然增加,造成肌肉强直收缩。

(1)面部和颈部肌肉痉挛

①术者点揉患者阳白、太阳穴各1分钟,用补法;点按下关、颊车穴各1分钟,用泻法;点揉迎香、四白、合谷穴各2分钟,用补法。

②血虚生风者,加点揉足三里、膈俞穴各2分钟,用补法。

③阴虚阳亢者,加点揉太溪穴3分钟,用补法;点按太溪穴2分钟,用泻法。

④肝热生风者,加点按太冲、大敦穴各2分钟,用泻法。

⑤受外风者,加点揉风池、大椎穴各2分钟,用泻法。

(2)腓肠肌痉挛

①患者俯卧位,术者拇指端着力,分别垂直点按患侧承山、委中穴各1～2分钟,以局部胀麻向足放散为宜。

②患者俯卧位,术者拇指端着力,按拨患侧跟腱约1分钟。

③患者俯卧位,术者两手掌指交替着力,推揉患侧小腿后侧,从上至下,边推边揉,反复施术约5分钟。

④患者仰卧位,术者两手拇指端交替着力,分别按揉患侧血海、阳陵泉穴各约1分钟。

65. 指压防治小便不利

小便不利是指尿量减少、排尿困难或排尿完全闭塞不通。因阴虚、发热、大汗、吐泻、失血等导致化源不足而小便不利者,治宜滋阴养血为主,不宜渗利,方用增液汤、人参养荣汤、十全大补汤等。因肺气失宣、脾虚不运、肾关不利、三焦决渎失常等导致水湿失运而小便不利者,治宜宣通肺气、健运脾胃、温补肾元、疏通三焦等法,方用生脉散加桔梗、实脾饮、八味丸、疏凿饮子等。因肺热气壅、热结膀胱、气机郁滞、瘀腐阻塞水道、肾元虚衰、胞转等导致尿蓄膀胱而小便不利者,可分别采用清肺、泄热、理气、化瘀、温肾、渗利等法。本病常见于泌尿系感染,如尿道炎、膀胱炎、肾盂肾炎、膀胱结核、泌尿系结石、泌尿系癌肿等。

（1）术者拇指指腹用重力扪按患者中极穴，每隔 30 秒钟放松 1 次，扪按 2～3 分钟后，改用点冲法按压，每分钟 200 次以上，直至局部出现坠胀感为止。

（2）术者中指指腹点冲按压患者气海穴，用力逐渐加重，每分钟点冲 200 次以上，按压时间 3～5 分钟，直至局部出现胀重感为止。

（3）术者拇指指端用力扪按患者次髎穴，每隔 20 秒钟放松 1 次，反复扪按 3～5 分钟，直至局部出现明显酸胀感为止。

（4）术者中指指腹揉按患者会阴穴，用力不宜太重，连续揉按 3～5 分钟，直至局部出现胀感或有尿意为止。

（5）术者拇指指腹置于患者三阴交穴上，其余四指置于小腿外侧面，拇指用较重力捏按三阴交，每隔 20 秒钟放松 1 次，反复捏按 5～7 分钟，直至局部出现强烈酸胀感为止。

（6）阴陵泉穴的治疗方法同三阴交穴。

（7）术者拇指指尖用力切按患者太冲穴，每隔 20 秒钟放松 1 次，反复切按 3～5 分钟，直至局部出现明显酸胀感为止。

（8）术者拇指指腹置于患者涌泉穴上，其余四指置于足背，拇指用重力捏按涌泉穴，每隔 20 秒钟放松 1 次，反复捏按 3～5 分钟，直至局部出现明显酸胀感为止。

66. 指压防治泌尿系感染

泌尿系统感染多与卫生不良有关，大约 50% 的女性至少患过一次此病。泌尿系统感染来源于大肠埃希菌，它们盘踞阴道，并进入尿道。在阴道时，这些细菌无大碍，问题开始于它们进入尿道时。这些细菌见于所有女性身上。那些患尿道感染的妇女，其体内结构和其他女性并无两样。就某些不明原因，某些女性较易受感染。还有一些女性泌尿系统感染是在性交中受到挫伤的结果；

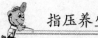

男性也会得此病,但较为罕见,男性泌尿系统感通常是由性病所引起。非特异性尿道炎及淋病两种性病最常引起尿道和膀胱炎症。中医学认为,居处潮湿,外阴不洁,房事不节及器械检查等,导致湿热秽浊之邪内侵,壅滞膀胱;或多食辛热肥甘,嗜酒太过,酿成湿热,下注膀胱;或恼怒伤肝,肝胆郁热,气火郁于下焦,膀胱气化不利;或平素体虚,湿热屡犯,淋证反复发作,倍伤正气,脾肾两虚等,均可导致淋证发作,出现尿频、尿急、尿痛。若火热内盛,迫血妄行,或肾阴亏虚,虚火灼络,可见尿血。

(1)患者俯卧位,术者以拇指指端按揉患者肾俞穴 2 分钟,以感到酸胀为度。

(2)患者俯卧位,术者以拇指指端按揉患者命门穴 1 分钟,以感到轻微的酸胀为度。

(3)患者俯卧位,术者以拇指指端或食指指端按揉患者上髎、次髎、中髎、下髎穴 8 分钟,以感到酸胀为度。

(4)患者俯卧位,术者两手食指、中指各自并拢,并与同侧拇指相对,由腰骶部至膏肓俞穴揉捏 5 遍。

(5)患者仰卧位,术者以拇指指端或食指指端按揉患者箕门穴 1 分钟,以感到酸胀为度。

(6)患者仰卧位,术者以拇指指端或拇指按揉患者漏谷穴 1 分钟,以感到酸胀为度。

(7)患者仰卧位,术者以拇指指端或食指指端按揉患者三阴交穴 1 分钟,以感到酸胀为度。

(8)患者仰卧位,术者以拇指指端或拇指按揉患者太溪穴 1 分钟,以感到酸胀为度。

(9)患者仰卧位,术者以拇指指端按揉患者照海穴 1 分钟,以感到酸胀为度。

67. 指压防治泌尿系结石

泌尿系结石是指发生在肾、输尿管、膀胱和尿道等泌尿系统部位的结石症,可引起肾绞痛及血尿,其中肾及输尿管结石占80%左右。肾结石可见腰部持续性钝痛,有时呈阵发性绞痛,疼痛向背及下腹部放射。多发生于20~40岁男性,单侧多见。输尿管结石可见阵发性剧烈绞痛,沿输尿管向下放射至会阴及大腿内侧,常伴有烦躁不安、恶心、呕吐及大汗出。也多发生于20~40岁男性,以单侧多见。膀胱和尿道结石可见小便淋漓不畅,或尿流突然中断,伴有尿痛及血尿,疼痛可放射到会阴及阴茎头处。如果结石阻塞尿道,则会发生急性尿潴留。多发生于10岁以下男性患儿及患前列腺肥大的老年人。中医学认为,饮食不节,脾失健运,脏腑不和,湿热下注,或平素多食辛热肥甘,致湿热内蕴,煎熬尿液成石。

(1)患者仰卧位,术者指压患者阳陵泉、三阴交、太冲穴3~5分钟。

(2)紧接上法,术者用掐法,在血海、足三里穴掐捏3~5分钟。

(3)紧接上法,术者用力指压涌泉穴3~5分钟。

(4)症状得不到改善者,可加强刺激针刺阳陵泉、足三里、三阴交穴,也可留针15~30分钟。

68. 指压防治遗精

遗精是指不性交而精液自行外泄的一种疾病。遗精有梦遗和滑精之分。有梦而遗精者为梦遗,无梦而遗精,甚至在清醒时动念则精液自出者,为滑精。未婚男子1个月内有2~3次遗精,属正常现象;如超过4次,并出现精神萎靡,腰酸腿软,心慌气喘,多梦失眠等,则需要治疗。中医学认为,遗精多为肾虚下元不固,君相火旺,或湿热下注,扰动精室所为,当以滋阴降火、清热化湿、补肾填精为治。

（1）患者仰卧位，术者两手中指或拇指端着力，分别点按患者关元、中极、三阴交、足三里穴约2分钟。

（2）患者仰卧位，术者两手适当着力于患者下腹部，自上而下，从左至右拿提腹肌，然后放松，反复施术约2分钟。

（3）患者仰卧位，术者一手扶住患者足背部，另一手拇指和食指、中指合力，分别揉捏两侧足趾关节，从足掌趾关节至趾端，反复施术约5分钟。

（4）患者俯卧位，术者两手拇指端着力，分别按揉患者两侧心俞穴、肾俞穴、志室穴各2分钟。

69. 指压防治早泄

早泄是指男子性交时阴茎尚未接触女子外阴；或阴茎刚接触外阴，尚未进入阴道；或阴茎刚进入阴道，就发生射精，随后阴茎变软，以致不能正常进行夫妻性生活的一种病症。中医学认为，本病的病位在心、肝、脾、肾，主要病理机制为肾气亏虚、阴虚火旺，心脾两虚、肝经湿热，足疗法对早泄有明显疗效。

（1）患者仰卧位，术者拇指指腹轻轻揉按患者关元穴3～5分钟，直至局部出现酸胀感为止。

（2）患者坐位，术者食指指端用较重力捏按内关穴，每隔10秒钟放松1次，反复捏按2～3分钟，直至局部出现较强烈酸胀感为止。

（3）患者坐位，术者拇指指端用重力捏按太冲穴，每隔10秒钟放松1次，反复捏按3～5分钟，直至局部出现较强烈酸胀感为止。

（4）三阴交、涌泉穴的治疗方法与太冲穴相同。

70. 指压防治阳痿

阳痿是指青壮年男子未到性欲衰退时期，临房阴茎不能勃起，或勃起不坚，或坚而不久，以致不能完成正常性生活者，是男子性功能障碍中最常见的病症之一。国内统计资料表明,成年男性者阳痿患者约占 10％,且发病年龄多在 20～40 岁。统计资料表明,阳痿患者占男性性功能障碍的 37％～42％。中医学认为,本病多因肾虚惊恐,精神刺激,或纵欲过度,精气虚损,或少年手淫,思虑忧郁,或湿热下注,宗筋弛纵等因素所致,尤以肾阳虚和精神因素居多。进行足部按摩疗法,常可奏效。

(1)患者仰卧位,术者拇指用中等力量揉按患者关元穴,3～5分钟,直至局部出现胀热感为止。

(2)中极穴的治疗方法同关元穴。

(3)患者仰卧位,术者拇指用重力扣按患者肾俞穴,每隔 20 秒钟放松 1 次,反复扣按 3～5 分钟,直至局部出现明显酸胀感为止。

(4)患者仰卧位,术者中指指腹轻轻揉按患者命门穴2～3分钟,直至局部出现胀热感为止。

(5)患者坐位,术者拇指用重力捏按患者三阴交穴,每隔 10 秒钟放松 1 次,反复捏按 2～3 分钟,直至局部出现明显酸胀感为止。

(6)患者仰卧位,术者中指指腹用重力扣按患者次髎穴,每隔 10 秒钟放松 1 次,反复扣按 3～5 分钟,直至局部出现明显酸胀感为止。

71. 指压防治阴茎异常勃起

阴茎异常勃起又称阳强,是指茎体强硬,久而不衰,触之则痛,或伴有精流不止的一种病症,相当于西医学的阴茎异常勃起症。凡是阴茎异常勃起,经久不衰,持续时间过长,不受性欲影响或受影响较小,排精之后尚不松软,多发生在性交之后者,可诊断为阳强。本病须与性欲亢进相鉴别。性欲亢进是阴茎勃起受性欲影响较大,得到性的满足,精液排出之后,则立即松软下来。中医学认为,阳强多由于情志不舒,肝郁化火,火灼宗筋,致使筋体拘急;或湿热闭阻宗筋脉道,脉络郁阻,而致茎体强硬不衰;或因房事过度,精液久泄,耗损真阴,阴虚阳亢,而致茎体脉络瘀阻而坚硬不倒。

(1)术者中指指端用重力点冲按压患者会阴穴 1~2 分钟,每分钟点冲 200 次以上,直至局部出现强烈酸麻感为止。

(2)术者拇指指腹用重力捏按患者阴陵泉穴,每隔 10 秒钟放松 1 次,反复捏按 2~3 分钟,直至局部出现强烈酸胀感为止。

(3)术者拇指指端用重力捏按患者太冲穴,每隔 10 秒钟放松 1 次,反复捏按 2~3 分钟,直至局部出现强烈酸胀感为止。

(4)术者中指指端用重力点冲按压患者次髎穴 2~3 分钟,每分钟点冲 200 次以上,直至局部出现麻胀感并向阴部放射为止。

72. 指压防治性欲减退

性欲减退是以性生活接受能力和初始性行为水平皆降低为特征的一种状态,女性叙述性欲减退者比男性多见。文献报道,男性为 16%~20%,女性为 20%~37%。性欲减退治疗原则应以病因治疗为主,同时采用精神疗法和性感集中训练可望获得良好的效果。

指压时,先放松腹部,用手抵住气海穴,徐徐用力压下。压时应先深吸一口气,缓缓吐出,缓缓用力压下,6 秒钟后恢复自然呼吸。指压会阴穴(男性)时一边吸气,一边按下,停止吸气时,手指停止不动,约 3 秒钟后缓缓吐气,手指也缓缓松开,如此不断重复。

73. 指压防治睾丸炎

睾丸炎通常由细菌和病毒引起。睾丸本身很少发生细菌性感染,由于睾丸有丰富的血液和淋巴液供应,对细菌感染的抵抗力较强。细菌性睾丸炎大多数是由于邻近的附睾发炎引起,所以又称为附睾-睾丸炎。常见的致病菌是葡萄球菌、链球菌、大肠埃希菌等。病毒可以直接侵犯睾丸,最多见是流行性腮腺炎病毒,这种病原体主要侵犯儿童的腮腺。但是,这种病毒也好侵犯睾丸,所以往往在流行性腮腺炎发病后不久,出现病毒性睾丸炎。

指压时,急性睾丸炎取手三里、合谷、曲泉、三阴交、中封、大敦穴,每穴强压 3～5 分钟;必要时,可压后用三棱针点刺放血少许。慢性睾丸炎取关元、腰俞、三阴交、府舍穴,揉、压、叩各穴 5 分钟,用力稍轻;必要时压后再温灸关元、腰俞、三阴交穴。均每日 1 次,5 次为 1 个疗程。

74. 指压防治前列腺炎

前列腺炎分为急性与慢性两种。急性前列腺炎是细菌引起的前列腺腺体或腺管的急性炎症。以尿频、尿急、尿痛,排尿困难,会阴部及腰骶、下腹、耻骨上等部位反射性疼痛为主要临床特征,可伴有寒战、高热、全身不适,倦怠无力等。肛指检查,前列腺肿大、饱满、光滑,触痛显著。严重者可并发脓肿及急性尿潴留。本病相当于中医学"淋浊"范畴。慢性前列腺炎有细菌性、非细菌性之分,多见于青壮年男子,以尿频,尿流变细,尿末淋漓不爽,滴出乳白色黏液为主要临床特征。或伴有会阴部不适、少腹坠胀、腰脊酸痛等症,并可引起性功能障碍、不育。本病相当于中医"精浊"的范畴。

(1)仰卧位,两手掌指分别置于下腹部两侧,同时着力,从上至下反复斜推约 5 分钟。

(2)坐位,头、胸稍向后仰,两手掌指同时着力,从腰部至骶尾部反复擦摩约 5 分钟。

(3)坐位,两手分别捏对侧大腿内侧,从大腿根部至膝关节反复施术约 2 分钟。

75. 指压防治前列腺增生

前列腺增生是中老年男性常见疾病之一,随全球人口老年化发病日渐增多。前列腺增生的发病率随年龄递增,但有增生病变时不一定有临床症状。城镇发病率高于乡村,而且种族差异也影响增生程度。前列腺增生的早期由于代偿,症状不典型,随着下尿路梗阻加重,症状逐渐明显,临床症状包括储尿期症状,排尿期症状及排尿后症状。由于病程进展缓慢,难以确定起病时间。

(1)患者仰卧位,术者以一手中指指端轻轻按揉患者的气海穴约 2 分钟,以感到微微的酸胀感为佳。

(2)患者仰卧位,术者以中指指端轻轻按揉其关元穴约 2 分钟,以感到轻微的酸胀感为佳。

(3)患者仰卧位,术者以中指指端按揉其中极穴约 3 分钟,以感到酸胀为佳。

(4)患者仰卧位,术者以全掌摩法摩患者小腹部 5 分钟,以透热为佳。

(5)患者仰卧位,术者以拇指指端分别按揉患者两侧的三阴交穴各 1 分钟,以感到酸胀为佳。

(6)患者仰卧位,术者以拇指指端分别按揉患者两侧太溪穴各 1 分钟,以感到酸胀为佳。

(7)患者俯卧位,术者以拇指指端按揉患者两侧命门穴约 2 分钟,以感到轻微的酸胀为度。

(8)患者俯卧位,术者以拇指指端分别按揉患者两侧肾俞穴各 2 分钟,以感到酸胀为度。

76. 指压防治白细胞减少症

白细胞减少症原发者少见,多为继发性。大多数患者起病缓慢,有头晕、乏力、心悸、低热、失眠、咽喉炎及黏膜溃疡等。慢性原发性中性粒细胞减少症多见于 40 岁以下女性,病程长,白细胞长期有中至重度减低伴中性粒细胞明显减少或完全缺乏,但很少合并严重感染。慢性家族性中性粒细胞减少症为一良性、常染色体显性遗传性疾病,以持续的中性粒细胞减少及反复感染为特征。周期性中性粒细胞减少症病程迁延多年,血中中性粒细胞周期性减少,常间隔 21 日(15～45 日)发作 1 次,每次持续约 1 周,发作时全身不适,头痛、发热,伴有咽部或其他部位感染。

(1)患者仰卧位,术者两手交替用食指、中指、无名指指腹着力,自上而下反复揉患者胸骨和胸骨两侧约 2 分钟,手法宜轻柔。

(2)患者仰卧位,术者十指分开,同时着力紧贴于患者两肋间,从胸骨向两侧腋下分推,先上后下,逐一进行,反复施术约 3 分钟。

(3)患者仰卧位,术者两手拇指端着力,分别垂直点按患者两侧的血海、足三里、三阴交穴各约 1 分钟,以感酸胀为宜。

(4)患者仰卧位,髋、膝屈曲,术者两手掌指着力交替进行,循患者肚脐为中心,沿顺时针方向反复按摩约 7 分钟,手法要轻快、柔和、深浅适度。

(5)患者坐位,术者两手拇指端分别同时着力,点按患者两侧膈俞、肝俞、脾俞、肾俞穴各约 1 分钟。

(6)患者俯卧位,裸露背脊,全身肌肉放松,术者两手食指、中指着力,横抵在患者骶尾部上,两手交替进行,沿督脉循行线向前推进至第七颈椎。随捏随推,每捏捻 3 下,上提 1 下,反复施术3～5 遍。

77. 指压防治糖尿病

糖尿病是一组由于胰岛素分泌缺陷和(或)胰岛素作用障碍所致的以高血糖为特征的代谢性疾病。持续高血糖与长期代谢紊乱等可导致全身组织器官,特别是眼、肾、心血管及神经系统的损害及其功能障碍和衰竭。严重者可引起失水、电解质紊乱、酸碱平衡失调等急性并发症酮症酸中毒和高渗昏迷。严重高血糖时出现典型的"三多一少"症状,多见于 1 型糖尿病。发生酮症或酮症酸中毒时"三多一少"症状更为明显。2 型糖尿病发病前常有肥胖和疲乏无力,若得不到及时诊断,体重会逐渐下降。

(1)患者仰卧位,髋、膝屈曲,术者两手掌指交替着力,以患者肚脐为中心,做顺时针或逆时针方向环转摩动约 3 分钟。

(2)患者仰卧位,术者两手拇指或中指端着力,分别点按患者承浆、百会、攒竹、太阳穴各约 30 秒钟。

(3)患者仰卧位,术者两手拇指指腹同时着力,分别在患者前额部做纵横分推 1 分钟。然后用小鱼际着力,相互配合,分别沿前额、眼周、颊部、鼻唇沟,反复推摩约 2 分钟。

(4)患者仰卧位,术者两手拇指端着力,分别按患者两侧内关、合谷、足三里、三阴交穴各约 30 秒钟。

(5)患者俯卧位,术者两手掌指交替着力,边推边揉,沿脊柱两侧足太阳膀胱经,从上而下或从下而上反复施术约 5 分钟。尤其两侧胰俞、膈俞、肝俞、脾俞、肾俞穴,为重点治疗部位。

(6)患者俯卧位,术者两手食指、中指着力,横抵在患者骶尾骨上,两手交替沿督脉循行线向前推进至第七颈椎,随捏随推,每捏捻 3 下,上提 1 下,反复施术 3～5 遍。

78. 指压防治肥胖症

肥胖是指人体脂肪积聚过多,当进食热量超过消耗量时,多余的物质便转化为脂肪储存于各组织及皮下,一般超过理想体重 10% 称为超重,超过 20% 则称为肥胖。从生理的角度来讲,人体能量的摄入和能量的消耗保持着一定的平衡,能量的摄入增加或消耗减少会导致能量代谢不正常而造成肥胖。能量消耗可分为静息时的能量消耗和活动时的能量消耗,静息时的能量消耗占热量的 50%～70%。活动时的能量消耗对减肥起着重要作用,静息时的能量消耗的减少在肥胖的产生中有着举足轻重的作用。调查发现,有些肥胖者并不比一般人吃得多,有时甚至比一般人吃得少,尽管也参加一些运动,但体重仍不见减少,这是由于肥胖者的能量消耗低,就是说他们摄取的营养很少以热能的形式消耗掉,而是更多地把营养转化成能量储存起来。

（1）取穴：取穴 3 组。

①中脘穴至中极穴，膏肓穴至大赫穴，天枢穴至归来穴 3 条腹直线。

②脊中穴至腰俞穴，脾俞穴至白环俞穴，胃仓穴至秩边穴 3 条腰骶直线。

③曲泽穴至内关（双侧）、足三里、丰隆、三阴交穴。

（2）操作：第一组穴自上而下，以双拇指指腹推压，结合叩、振、揉、点等综合手法进行操作 5～10 分钟；第二组穴用先推后叩，交叉进行，并结合振、揉、推等手法约 10 分钟；第三组穴上肢用推压、揉按等手法进行操作，最后在下肢双侧足三里、丰隆、三阴交穴先强压，再揉压，然后点振，反复进行，约 10 分钟。每次操作 30 分钟左右，指力由轻到重，用力均匀，灵活施术。每日 1 次，10 次为 1 个疗程。以泻法为主，补法为辅。第 1～2 个疗程以平补平泻法，第 3～4 个疗程后以补法为主，泻法为辅。

79. 指压防治中暑

中暑是指因高温引起的人体体温调节功能失调，体内热量过度积蓄，从而引发神经器官受损。该病通常发生在夏季高温同时伴有高湿的天气。遇到高温天气，一旦出现大汗淋漓、神志恍惚时，要注意降温。如高温下发生有人昏迷的现象，应立即将昏迷人员抬放到通风阴凉处，浇凉水以降低昏迷者的体温，随后要持续监测体温变化，高体温 40℃ 左右持续不下的要马上送至有经验的医院进行液体复苏治疗，千万不可以为是普通中暑而小视，耽误治疗时间。

（1）患者仰卧位，术者用拇指指端或指甲掐按患者人中穴及两侧的内关、合谷、太冲穴，以苏醒为度。

（2）患者仰卧位，术者弯曲一只手的食指、中指，并用这两个弯曲的指间关节用力钳捏、拉扯患者颈后大椎穴及尺泽穴处的皮肤，直至皮肤出现发绀或血斑。

（3）患者苏醒后，让其采取坐位，术者拿捏风池穴30秒钟，力量宜轻快柔和；接着两手拿捏肩井穴30下，力量亦轻快柔和。

（4）患者正坐位，术者用手掌在患者背部脊柱及两侧膀胱经施行擦法，擦时从上往下来回擦动，以皮肤微红发热为宜。

（5）患者坐位，术者两手拇指在患者前额用开天门从印堂推向神庭穴法操作30秒钟，然后再用两手拇指轻柔地按揉两侧太阳穴30秒钟。

（6）患者坐位，术者用两手小鱼际在患者颈肩部做轻快的交替拳击30下。

80. 指压防治小儿急性上呼吸道感染

小儿急性上呼吸道感染系由各种病原引起的上呼吸道炎症，简称上感，俗称"感冒"，是小儿最常见的疾病。该病主要侵犯鼻、鼻咽和咽部，如上呼吸道某一局部炎症特别突出，即按该炎症处命名，如急性鼻炎、急性咽炎、急性扁桃体炎等。急性上呼吸道感染主要用于上呼吸道局部感染定位并不确切者。鼻咽部感染常出现并发症，累及邻近器官如喉、气管、支气管、肺、口腔、鼻窦、中耳、眼及颈部淋巴结等，有时鼻咽部症状已经好转或消失，而其并发症可以迁延或加重。

先点揉肺俞穴3分钟，用补法；然后捏提大椎穴30次，用泻法；接着点按风池、印堂、太阳穴各1分钟，用泻法；推按攒竹穴、点揉迎香穴各1分钟，用泻法；掐合谷、阳池穴各1分钟，用泻法；最后点揉中脘穴2分钟，用泻法；点按天枢穴2分钟，用震颤法。

81. 指压防治小儿支气管炎

小儿支气管炎系指支气管发生炎症，病变主要发生在肺部的细小支气管，通常是由普通感冒、流行性感冒等病毒性感染引起的并发症,也可能由细菌感染所致。小儿支气管炎发病可急可缓。大多先有上呼吸道感染症状,也可忽然出现频繁而较深的干咳,以后渐有支气管分泌物。婴幼儿不会咳痰,多经咽部吞下。症状轻者无明显病容,重者体温达 38℃～39℃,偶达 40℃,多数 2～3 日即退。感觉疲劳,影响睡眠食欲,甚至发生呕吐、腹泻、腹痛等消化道症状。年长儿再诉头痛及胸痛。咳嗽一般延续 7～10 日,有时迁延 2～3 周,或反复发作。如不经适当治疗可引起肺炎,白细胞正常或稍低,升高者可能有继发细菌感染。

(1)患儿坐位,术者一手握住患儿左手拇指,另一手置于拇指指腹,从指尖向指根旋推 1 分钟。患儿右手拇指亦然。

(2)患儿坐位,术者握住患儿左手掌,另一手用拇指指腹在患儿内八卦穴处,做旋绕运摩 1 分钟。换患儿右手掌亦然(内八卦位于手掌面,以掌心为圆心,从圆心点至中指根横纹处)。

(3)患儿坐位,术者一手握住患儿右手掌,另一手用拇指的外侧缘,置于无名指末节指腹,从指尖向指根,反复直推 1 分钟。患儿左手无名指亦然。

(4)患儿坐位,术者用中指端置于患儿天突穴上,做顺时针方向旋转揉动 1 分钟。

(5)患儿坐位,术者用两手拇指指腹置于患儿天门穴上,同时着力向上直推 1 分钟。

(6)患儿坐位,术者两手拇指端着力,分别同时点按患儿两侧的肺俞穴约 1 分钟。

(7)患儿俯卧位,将裤褪下到尾骨下缘,上衣撩起至第七颈椎。术者两手自然屈曲成空拳,拇指伸张在拳眼上面,食指和中指横抵在患儿尾骨上,两手交替沿脊柱向上推进,同时两手的拇指将皮肤轻轻提起,随捏随推,推至第七颈椎为止,如此反复 3 遍。在推捏过程中,每推捏 3 次,就须上提 1 次,以脊背皮肤出现微红为宜。

82. 指压防治小儿哮喘

　　小儿哮喘是一种表现反复发作性咳嗽、喘鸣和呼吸困难，并伴有气道高反应性的可逆性、梗阻性呼吸道疾病。哮喘是一种严重危害儿童身体健康的常见慢性呼吸道疾病，发病率高，常表现为反复发作的慢性病程，严重影响了患儿的学习、生活及活动，影响儿童青少年的生长发育，不少儿童哮喘患者由于治疗不及时或治疗不当最终发展为成人哮喘而迁延不愈，肺功能受损，部分患者甚至完全丧失体力活动能力。严重哮喘发作，若未得到及时有效治疗，可以致命。有关哮喘的定义、病因学、发病机制、免疫学、病理生理学及诊断和治疗原则等，儿童与成人基本上相似，但儿童和成人哮喘在某些方面仍然存在着差异。哮喘儿童正处于智能、身体、心理及免疫系统等不断生长发育过程，尤其在免疫学和病理生理学等方面，儿童哮喘有其特殊的方面。

　　(1)患儿俯卧位，术者点揉肺俞穴 3 分钟，用补法；点按肩井穴 1 分钟，用泻法。

　　(2)患儿仰卧位，术者点按天突、膻中穴各 1 分钟，天突穴用泻法，膻中穴用补法。再依次点按尺泽、合谷、足三里、丰隆穴各 1 分钟，足三里用补法；余穴皆用泻法。

　　(3)热喘者，点风池、曲池穴各 1 分钟，用泻法；点揉内关穴 2 分钟，用补法。

　　(4)虚喘者，加点神门、关元、气海、肾俞、命门、八髎穴各 3 分钟，用补法，以透热为度。

83. 指压防治小儿发热

　　发热是指体温超过正常范围高限，是小儿十分常见的一种症状。正常小儿腋表体温为 36℃～37℃(肛表测得的体温比口表高约 0.3℃，口表测得的体温比腋表高约 0.4℃)，腋表如超过

37.4℃可认为是发热。在多数情况下,发热是身体和入侵病原作战的一种保护性反应,是人体正在发动免疫系统抵抗感染的一个过程。体温的异常升高与疾病的严重程度不一定成正比,但发热过高或长期发热可使机体各种调节功能受累,从而影响小儿的身体健康,因此对确认发热的小儿,应积极查明原因,针对病因进行治疗。小儿的正常体温可以因性别、年龄、昼夜及季节变化、饮食、哭闹、气温及衣被的厚薄等因素影响有一定范围的波动。体温稍有升高,并不一定有病理意义。在小儿体温升高时,要注意观察患儿的神态和举止。体温在38℃、神情呆滞的小儿,和体温在40℃、但仍然顽皮的小儿相比,前者更值得我们关注。而机体抵抗力低的小儿,纵使患了严重的疾病,很可能也不会发热。

(1)术者用双手拇指指腹,自小儿眉心交替向上推至前发际边缘约50次。

(2)术者用双手拇指指腹,自小儿眉心沿眉毛向两旁推至眉梢约50次。

(3)术者用拇指或中指指端按揉小儿两侧太阳穴50次。

(4)用拇指指腹着力,自小儿无名指指端推向指节处约100次。

(5)术者用拇指指腹或食、中指指腹着力,自小儿腕横纹桡侧端沿前臂推向肘横纹外侧端约300次。

(6)术者用拇指指腹或食、中指指腹着力,自小儿肘横纹内侧端沿前臂推向腕横纹尺侧端约300次。

(7)术者用拇指指腹或食、中指指腹着力,自小儿腕横纹中点推向肘横纹中点约300次。

(8)术者用拇指和中指指端对称用力按压小儿风池穴10~15次。

84. 指压防治脊髓灰质炎

脊髓灰质炎俗称小儿麻痹症,是一种急性传染病,由病毒侵入血液循环系统引起,部分病毒可侵入神经系统。患者多为1～6岁儿童,主要症状是发热,全身不适,严重时肢体疼痛,发生瘫痪。脊髓灰质炎是一种急性病毒性传染病,临床表现多种多样,包括程度很轻的非特异性病变,无菌性脑膜炎(非瘫痪性脊髓灰质炎)和各种肌群的弛缓性无力(瘫痪性脊髓灰质炎)。脊髓灰质炎患者,由于脊髓前角运动神经元受损,与之有关的肌肉失去了神经的调节作用而发生萎缩,同时皮下脂肪、肌腱及骨骼也萎缩,使整个机体变细。中医学认为,本病的发生,多因风湿热等疫毒之邪,由口鼻而入,侵犯肺胃,流注经络所致。

(1)术者拇指指端用中等力量扣按小儿大肠俞穴,每隔10秒钟放松1次,反复扣按1～2分钟。

(2)环跳、殷门、风市、伏兔、委中、承山、曲池、脾俞、肩井穴的治疗方法与大肠俞穴相同。

(3)术者中指指端用中等力量扣按小儿足三里穴,每隔10秒钟放松1次,反复扣按2～3分钟。

(4)阳陵泉穴的治疗方法与足三里相同。

(5)术者拇指指端置于昆仑穴上,食指指端置于小儿太溪穴上,两指用中等力量捏按,每隔10秒钟放松1次,反复捏按1分钟。

(6)术者拇指、食指指端分别置于小儿肩髃、肩髎穴上,两指用较轻力量同时扣按,每隔10秒钟放松1次,反复扣按1～2分钟。

(7)术者拇指指端用中等力量捏按小儿外关穴,每隔10秒钟放松1次,反复捏按1分钟。

(8)合谷穴的治疗方法与外关穴相同。

(9)术者拇指指腹轻轻揉按小儿梁门穴1～2分钟。

（10）天枢、大横、气海穴的治疗方法与梁门穴相同。

（11）术者拇指、食指指腹分别置于小儿双侧风池穴上，用较轻力量同时扣按，每隔 10 秒钟放松 1 次，反复扣按 1 分钟。

（12）天柱穴的治疗方法与风池穴相同。

（13）术者中指指尖轻轻切按小儿大椎穴 1 分钟。

（14）术者拇指指腹用中等力量揉按小儿肩井穴，每隔 10 秒钟放松 1 次，反复扣按 1～2 分钟。

（15）术者拇指指尖用较轻力量切按小儿后溪穴，每隔 10 秒钟放松 1 次，反复切按 1 分钟。

85. 指压防治百日咳

百日咳是小儿常见的急性呼吸道传染病，百日咳杆菌是本病的致病菌。其特征为阵发性痉挛性咳嗽，咳嗽末伴有特殊的吸气吼声，病程较长，可达数周，甚至 3 个月左右，故有百日咳之称。近年来，青少年和成人百日咳有增多趋势，可占流行时总病例的10.2%。一组经细菌培养证实的成人百日咳，平均年龄为 35 岁，有典型症状与痉咳后呕吐，但也可仅有数周干咳，罕有并发症。大多数仍可坚持工作，本人虽无多大痛苦，但可作为传染源，尤其威胁小儿，应予重视。

（1）术者用拇指指腹着力，在小儿拇指掌面第一节自指节直推向指根约 100 次。

（2）术者用拇指指腹着力，在小儿无名指指腹自指尖直推向指根处 100 次。

（3）术者先用中指指甲着力，在小儿手掌大、小鱼际交接处掐5 次，然后用中指端着力，揉小儿大鱼际、小鱼际交接处约 50 次。

（4）术者用中指端着力，按揉小儿天突穴约 50 次。

（5）术者用拇指或食指、中指指腹着力，自小儿腕横纹中点，向肘横纹中点直推约 300 次。

(6)术者用两手拇指指腹着力,自小儿胸前膻中穴向两旁分推至乳头约 50 次。

(7)术者用双掌在小儿两腋下胁肋处从上至下搓动 50 次。

(8)术者用拇指或食指、中指指腹自小儿颈后发际正中直推至大椎穴约 100 次。

(9)术者用中指指腹着力,在小儿大椎穴揉约 30 次。

(10)术者用食指、中指指腹着力,在小儿两侧肺俞穴各按揉约 50 次。

(11)术者用食指、中两指指腹着力,在小儿两侧膈俞穴各按揉约 50 次。

86. 指压防治小儿便秘

小儿便秘指大便干燥、坚硬,秘结不通,排便时间间隔较久(多于 2 日),或虽有便意而排不出大便。小儿在不同年龄有着不同的便秘原因,找到原因后在进行对因治疗是比较妥当的。另外,把孩子的生活安排得有规律些,让孩子多吃青菜、水果,多喝水和多吃些脂肪类食品。实秘者,手法应缓而重,腹部穴位加用震颤法;虚秘者,手法应缓而轻。

(1)患儿坐位,术者点揉太渊穴 1 分钟,用补法;点揉合谷穴 1 分钟,用泻法;点按承山、照海穴各 1 分钟,承山穴用泻法,照海穴用补法。

(2)患儿仰卧位,术者点揉、震颤右天枢、中脘、左天枢、气海穴各 2 分钟,用泻法;点揉足三里穴 2 分钟,用补法。

(3)患儿坐位,术者点揉小儿背部两侧大肠俞、小肠俞、八髎、长强穴各 1 分钟,以患儿有热感为宜。

87. 指压防治小儿腹泻

小儿腹泻是多病原、多因素引起的以腹泻为主的一组疾病,是

2 岁以下婴幼儿的常见病。主要特点为大便次数增多和性状改变,可伴有发热、呕吐、腹痛等症状及不同程度水电解质、酸碱平衡紊乱。病原可由病毒(主要为人类轮状病毒及其他肠道病毒)、细菌(致病性大肠埃希菌、产毒性大肠埃希菌、出血性大肠埃希菌、侵袭性大肠埃希菌及鼠伤寒沙门菌、空肠弯曲菌、耶氏菌、金葡菌等)、寄生虫,真菌等引起。肠道外感染、滥用抗生素所致的肠道菌群紊乱、过敏、喂养不当及气候因素也可致病。

(1)术者拇指、食指指腹分别轻轻揉按小儿双侧天枢穴各 3～5 分钟。

(2)术者拇指指端用中等力量捏按小儿合谷穴,每隔 10 秒钟放松 1 次,反复捏按 1～2 分钟。

(3)术者中指指端用中等力量扪按小儿足三里穴,每隔 10 秒钟放松 1 次,反复扪按 2～3 分钟。

(4)术者拇指指腹用中等力量扪按小儿脾俞穴,每隔 20 秒钟放松 1 次,反复扪按 3～5 分钟。

88. 指压防治小儿腹痛

腹痛是小儿时期最常见的症状之一。引起腹痛的原因很多,几乎涉及各科疾病。既可以是腹内脏器病变,也可以是腹外病变;可以是器质性的,也可以是功能性的;可以是内科疾病,也可以是外科疾病,甚至最初为内科疾患,以后病情发展而以外科情况为主。在治疗方法上,有些腹痛急需手术,有些腹痛则不需要手术;有些腹痛最初可采取保守治疗,之后需手术治疗。急需手术治疗者,若误诊、漏诊延误手术则可造成严重后果,甚至危及生命。反之,不需要手术者,施行不必要的手术,则不但增加患儿痛苦,甚或加重病情。

(1)术者予以小儿补脾经 100 次,揉外劳宫穴 100 次,推三关 100 次,摩腹揉脐 3～5 分钟,揉中脘、足三里穴各 100 次,最后拿肚角3～5次。

（2）外感风寒者，可加掐一窝风1～2分钟。

（3）伤食腹痛者，可加清大肠100次，揉板门100次，运内八卦100次，揉天枢穴，分腹阴阳各100次。

（4）虫积腹痛剧烈者，可加按揉脾俞穴及背部压痛点各1～2分钟。

（5）虚寒腹痛者，可加补脾经100次，横擦肾俞、命门穴，以热感为度。

89. 指压防治小儿呕吐

呕吐是小儿时期常见的临床症状，不同年龄不同种疾病均可引起呕吐。由于食管、胃或肠道呈逆蠕动并伴有腹肌强力痉挛和收缩，迫使食管和胃内内容物从口和鼻涌出。呕吐可以是独立的症状，也可是原发病的伴随症状。单纯呕吐把吃进过多生、冷食物及腐败有毒食物吐出来，也是机体一种保护功能。遇到小儿出现呕吐不要惊慌，应观察病情，正确护理。

（1）患儿坐位，术者一手握住患儿左手，另一手置于拇指末节指腹或拇指外侧缘，自指尖向指根方向直推，反复施术约1分钟；然后换右手，方法亦然。

（2）患儿坐位，术者一手握住患儿右手，另一手置于手掌大鱼际处，做顺时针方向揉摩约1分钟；然后换左手亦然。

（3）患儿坐位，术者一手握住患儿左手，另一手置于食指桡侧缘，自指根向指尖直推，反复施术约1分钟；然后换右手亦然。

（4）患儿仰卧位，术者一手扶住患儿腹侧，另一手置腹部肚脐正中直上四横指（指小儿自身的四横指）处，做顺时针方向旋转摩动约2分钟。

（5）患儿俯卧位，术者两手指自然屈曲，食指和中指横抵在尾骨上，两手拇指与食指合力，两手交替沿脊柱向上推进，随捏随推至第七颈椎为止,如此反复 3 遍。在推捏过程中,每推捏 3 次就须轻轻上提 1 次,以背脊皮肤出现微红为宜。

90. 指压防治小儿厌食症

小儿厌食症是指长期的食欲缺乏或消失、以食量减少为主要症状,是一种慢性消化功能紊乱综合征,是儿科常见病、多发病,1～6 岁小儿多见,且有逐年上升趋势。严重者可导致营养不良、贫血、佝偻病及免疫力低下,出现反复呼吸道感染,对儿童生长发育、营养状态和智力发展也有不同程度的影响。

(1)术者用拇指指腹着力,在小儿拇指指腹做旋推约 300 次。

(2)术者用手掌掌面或食指、中指、无名指指面着力,在小儿腹部做环形有节律的抚摩约 5 分钟。

(3)术者用手掌大鱼际、掌根部或食指、中指指腹着力,在小儿中脘穴轻柔缓和地揉动约 300 次。

(4)术者用拇指指端在小儿足三里穴按揉约 50 次。

(5)术者用拇指与食指、中指两指相对用力,捏拿小儿长强穴至大椎穴的肌肤,自下而上双手交替捻动向前推行,并可用力提拿 5 遍。

91. 指压防治小儿积滞

积滞是因小儿喂养不当,内伤乳食,停积胃肠,脾运失司所引起的一种小儿常见的脾胃病症。临床以不思乳食,腹胀嗳腐,粪便酸臭或便秘为特征。积滞与西医学消化不良相近。本病一年四季皆可发生,夏秋季节,暑湿易于困遏脾气,发病率较高。小儿各年龄组皆可发病,但以婴幼儿多见。常在感冒、泄泻、疳证中合并出现。

(1)患儿仰卧位,术者一手固定患儿手腕部,另一手拇指指腹置于患儿两手掌大鱼际赤白肉际相接处揉摩 1 分钟。

（2）患儿仰卧位，术者一手固定患儿食指，另一手拇指指腹置于患儿两手食指桡侧缘，从食指尖向指根直推1分钟。

（3）患儿仰卧位，术者食指、中指、无名指和小指的指腹或掌根，置于患儿腹部，以肚脐为中心，做有节律、轻柔缓和之顺时针方向抚摩3分钟。

（4）患儿俯卧位，术者一手扶住患儿臀部，另一手中指指腹置于患儿尾椎骨端揉1分钟。

（5）患儿俯卧位，裤褪下到尾骨下缘，上衣撩起，术者两手指自然屈曲，食指和中指横抵在患儿尾骨上，两手拇指与食指合作，两手交替沿脊柱向上推进，随捏随推至第七颈椎为止，如此反复3遍。在推捏过程中，每推捏3次，就须轻轻上提1次，以背脊皮肤出现微红为宜。

92. 指压防治小儿营养不良

长期摄食不足是营养不良的主要原因，如多产、双胎及早产儿若不注意科学喂养，常引起营养不良。唇裂等先天畸形及结核等慢性消耗性疾病，也可产生营养不良。表现为体重不增或减轻，皮下脂肪逐渐消失，一般顺序为腹、胸背、腰部、双上下肢、面颊部。重者肌肉萎缩，运动功能发育迟缓，智力低下，免疫力差，易患消化不良及各种感染。

（1）患儿仰卧位，术者一手握住患儿腕关节，另一手拇指分别置于两手拇指桡侧缘，从指尖向指根直推约2分钟。

（2）患儿仰卧位，术者一手握住患者前臂，另一手拇指指腹分别置于两前臂桡侧缘，从腕关节向肘关节直推约2分钟。

（3）患儿仰卧位，术者用食指、中指、无名指和小指置于患儿腹部，以肚脐为中心，做有节律、轻柔、缓和之顺时针方向抚摩约2分钟；做逆时针方向抚摩约2分钟。

（4）患儿仰卧位，术者一手握住小腿部，另一手拇指端分别置于患儿的足三里穴各旋转按揉约1分钟。

(5)患儿俯卧位,术者两手指自然屈曲,食指和中指横抵在患儿尾骨上,两手拇指与食指合作,两手交替沿脊柱向上推进,随捏随推至第七颈椎为止,如此反复3遍。在推捏过程中,每推捏3次就须轻轻上提一次,以背脊皮肤出现微红为宜。

93. 指压防治小儿疳积

疳积是由于喂养不当,或其他疾病的影响,致使脾胃功能受损,气液耗伤而逐渐形成的一种慢性病症。临床以形体消瘦,饮食异常,面黄发枯,精神萎靡或烦躁不安为特征。疳积发病无明显季节性,5岁以下小儿多见。古代疳证被列为儿科四大要证之一。随着人们生活的不断改善和医疗保健事业的发展,现在疳证的发病率明显下降,特别是重症患儿明显减少。

(1)患儿仰卧位,术者手指并拢,为患儿摩腹3~5分钟。

(2)紧接上法,术者指压患儿足三里、三阴交穴等2分钟。

(3)患儿俯卧位,术者用右手食指、中指自上而下抹脊3~5遍。

(4)患儿俯卧位,术者用捏脊法,自下而上捏脊3~5遍。

94. 指压防治小儿脑性瘫痪

小儿脑性瘫痪俗称脑瘫,是指从出生后1个月内脑发育尚未成熟阶段,由于非进行性脑损伤所致的以姿势各运动功能障碍为主的综合征。该病是小儿时期常见的中枢神经障碍综合征,病变部位在脑,累及四肢,常伴有智力缺陷、癫痫、行为异常、精神障碍及视、听觉、语言障碍等症状。

(1)术者叩击小儿百会、率谷、天柱、风池、完骨、哑门、大椎穴各100次。

(2)术者叩击小儿肩髃、臂臑、臑会、郄门、阳池、阳溪、掌间、合谷穴及指甲根、指关节各 100 次。并配合上肢关节的被动活动。

（3）以督脉和两侧膀胱经为主，术者从上到下叩击 100 次，共 3 次。然后从腰骶部向上捏脊 3 遍。

（4）术者叩击小儿环跳、伏兔、风市、箕门、浮郄、委中、承山、漏谷、太冲、足临泣穴及趾甲根、趾关节各 100 次。并配合下肢关节的被动活动。

（5）伴有流口水者，点叩击迎香、夹承浆、人迎、廉泉、上廉泉穴各 50 次；伴有下肢萎缩时，点叩击髀关、伏兔、足三里、上巨虚、下巨虚、条口穴各 50 次。

95. 指压防治小儿夜啼

小儿夜啼是指 1 岁以内的哺乳婴儿入夜啼哭、间歇发作或持续不已，甚至通宵达旦；或每夜定时啼哭，白天如常的疾病。民间俗称"夜啼郎"或"哭夜郎"。小儿夜啼常见于 6 个月以内的婴儿。因初断乳食、饥饿、尿布潮湿、室温过高或过低、被子过厚等引起的夜啼，不属于本证范畴。中医学认为，小儿夜啼多因脾脏虚寒、心经积热、突受惊吓、乳食积滞所致。

（1）患儿坐位，术者一手握住患儿左手，另一手用推法，自中指掌面末节指纹起向指尖推，反复施术约 1 分钟；然后换患儿右手中指，方法亦然。

（2）患儿坐位，术者一手握住患儿左手，另一手用揉法，在患儿掌根、大小鱼际交接之中点，反复施术约 2 分钟。然后换患儿右手亦然。

（3）患儿仰卧位，术者一手握住患儿右手，另一手用推法，在前臂桡侧，自腕横纹至肘横纹直推，反复施术约 1 分钟，然后换患儿左手亦然。

（4）患儿仰卧位，术者坐于一侧，一手食指、中指、无名指和小指指腹或掌根，置于患儿腹部，以肚脐为中心，做有节律、轻柔、缓和之顺时针方向抚摩约 2 分钟。

(5)患儿坐位,术者一手握住患儿左手,另一手置于拇指指腹上做旋转推法,反复施术约 1 分钟。然后换患儿右手亦然。

(6)患儿坐位,术者一手握住患儿右手,另一手用拇指点按手掌后腕横纹中点处约 30 秒钟;然后换患儿左手亦然。

96. 指压防治小儿佝偻病

小儿佝偻病又称维生素 D 缺乏性佝偻病,是以维生素 D 缺乏、导致钙、磷代谢紊乱和临床以骨骼的钙化障碍为主要特征的疾病。维生素 D 是维持高等动物生命所必需的营养素,是钙代谢最重要的生物调节因子之一。维生素 D 不足导致的佝偻病,是一种慢性营养缺乏病,发病缓慢,影响生长发育。多发生于 3 个月至 2 岁的小儿。

(1)术者用拇指指腹着力,在小儿拇指指腹旋推约 300 次。

(2)术者用拇指指腹着力,在小儿小指指腹旋推约 300 次。

(3)术者用拇指偏峰或中指指端着力,按揉小儿手背无名指和小指掌指关节后陷处约 50 次。

(4)术者用食指、中指指端着力,按揉小儿手掌大、小鱼际交接处凹陷处约 50 次。

(5)术者用拇指指腹或食指、中指指腹着力,自小儿腕横纹桡侧端沿前臂推向肘横纹外侧端推 300 次。

(6)术者用手掌大鱼际、掌根部或手指指腹在小儿中脘穴做轻柔缓和揉动约 5 分钟。

(7)术者用手掌掌面或食指、中指、无名指指面在小儿小腹部做环形的有节律的抚摩约 5 分钟。

(8)术者用拇指、食指、中指捏拿小儿长强穴至大椎穴的肌肤,自下而上双手交替捻动向前推行,并可用力提拿约 5 遍。

(9)术者用手掌面、鱼际或食指、中指、无名指指面着力,在小儿腰骶部八髎穴进行直线来回摩擦,以擦热为度。

（10）术者用拇指指腹着力,按揉小儿足三里、三阴交穴各100次。

97. 指压防治小儿寄生虫病

寄生虫病是小儿时期最常见的多发病,危害大,重者可致生长发育障碍。人体寄生虫病对全球人类健康危害严重,广大发展中国家寄生虫病广泛流行;在经济发达的国家,寄生虫病也是公共卫生的重要问题。

（1）术者以双手拇指指腹强压或揉压小儿双侧天枢、大横穴,每次1.5～3分钟;再用三棱针点刺四缝穴,挤压出少量液体和血液。

（2）术者以两手拇指压小儿膈俞、胆俞穴之间,刺激量大小以患儿能忍受为度。随着指压处有痛、胀、酸、麻的感觉,腹痛随之缓解或停止。适用于胆道蛔虫病。

98. 指压防治小儿惊风

惊风又称为"惊厥",俗名"抽风"。惊风是小儿时期常见的一种急重病症,以临床出现抽搐、昏迷为主要特征。任何季节均可发生,一般以1～5岁的小儿为多见,年龄越小,发病率越高。其症情往往比较凶险,变化迅速,威胁小儿生命。所以,古代医家认为惊风是一种恶候。惊风的症状,临床上可归纳为八候。所谓八候,即搐、搦、颤、掣、反、引、窜、视。八候的出现,表示惊风已在发作。但惊风发作时,不一定八候全部出现。由于惊风的发病有急有缓,症候表现有虚有实,有寒有热,故临证常将惊风分为急惊风和慢惊风。凡起病急暴,属阳属实者,统称急惊风;凡病势缓慢,属阴属虚者,统称慢惊风。本病西医学称小儿惊厥。其中伴有发热者,多为感染性疾病所致,颅内感染性疾病常见有脑膜炎、脑脓肿、脑炎、脑寄生虫病等；颅外感染性疾病常见有高热惊厥和各种严重感染（如中毒性菌痢、中毒性肺炎、败血症等）。不伴有发热者，多为非感染性疾病所致，除常见的癫痫外，还有水及电解质紊乱、低血糖、药物中毒、食物中毒、遗传代谢性疾病、脑外伤、脑瘤等。临证要详细询问病史，细致体格检查，并做相应实验室检查，以明确诊断，及时进行针对性治疗。

（1）术者中指指尖用中等力量切按小儿人中穴，每隔 10 秒钟放松 1 次，反复切按数分钟，直至抽搐缓解为止。

（2）术者拇指指尖用中等力量切按小儿中冲穴，每隔 10 秒钟放松 1 次，反复切按 1～2 分钟。

（3）术者拇指指端用中等力量捏按小儿劳宫穴，每隔 10 秒钟放松 1 次，反复捏按 1～2 分钟。

（4）合谷穴的治疗方法与劳宫穴相同。

（5）术者拇指指端用中等力量扣按小儿阳陵泉穴，每隔 10 秒钟放松 1 次，反复扣按 1～2 分钟。

（6）术者拇指指尖置于小儿太冲穴上，食指指尖置于涌泉穴上，两指用中等力量对捏，每隔 10 秒钟放松 1 次，反复捏按 1～2 分钟。

99. 指压防治小儿遗尿

遗尿是指小儿不自觉地排尿，常见于 3 岁以上的小儿。多因肾气不足，膀胱寒冷，下元虚寒，或病后体质虚弱，脾肺气虚，或不良习惯所致。如果 3 岁以下小儿由于发育尚未健全，排尿的正常习惯还未养成，或因白天嬉戏过度，精神激动，夜间偶尔尿床者，则不属病态。中医学认为，本病是由小儿肾气不足，下元虚冷，不能温养膀胱；或久病肺脾气虚，不能通调水道，膀胱制约无权；或肝经湿热，进而影响膀胱，致使疏泄失常所致。也可由小儿不良习惯，或感染蛲虫等引起。本病可见于西医学神经性膀胱功能障碍、先天性大脑发育不全、泌尿道炎症等疾病。

(1)患儿仰卧位,术者中指端着力,分别揉患儿气海、关元、中极穴各约1分钟。

(2)患儿仰卧位,术者一手握住患儿踝关节,另一手拇指端着力,揉患侧的三阴交穴约1分钟。

(3)患儿俯卧位,术者两手拇指端同时着力,分别按揉患儿两侧的肺俞、脾俞、肾俞、膀胱俞穴约1分钟。

(4)患儿俯卧位,术者一手固定患儿,另一手拇指指腹置于患儿第四腰椎至尾椎骨端的七节骨上,自上向下或自下向上直推约1分钟,以局部皮肤微红,有温热感为宜。

(5)患儿坐位,术者一手固定患儿右手小指,另一手拇指置于患儿小指指腹,从指尖稍偏尺侧至指根直推约1分钟;然后换左手亦然。

100. 指压防治小儿脱肛

小儿脱肛是指小儿肛管直肠,甚至部分结肠移位下降外脱。小儿脱肛初期,在排便后肠管从肛门内脱出,随后会自动缩回。反复发作后,每次便后都需要用手托回,常有少量黏液从肛门流出,患儿肛门处有明显的不适感,十分怕排便,常伴有身体乏力、食欲缺乏、面色萎黄和消瘦。以后每当腹内压增加时,如哭闹、咳嗽、用力时就会脱肛。患儿的肛门括约肌松弛,只要让小儿蹲下来就会看到脱肛。如果脱肛久不能复位,被嵌顿的直肠会充血、肿胀、出血,甚至造成坏死等严重后果。由于不少小儿脱肛有自愈倾向,所以在治疗方面应采取保守疗法。

(1)患儿仰卧位,术者以右手拇指按揉患儿百会穴100次,再以右手掌揉摩丹田穴5分钟,再以食指、中指按揉天枢穴500次。

(2)患儿俯卧位,术者以中指端按揉尾椎骨端100次;再以拇指桡侧面自尾椎骨端向上直推至第四腰椎100次。

（3）气虚者，加补脾经、补肺经、推三关、捏脊及按揉足三里穴；大便秘结者，加清脾经、清大肠、推下七节骨。

101. 指压防治小儿腹股沟疝

小儿腹股沟疝是小儿普通外科手术中最常见的疾病。在胚胎时期，腹股沟处有一"腹膜鞘状突"，可以帮助睾丸降入阴囊或子宫圆韧带的固定，有些小儿出生后，此鞘状突关闭不完全，导致腹腔内的小肠、网膜、卵巢、输卵管等进入此鞘状突，即成为疝，若仅有腹腔液进入阴囊内，即为阴囊水肿。疝一般发生率为 $1\% \sim 4\%$，男性是女性的 10 倍，早产儿则更高，且可能发生于两侧。

指压时，患者侧卧于健侧，使臀部垫高过于头部，以热毛巾敷患处，令气血流通。如疝在右侧，术者可坐在患儿右侧，另一人将患者右腿抬起，施术者用右手从患儿右腿下，将嵌入阴囊中之疝块捏住，慢慢捻挤，不可用力过大，使疝块中积液或气体退入腹中，则疝块体积变小，同时连挤带推，忽闻"咕噜"一声，疝即滑入腹中。一般施术 15 分钟即愈，若在术前针刺大敦、行间、中封、太冲、曲泉穴等，留针不取，再行手法，则效果更佳。适用于嵌顿疝，症见小腹左侧或右侧有物坠入阴囊内作痛，起立则下坠，卧则缩回，久之不能恢复。先则剧痛，继则上下隔绝不通。

102. 指压防治小儿睾丸鞘膜积液

睾丸鞘膜积液是指睾丸固有鞘膜两层间积有过多液体。鞘膜积液多数均无明显的病因，称为原发性鞘膜积液，其发生和发展都较缓慢。患儿可无症状。由于阴囊的外伤，睾丸和附睾的炎症或肿瘤及丝虫病所引起的鞘膜积液，称为继发性鞘膜积液，常具有原发病灶的症状。

指压时，患儿仰卧位，也可在哺乳或睡觉时进行。由患儿母亲用手固定其双腿，术者以双手中指端轻轻压在双侧三阴交穴上，两手做反向平揉,由轻到重,以患儿无痛苦为度,每次各 100 下。在揉法操作完毕之后,仍以中指端在原穴位上,向深部下压,达到穴位皮肤水平之下,有落实感为度,压下即上提中指,不离开皮肤为一放,压、放 100 下,用力要均匀、协调,节律一致。然后再依同样手法,在双侧蠡沟穴上进行平揉和压各 100 下。每日 1 次,7 次为1 个疗程,间隔 2~3 日,再进行下一个疗程。恢复慢者,可加艾条悬灸水道穴,至皮肤潮红为度。

103. 指压防治小儿鹅口疮

鹅口疮又名雪口病、白念菌病,由真菌感染,是儿童口腔的一种常见疾病。在口腔黏膜表面形成白色斑膜,多见于婴幼儿。鹅口疮是白色念珠菌感染所引起,这种真菌有时也可在口腔中发现,当婴儿营养不良或身体衰弱时可以发病。

指压时,患儿坐位,术者面对患儿,以双手食指压住患儿的两侧下关穴,中指压住两侧颊车穴,要贴紧按准,重压穴位。再以双手拇指指甲部分(应有一定长度的指甲)一上一下地轮流点按,重压人中穴约 1 分钟,每日早晚各 1 次。

104. 指压防治小儿多动症

小儿多动症又称为注意缺陷多动障碍,是儿童期常见的一类心理障碍。表现为与年龄和发育水平不相称的注意力不集中和注意时间短暂、活动过度和冲动,常伴有学习困难、品行障碍和适应不良。国内外调查发现患病率 3%~7%,男女之比为(4~9):1。部分患儿成年后仍有症状,明显影响患儿学业、身心健康及成年后的家庭生活和社交能力。

指压时,患儿仰卧位,术者掐患儿合谷穴 30 秒钟,用泻法;点揉列缺、通里、太溪、三阴交、足三里各 30 秒钟,用补法;揉印堂、太阳、风池穴各 1 分钟,用补法;点打百会穴 20 次;然后揉巨阙、中脘、关元穴各 30 秒钟,用补法。

105. 指压防治小儿口腔溃疡

口腔溃疡是口腔黏膜疾病中发病率最高的一种疾病,普通感冒、消化不良、精神紧张、郁闷不乐等情况,均能偶然引起该病的发生。本病好发于唇、颊、舌缘等,在黏膜的任何部位均能出现,但在角化完全的附着牙龈和硬腭则少见。女性较多,一年四季均能发生。复发性阿弗他溃疡有自限性,能在 10 日左右自愈。该病具有周期性、复发性及自限性等特点。

(1)术者用拇指指腹着力,自小儿拇指桡侧指端向指根方向直推约 300 次。

(2)术者用拇指指腹着力,自小儿食指桡侧缘虎口直推至食指尖约 100 次。

(3)术者用拇指偏峰着力,自小儿中指末端直推至末节横纹处约 100 次。

(4)术者用中指或拇指端按揉小儿手掌面及小指第二指间关节横纹处约 300 次。

(5)术者用左手拿小儿四指,掌心向上,右手滴凉水于小儿内劳宫穴处,用拇指端蘸水由小指根推运起,经掌小横纹、坎宫穴至内劳宫穴,边推运边吹凉气,约 100 次。

(6)术者用食指、中指指端着力,按揉小儿手掌大、小鱼际交接处凹陷处约 50 次。

(7)术者用拇指指腹或食指、中指指腹着力,自小儿腕横纹中点推向肘横纹中点约 300 次。

(8)术者用拇指指腹或食指、中指指腹着力,自小儿肘横纹内侧端沿前臂推向腕横纹尺侧端,约 300 次。

106. 指压防治月经不调

月经不调是指月经周期不准,超前,落后,无定期,经量过多或过少,色泽紫黑或淡红,经血浓稠或者稀薄等。许多女性认为这是小问题,不重视,进而忽略了调理和治疗,让身体状况变得越来越糟糕。月经不调会引起女性头痛,并伴有头晕、心悸少寐、神疲乏力等症状。行经期间,经血如果过量,就会造成血液大量流失导致气血亏损。如果不及时治疗,就会转化为周期性或是其他类型较为严重的头痛或出现贫血现象,甚至还极有可能是不孕的信号。月经不调的原因是复杂多样的,特别是器质性原因引起的月经不调得不到及时治疗,很可能会影响日后生育,如果不及早诊治,不但影响美容,而且还会影响身体健康。月经正常,对防止女性皮肤衰老、保持身体健康起着至关重要的作用。

(1)患者俯卧位,术者两手掌指交替着力,从患者腰部至上背部沿足太阳膀胱经行径,边推边揉,反复施术约 5 分钟。

(2)患者俯卧位,术者两手掌指交替着力,一手扶其腰部,另一手紧贴骶部两侧八髎穴处,自上而下揉擦至尾骨两旁约 3 分钟。

(3)患者仰卧位,术者中指着力,垂直点按患者关元穴约 30 秒钟,以局部酸胀感为宜。

(4)患者仰卧位,术者拇指端着力,分别垂直点按患者两侧的血海穴约 30 秒钟,以局部有酸胀感为宜。

(5)患者仰卧位,术者中指端着力,分别垂直点按患者两侧的三阴交穴约 30 秒钟,以局部有胀麻感为宜。

107. 指压防治经前期紧张综合征

在月经前出现烦躁、易怒、失眠等一系列症状,而在月经后又消失者,称为经前期紧张综合征。此类症状多见于 35 岁以上妇女,或伴有不孕症、月经失调患者。仅少数患者症状较重,影响工作和生活。经前期紧张综合征的患者，一般在月经来潮前7～14日开始出现症状，经前2～3日加重，行经后症状明显减轻，或者完全消失。常见的症状有精神紧张、神经过敏、烦躁易怒或忧郁、全身无力、容易疲劳、失眠、头痛、思想不集中等。还有的患者出现手、足、脸水肿。腹壁及内脏水肿而出现腹部胀满感，胃肠黏膜水肿可出现腹泻或软便，盆腔水肿可出现下腹坠胀或疼痛，乳房水肿胀痛。水肿明显时体重比经期前增加许多。引起经前期紧张综合征的原因还不十分清楚，可能与情绪紧张、不愉快等精神因素或患有肝脏疾病及水、盐在体内潴留有关。

(1)患者坐位，术者以双手拇指或中指指端着力，自患者前额正中，向两旁抹至太阳穴约2分钟；术者以拇指偏峰着力于患者印堂穴，做一指禅推法或揉法约2分钟；术者以拇指偏峰着力于患者神庭穴，以一指禅推或揉法约2分钟；术者以拇指偏峰着力于患者太阳穴，推揉约2分钟；术者以拇指指端或指腹着力，揉动患者风池穴约2分钟；术者以拇指指端或指腹着力，揉动患者百会穴约2分钟；术者以拇指指端或指腹着力，揉动患者中脘穴约2分钟；术者以拇指指端或指腹着力，揉动患者内关穴约2分钟；术者以拇指指端或指腹着力，按压揉动患者神门穴约2分钟，均以感酸胀为度；术者以双手手掌小鱼际着力，自后向前摩擦患者两胸胁部，擦至皮肤透热为止。

(2)患者俯卧位，术者以双手拇指指端或指腹着力，按压揉动患者心俞穴2分钟；术者以拇指指端或指腹着力，揉动患者肝俞穴2分钟；术者以拇指指端或指腹着力，按压揉动患者足三里穴约2分钟，均以感酸胀为度。

108. 指压防治痛经

痛经是指经期前后或行经期间，出现下腹部痉挛性疼痛，并有全身不适，严重影响日常生活者。分原发性和继发性两种。原发性痛经的病因目前尚未完全明了,初潮不久后即出现痛经,有时与精神因素密切相关。也可能由于子宫肌肉痉挛性收缩,导致子宫缺血而引起痛经。多见于子宫发育不良、宫颈口或子宫颈管狭窄、子宫过度屈曲,使经血流出不畅,造成经血潴留,从而刺激子宫收缩引起痛经。有的在月经期,内膜呈片状脱落,排出前子宫强烈收缩引起疼痛,排出后症状减轻,称膜性痛经。原发性痛经多能在生育后缓解。继发性痛经多见于生育后及中年妇女,因盆腔炎症、肿瘤或子宫内膜异位症引起。内膜异位症系子宫内膜组织生长于子宫腔以外,如子宫肌层、卵巢或盆腔内其他部位,同样有周期性改变及出血,月经期间因血不能外流而引起疼痛,并因与周围邻近组织器官粘连,而使痛经逐渐加重,内诊可发现子宫增大较硬,活动较差,或在子宫直肠陷窝内扪及硬的不规则结节或包块,触痛明显。

(1)患者仰卧位,两下肢髋、膝屈曲,术者两手拇指和四指合力,从患者肚脐下方开始拿提腹部皮肤,边拿边提边放,逐渐下移至耻骨联合处,反复施术5~7遍。

(2)患者仰卧位,术者两手拇指并置于患者左小腿内侧至踝关节,从上至下逐渐下移,反复施术约2分钟,以局部有酸胀感并向足部放射为宜,然后换做右小腿部,方法亦然。

(3)患者俯卧位,术者两手掌指交替着力,从患者上背至腰骶部,在脊柱两旁反复推揉约5分钟。

(4)患者仰卧位,术者中指端着力,分别点按患者两侧的三阴交穴各30秒钟,以局部有胀麻感为宜。

(5)患者仰卧位,术者拇指端着力,分别垂直点按患者两侧的血海穴各30秒钟,以局部有酸胀感为宜。

109. 指压防治闭经

闭经是从未有过月经或月经周期已建立后又停止的现象。年过 16 岁,第二性征已经发育尚未来经者或者年龄超过 14 岁第二性征没有发育者称原发闭经,月经已来潮又停止 6 个月或 3 个周期者称继发闭经。闭经的原因有功能性及器质性两种,下丘脑-垂体-卵巢轴的功能失调所致的闭经为功能性闭经;器质性因素有生殖器官发育不全、肿瘤、创伤、慢性消耗性疾病等。按解剖部位不同分为子宫性闭经、卵巢性闭经、脑垂体及下丘脑性闭经。诊断时首先要了解详细病史及进行体格检查,除外妊娠、哺乳、避孕药及器质性疾病所致的闭经。内分泌检查包括,基础体温、阴道细胞涂片、宫颈黏液结晶、子宫内膜病理检查。血中激素水平测定包括催乳素、黄体生成素及促卵泡激素,治疗性检查有黄体酮撤退试验及人工周期试验,必要时还需测定肾上腺及甲状腺功能、遗传学检查等。治疗原则为器质性因素引起的闭经要针对患者治疗。对功能性闭经根据病情给予适当的内分泌治疗及中西医结合治疗,要去掉精神负担,加强锻炼,充满信心,积极配合治疗。

(1)患者俯卧位,术者两手掌指交替着力,沿患者脊柱两侧足太阳膀胱经行径,从上背至腰骶部,反复推按约 3 分钟。

(2)患者俯卧位,术者用两手拇指端着力,分别按揉患者肝俞、脾俞、肾俞穴各约 30 秒钟,以局部有酸胀感为宜。

(3)患者仰卧位,术者两手拇指端着力,分别点按患者两侧血海、足三里、三阴交穴各约 30 秒钟,以局部有胀麻感为宜。

(4)患者仰卧位,髋、膝屈曲,术者两手指着力,分别置于患者腹部两侧,自上而下,自外向内沿任脉行径,将腹部肌肉挤起,然后两手交叉扣拢拿提、放松,反复施术 1 分钟。

110. 指压防治功能失调性子宫出血

功能失调性子宫出血是指由于卵巢功能失调而引起的子宫出血,常表现为月经周期失去正常规律,经量过多,经期延长,甚至不规则阴道流血等。机体内外任何因素影响了下丘脑-垂体-卵巢轴任何部位的调节功能,均可导致月经失调。本病分为无排卵型功血和有排卵型功血两种,前者是排卵功能发生障碍,好发于青春期及更年期;后者系黄体功能失调,多见于育龄期妇女。主要症状为月经周期紊乱、经量增多、出血时间延长、淋漓不净等。现代医学认为,机体受内外因素,如精神过度紧张、环境和气候的改变、营养不良或代谢紊乱等影响,可通过大脑皮质,干扰下丘脑-垂体-卵巢轴的相互调节和制约。这种关系失常时,忽然地表现在卵巢功能的失调,从而影响子宫内膜,导致功能失调性子宫出血。本病相当于中医学"崩漏"的范畴。

(1)患者仰卧位,术者用食指或拇指指腹用重力扪按患者中极穴,每隔 10 秒钟放松 1 次,反复扪按 2～3 分钟,直至局部出现酸胀感为止。

(2)关元、子宫、血海穴的治疗方法同中极穴。

(3)患者仰卧位,术者用拇指指端用重力扪按患者次髎穴,每隔 20 秒钟放松 1 次,反复扪按 3～5 分钟,直至局部出现明显酸胀感为止。

(4)患者坐位,术者用拇指指端用重力捏按患者合谷穴,每隔 10 秒钟放松 1 次,反复捏按 2～3 分钟,直至局部出现较强烈酸胀感为止。

(5)太冲穴的治疗方法与合谷穴相同。

(6)患者坐位,术者用拇指指腹用重力扪按患者三阴交穴,每隔 10 秒钟放松 1 次,反复扪按 3～5 分钟,直至局部出现较明显酸胀感为止。

111. 指压防治带下

带下的量明显增多,色、质、气味发生异常,或伴全身、局部症状者,称为"带下病",又称"下白物""流秽物"。造成白带病的原因很多,如滴虫阴道炎、真菌性阴道炎、老年性阴道炎、子宫颈糜烂、子宫颈息肉、子宫内膜炎、宫颈癌等。临床表现常见白带增多、绵绵不断、腰痛、神疲等，或见赤白相兼，或五色杂下，或脓浊样，有臭气等。

（1）患者侧卧位，术者一手中指指腹着力，按揉患者两侧带脉穴各 1 分钟。然后两手指交替着力，沿两侧带脉穴环行腰腹 1 周，边按边揉约 5 分钟。

（2）患者仰卧位，术者两手掌指交替着力，于患者下腹部从右至左，反复摩动约 2 分钟，然后一手掌指着力，于下腹部正中线，从肚脐至耻骨部，反复震颤约 1 分钟。

（3）患者仰卧位，术者两手拇指端交替着力，分别按患者两侧的三阴交、血海、阴陵泉穴各 1 分钟。

（4）患者俯卧位，术者两手掌指交替着力，从患者腰部至骶部，从左至右，边推边揉反复施术约 5 分钟。

112. 指压防治妊娠呕吐

妊娠呕吐又称妊娠恶阻。在怀孕初期，患者出现轻度恶心呕吐、食欲缺乏，属正常生理反应，到妊娠第三个月后自行消失。但有些孕妇呈持续性或剧烈呕吐，甚至食入即吐，不能进食，全身乏力，明显消瘦，因此必须及时治疗，否则会影响母体健康和胎儿发育。足部按摩对此症见效甚快，而无任何不良反应。本病相当于中医学"恶阻""子病""阻病"的范畴，认为本病主要是由于孕后血聚养胎，冲脉之气上逆，胃失和降所致。临床以脾胃虚弱、痰湿阻滞、肝胃不和等证型为常见。

术者以双手拇指适力按压患者双侧天柱穴 1.5～3 分钟，再以拇指、食指夹住喉结两侧，轻轻揉压 1 分钟，然后强压双侧内关穴 1 分钟，每日 1 次。

113. 指压防治阴道炎

正常健康妇女阴道由于解剖组织的特点对病原体的侵入有自然防御功能。如阴道口的闭合,阴道前后壁紧贴,阴道上皮细胞在雌激素的影响下的增生和表层细胞角化,阴道酸碱度保持平衡,使适应碱性的病原体的繁殖受到抑制,而颈管黏液呈碱性,当阴道的自然防御功能受到破坏时,病原体易于侵入,导致阴道炎症。正常情况下,有需氧菌及厌氧菌寄居在阴道内,形成正常的阴道菌群。任何原因将阴道与菌群之间的生态平衡打破,也可形成条件致病菌。临床上常见有细菌性阴道病、念珠菌性阴道炎、滴虫阴道炎、老年性阴道炎、幼女性阴道炎。

术者以双手拇指指腹按压患者双侧脾俞、带脉、足三里穴各3～5分钟,再从上到下推压八髎穴5～10遍。实证用泻法,虚证用补法,并加灸脾俞、足三里穴。每日或隔日1次,10次为1个疗程。

114. 指压防治阴道痉挛

阴道痉挛是指性交时阴道和盆底肌肉系统不自主的剧烈而持续的收缩,使勃起的阴茎无法插入,或虽能插入但在性交时或性交后阴道口或深部产生疼痛及不舒适。引起阴道痉挛的原因与心理因素有关。多数患者是由于对性知识的缺乏,对性交的极端恐惧与焦虑而产生,遭受过性暴力或外阴和阴道有创伤史的女性也易产生。夫妻感情不和,对配偶的不满也有影响。

(1)妻子卧位,丈夫用中指指腹轻轻揉按妻子会阴穴,每隔1分钟放松1次,反复揉按8～10分钟,直至局部出现舒服的麻痒感为止,若能诱发性欲感则效果甚佳。

(2)妻子卧位,丈夫用中指指腹轻轻揉按妻子曲骨穴,每隔1分钟放松1次,反复揉按3～5分钟,直至局部出现舒服的麻痒感为止。

（3）妻子卧位，丈夫用拇指指腹轻轻揉按妻子关元穴，每隔30秒钟放松1次，反复揉按3～5分钟，直至局部出现轻微麻胀感为止。

（4）妻子卧位，丈夫用拇指指腹用较轻力量扣按妻子子宫穴，每隔30秒钟放松1次，反复扣按3～5分钟，直至局部出现酸胀感为止。

（5）妻子卧位，丈夫用拇指指端用中等力量捏按妻子内关穴，每隔20秒钟放松1次，反复捏按2～3分钟，直至局部出现较明显酸胀感为止。

（6）太冲穴的治疗方法与内关穴相同。

115. 指压防治盆腔淤血综合征

盆腔淤血综合征是由于慢性盆腔静脉淤血所引起的特殊病症，也是妇科慢性盆腔疼痛的主要原因之一，多见于30～50岁的经产妇。任何使盆腔静脉流出盆腔不畅或受阻的因素，均可致成盆腔静脉淤血。与男性相比，女性盆腔循环在解剖学、循环动力学和力学方面有很大的不同，是易于形成盆腔淤血的基础。盆腔淤血综合征患者大多有长期立位工作、早婚、多产等情况。下腹沉重作胀、钝痛、酸痛，异常疲乏，难以工作，甚至不能做家务；入睡困难，睡而多梦；烦躁易怒，心悸头痛，腹胀气急。

（1）患者仰卧位，术者用手掌揉法在患者腹部反复操作，用力不宜太重。

（2）紧接上法，用指压法，在脐周及脐下反复操作3～5分钟。

（3）患者仰卧位，术者用拇指指压患者神阙、大横、天枢、气海、关元、中极穴等各3～5分钟。

（4）紧接上法，指压血海、足三里、三阴交、涌泉穴等各3～5分钟。

116. 指压防治盆腔炎

盆腔炎是妇女盆腔内的生殖器官(子宫、输卵管、卵巢)及其周围结缔组织发炎的总称。急性发病时,有发热、下腹痛和局部触痛症状。转为慢性时,则有腰酸、月经不调和不孕等症状。其属中医学"腹痛""瘕瘕"的范畴。慢性盆腔炎的患者常有急性盆腔炎、不孕病史。中医学认为,本病多因湿浊热毒,寒湿凝滞,结于下焦,渐而气滞血瘀,壅滞互结所致。急性期湿热偏重,慢性期气滞血瘀为多。

(1)患者仰卧位,术者两手掌指交替着力,分别紧贴于患者下腹部两侧,由浅渐深,轻柔缓和地反复揉摩3分钟。

(2)患者仰卧位,术者用中指端着力,分别垂直点按患者关元、中极、气冲穴各约30秒钟,以局部酸胀为宜。

(3)患者仰卧位,下肢伸直,术者两手掌指交替着力,分别置于患者两下肢大腿和小腿内侧面,稍加用力,做来回不断地直线向前推动约5分钟。

(4)患者仰卧位,术者两手拇指端着力,分别点按患者两侧的三阴交、阴陵泉穴各约30秒钟,以感麻、胀向下放散为宜。

117. 指压防治子宫脱垂

子宫脱垂是指子宫从正常位置沿阴道下降,至宫颈外口达坐骨棘水平以下,甚至子宫全部脱出于阴道口外。发病原因与盆底肌肉筋膜松弛、子宫韧带张力降低、长期慢性咳嗽、排便困难等因素有关。主要表现为会阴部下坠感和腰背酸痛,有肿物自阴道脱出,常在久站、走路、蹲位、重体力劳动后加重,卧床休息后减轻。有的可出现排尿困难、尿潴留、尿失禁、便秘、排便困难。本病相当于中医学"阴挺""产肠不收"的范畴。中医学认为,本病主要是临产用力太过;产后劳动过早,持续性用一种体位劳动,长期慢性咳嗽,以致脾虚气弱,中气下陷,任带二脉固摄无权,致阴挺下脱。

指压时,以中脘穴和关元穴为中心,在上腹部、下腹部皮区反复揉压,叩击并擦之,以透热为度;然后再强压双侧足三里、三阴交、曲泉穴各3～5分钟,每日1次。

118. 指压防治急性乳腺炎

急性乳腺炎是由细菌感染所致的急性乳房炎症,常在短期内形成脓肿,多由金葡球菌或链球菌沿淋巴管入侵所致。多见于产后2～6周哺乳妇女,尤其是初产妇。发病原因主要由产后抵抗力下降,乳头发育不良,排乳不畅;或乳汁生成过多而婴儿吸吮少,不能及时排出,造成乳汁淤积;加之乳头破损,细菌侵入繁殖所致。主要表现为早期有畏寒、发热等全身症状,继而乳腺肿胀疼痛,出现界限不清的肿块,伴有明显触痛,表皮微红等。炎症继续发展,有寒战高热,乳腺疼痛加剧,表面红肿发热,有波动感。继而炎症局限形成脓肿,表浅的脓肿波动明显,可向体表破溃,深部的脓肿如不及时切开引流,可引起广泛的蜂窝状坏死灶。严重者可伴有高热、寒战等全身症状。本病相当于中医学"乳痈"的范畴。

(1)术者拇指指腹用重力扪按患者曲池穴,每隔20秒钟放松1次,反复扪按3～5分钟,直至局部出现明显酸胀感为止。

(2)术者拇指指尖用力切按患者内关穴,每隔20秒钟放松1次,反复扪按2～3分钟,直至局部出现酸胀感为止。

(3)术者拇指指腹用较重力扪按患者肩井穴,每隔20秒钟放松1次,反复扪按2～3分钟,直至局部出现酸胀感为止。

(4)术者拇指指腹用重力扪按患者天宗穴,每隔20秒钟放松1次,反复扪按2～3分钟,直至局部出现酸胀感为止。

(5)术者拇指指腹轻轻揉按患者期门穴,连续揉按3～5分钟,直至局部出现胀感为止。

(6)术者拇指指腹用重力扪按患者梁丘穴,每隔20秒钟放松

1次,反复扣按3~5分钟,直至局部出现明显酸胀感为止。

(7)术者拇指指尖用力切按患者太冲穴,每隔20秒钟放松1次,反复切按2~3分钟,直至局部出现较明显酸胀感为止。

119. 指压防治乳腺增生

乳腺增生既非肿瘤,亦非炎症,而是乳腺导管和小叶在结构上的退行性和进行性变化。乳腺增生是最常见的乳房疾病,发病率占乳腺疾病的首位。乳腺增生包括两种情况:一是单纯性乳腺上皮增生,因为以乳腺疼痛为主,故称之为"乳痛症";另一种是囊性乳腺上皮增生,因以囊性变为主,又称为慢性囊性乳腺病。乳腺增生以乳房出现肿块为特征,且此肿块和疼痛与月经周期有关。本病以育龄妇女多见,其中不孕或不哺乳者本病的发生率相对要多一些,本病也可见于未婚妇女或更年期妇女。有报道认为,在城市妇女中,每20人就有1人可能在绝经前发现此病。乳腺增生可发生于青春期后任何年龄的女性,但以30~50岁的中青年妇女最为常见。其主要临床特征为乳房肿块和乳房疼痛,一般常于月经前期加重,行经后减轻。由于乳腺增生重的一小部分以后有发展成为乳腺癌的可能性,所以有人认为乳腺增生是乳腺癌的"癌前病变"。乳腺增生相当于于中医学"乳癖"的范畴。中医学认为,思虑伤脾,郁怒伤肝,以致气滞痰凝而成;或冲任失调,经络失养而成本病。

(1)患者仰卧位,术者以右手大鱼际按压其膻中穴,按顺时针方向揉动2分钟,以感到酸胀为度。

(2)患者仰卧位,术者以右手掌根着力按压其中脘穴,按顺时针方向揉动2分钟,以感到酸胀为度。

(3)患者仰卧位,术者以双手拇指指腹分别按压其足三里穴,环转揉动2分钟,以感到酸胀为度。

(4)患者仰卧位,术者以双手拇指指腹分别按压其两侧三阴交穴,做环转揉动各 2 分钟,以感到酸胀为度。

(5)患者仰卧位,术者以双手拇指指腹分别按压其两侧太溪穴,做环转揉动各 2 分钟。

(6)患者仰卧位,术者以双手拇指指腹分别按压其两侧太冲穴,做环转揉动各 2 分钟,以感到酸胀为度。

(7)患者坐位,术者立于其身后,以双手掌面分别放在患者两侧胁肋部,做由上向前下方的斜行往返擦动约 5 分钟,稍用力,以透热为佳。

120. 指压防治产后尿潴留

产后尿潴留的发生,是因为分娩过程中子宫压迫膀胱及盆腔神经丛,使膀胱肌麻痹。一般来说,产妇在顺产后 4～6 小时就可以自己排尿了,但如果在分娩 6～8 小时后甚至在月子中,仍然不能正常地将尿液排出,并且膀胱还有饱胀的感觉,可能已经患上尿潴留了。运动迟缓无力,产后盆腔内压力突然下降,引起盆腔内淤血,加上产程过长引起体力的大量消耗,均可导致排尿困难。尿潴留给产妇带来痛苦,需要及时治疗。产后尿潴留可分为完全性和部分性两种,前者是指自己完全不能排尿,后者是指仅能解出部分尿液。产后尿潴留不仅可以影响子宫收缩,导致阴道出血量增多,还是造成产后泌尿系统感染的重要因素之一。

(1)患者仰卧位,术者在患者的腹部施以指揉法,持续治疗3～5 分钟;然后在腹部施以震颤法约 3 分钟。

(2)患者仰卧位,术者在其腹部施以指按法,持续治疗 3 分钟。

(3)患者俯卧位,术者在患者腰骶部施以四指揉法和指按法,持续治疗3～5 分钟。气虚型,指揉两侧肩井穴 1～3 分钟;肾虚型,指揉两侧的三焦俞、肾俞、八髎、命门穴等各 30 秒钟,以酸胀为宜;气滞型,压揉大杼、肺俞、三焦俞穴等各 30 秒钟,以酸胀为宜。

121. 指压防治产后腹痛

一般来说,初产妇因子宫纤维较为紧密,子宫收缩不甚强烈,易复原,且复原所需时间也较短,疼痛不明显。经产妇由于多次妊娠,子宫肌纤维多次牵拉,复原较难,疼痛时间相对延长,且疼痛也较初产妇剧烈些。产后腹痛包括腹痛和小腹痛,以小腹部疼痛最为常见。中医学认为,大多由于血瘀,气血虚,或感受风寒所致。

(1)患者仰卧位,术者以右手置于左手背上,右手掌附着于患者胃脘部及小腹部,进行环形抚摩约3分钟。

(2)患者俯卧位,术者以拇指指端或指腹揉动患者脾俞穴约3分钟,以感酸胀为度。

(3)患者俯卧位,术者以手掌近小鱼际侧蘸少许冬青油膏紧贴患者肾俞穴,进行左右横向摩擦3分钟,擦至局部发热为止。

(4)患者坐位,术者以拇指指端或指腹着力,揉动患者支沟穴约2分钟,以感酸胀为度。

(5)患者坐位,术者以拇指指端或指腹着力,按压揉动患者合谷穴约2分钟,以感酸胀为度。

(6)患者仰卧位,术者以拇指指端或指腹着力,按压患者关元穴2分钟,以感酸胀为度。

(7)患者仰卧位,术者以拇指指端或指腹着力,按压患者揉动中极穴2分钟,以感酸胀为度。

(8)患者仰卧位,术者以拇指指端或指腹着力,按压揉动患者足三里穴约2分钟,以感酸胀为度。

(9)患者仰卧位,术者以拇指指端或指腹着力,按压揉动患者三阴交穴约2分钟,以感酸胀为度。

122. 指压防治产后身痛

产后身痛是指产妇在产褥期内,出现肢体或关节酸楚、疼痛、麻木、重着者。西医学产褥期中因风湿、类风湿引起的关节痛、产后坐骨神经痛、多发性肌炎、产后血栓性静脉炎出现类似症状者，可与本病互参。产后身痛得以及时治疗，预后良好。但也有部分患者导致痿痹残疾。

（1）患者俯卧位，术者以拇指指端或指腹着力，按压揉动患者次髎穴约3分钟；术者以拇指指端或指腹着力，按压揉动患者膈俞穴约3分钟，均以感酸胀为度。

（2）患者仰卧位，术者以拇指指端着力，按压揉动患者风市穴3分钟；术者以拇指指端着力，按压揉动患者足三里穴约3分钟；术者以拇指指端或指腹着力，按压揉动患者悬钟穴约3分钟，均以感酸胀为度。

123. 指压防治产后便秘

产妇产后饮食如常，但大便数日不行或排便时干燥疼痛，难以解出者，称为产后便秘，或称产后大便难，是最常见的产后病之一。产妇便秘的原因，一方面是分娩之后长期卧床休息，很少活动，肠蠕动减慢，同时怀孕时腹壁扩张，产后腹壁松弛无力、腹压降低。这都会使肠内容物易停滞在肠腔里，难以排出。另一方面更主要的是产后饮食欠得当，过多地进食精细食物，不吃或很少吃蔬菜、水果等富含纤维的食物，有些人还饮水少。这就难免要发生便秘，诱发肛裂。

（1）患者仰卧位，术者以拇指偏峰或手掌紧贴患者中脘穴做一指禅推或揉法约2分钟；术者以拇指偏峰或指腹紧贴患者带脉穴做一指禅推或揉法约2分钟；术者以拇指偏峰推或中指揉患者神阙穴约2分钟；术者以拇指偏峰推或指腹着力，揉动患者气海穴约2分钟；术者左手置于右手背上，右手掌附于患者胃脘部及小腹部进行顺时针或逆时针方向环形抚摩，约3分钟；术者以拇指指端或指腹着力，按压揉动患者内关穴约50次；术者以拇指指端或指腹着力,按压揉动患者合谷穴约2分钟;术者以拇指指端或指腹着力,按压揉动患者足三里穴约50次;术者以拇指指端或指腹着力,按压揉动患者三阴交穴50次;术者以拇指指端或指腹着力,按压揉动患者照海穴约50次,均以感酸胀为度。

(2)患者俯卧位,术者以拇指桡侧缘顶住患者皮肤,食指、中指前按,三指同时用力捏拿大椎穴至长强穴的肌肤,双手交替捻动向前推行约5遍。

124. 指压防治产后失眠

产后激素水平的改变、体质的虚弱、面对的事情增加,是导致失眠的主要原因。产后失眠的主要症状为失眠心悸、少寐多梦、面色无华、目眩头晕、身倦嗜卧、纳呆。

(1)患者仰卧位,术者指压患者印堂、百会穴3～5分钟,用力要轻而柔和;术者指压患者神阙、气海、关元穴3～5分钟;术者指压患者涌泉穴3～5分钟,用力轻而柔和。

(2)患者俯卧位,术者用掌根揉动患者脊柱或脊柱两侧,自上而下操作3～5分钟,用力要轻而柔和。

125. 指压防治产后腰痛

产后腰痛即产后出现腰痛,与产后子宫收缩复旧引起的反射痛有关。产后腰痛,是已生育女性中比较普遍的现象。一般有以下几方面的原因:生理性缺钙、劳累过度、姿势不当、产后受凉、起居不慎、闪挫腰肾及腰骶部先天性疾病,或者受凉都可能引发产后腰痛。分娩后内分泌系统尚未得到调整,骨盆韧带还处于松弛状态,腹部肌肉也由于分娩而变得较为松弛;加上产后照料小儿要经常弯腰,或遇恶露排出不畅引起血淤盆腔。产后腰痛患者不适宜穿带跟的鞋,有条件的可以选择负跟鞋矫正姿势,康复锻炼;平时要注意保持正确的站立、坐卧的姿势。

（1）患者仰卧位，术者以右手掌根或掌面附着于患者腹部做顺时针方向环形抚摩约2分钟，以感腹部发热为度。

（2）患者俯卧位，术者以拇指指端或指腹着力，揉动患者脾俞穴约2分钟；术者以拇指指端或指腹着力，揉动患者肾俞穴2分钟；术者以拇指指端或指腹着力，揉动患者关元俞穴约2分钟；术者以拇指指端或指腹着力，揉动患者大肠俞穴2分钟；术者以拇指与食指、中指对称用力拿按患者委中穴5次；术者以拇指与食指、中指对称用力拿患者承山穴5次，均以感酸胀为度。

（3）患者俯卧位，术者以拇指、食指与中指指端或指腹着力，揉动患者三阴交穴约2分钟，以感酸胀为度。

（4）患者俯卧位，术者以掌近小鱼际侧蘸少许冬青油膏，擦患者肾俞穴；术者以手掌近小鱼际侧蘸少许冬青油膏，擦患者命门穴，均以感皮肤透热为度。

（5）患者俯卧位，术者以拇指指端点患者八髎穴约15次；术者以手掌背近小指部分紧贴于患者体表腰骶部，使掌背持续不断地来回搓2分钟，均以感酸胀为度。

126. 指压防治更年期综合征

更年期综合征又称围绝经期综合征，指妇女绝经前后出现性激素波动或减少所致的一系列以自主神经系统功能紊乱为主，伴有神经心理症状的一组症候群。绝经可分为自然绝经和人工绝经两种。自然绝经指卵巢内卵泡用尽，或剩余的卵泡对促性腺激素丧失了反应，卵泡不再发育和分泌雌激素，不能刺激子宫内膜生长，导致绝经。人工绝经是指手术切除双侧卵巢或用其他方法停止卵巢功能，如放疗和化疗等。单独切除子宫而保留一侧或双侧卵巢者，不作为人工绝经。

（1）患者俯卧位，术者两手自然屈曲握成空拳，拇指伸张在拳眼上面，食指和中指横抵在患者尾骨下，两手交替沿脊柱向上推进,同时两手的拇指将皮肤轻轻提起,随捏随推,推至第七颈椎为止,如此反复3～5遍。在推捏过程中,每推捏3次,需上提1次,以背脊皮肤出现微红为宜。

(2)患者俯卧位,术者两手掌指交替着力,一手扶其腰部,另一手紧贴腰骶部皮肤,稍用力下压,向上下或左右方向直线往返,轻快急速擦之,以局部产生温热感为宜。

(3)患者仰卧位,术者拇指端着力,分别点按患者两侧的足三里穴各30秒钟;术者拇指端着力,分别点按患者两侧的三阴交穴各30秒钟。

127. 指压防治痔

痔是直肠末端黏膜下和肛管皮下的静脉丛发生扩大、曲张所形成的柔软静脉团,是肛门直肠病中最常见的疾病,多见于成年人。其中位于齿状线以下为肛管皮肤所覆盖者为外痔;位于齿状线以上为直肠黏膜所覆盖者为内痔;齿线上下均有而相连通者为混合痔。本病主要是痔静脉回流发生障碍而引起的,如怀孕、便秘、腹泻、久坐等。单纯性内痔最常见的症状为排便时或便后肛门内出血,严重者出现脱出,甚至感染或坏疽。单纯外痔一般无明显症状,当痔静脉破裂,血块凝聚皮下时,称为"血栓性外痔",以肛门部突然剧痛,并有肿物为主。中医学认为,痔疾多因饮食不节,过食生、冷、辛、辣、饮酒过度,或因大便秘结,排便久蹲强努所致。平素保持大便通畅,养成每日按时排便的习惯,少食辛辣等刺激性食物,及时治疗可引起腹内压增高的慢性疾病,如习惯性便秘、慢性咳嗽等,对于预防痔疮均有一定作用。

指压时,一面缓缓吐气,一面强压陶道、腰俞穴6秒钟,如此重复,每穴各做10次。指压时若将肛门用力夹紧,效果会更佳。每日或隔日1次。

128. 指压防治脱肛

脱肛是一种原因不明的肛肠疾病,病程进展缓慢,常达数年,临床以排便用力时直肠脱出肛外为主要表现,有些人尚伴有黏液血便,便秘和肛门部位坠胀等症状。直肠黏膜脱垂常发于6个月至2岁的婴儿,直肠全层脱垂则好发于40~70岁的成年人。一般来说,直肠黏膜脱垂得不到有效的、及时的治疗,可逐步发展为完全性直肠全层脱垂。根据其脱垂程度,临床一般分为Ⅲ期:Ⅰ期,排便或增加腹压时,直肠黏膜脱出肛门外,便后能自行还纳,脱垂长度一般不超过2厘米;Ⅱ期,排便时直肠长期反复脱出,使直肠黏膜充血、水肿、溃疡、糜烂,因而常有带血及黏液的分泌物流出肛门;此期直肠全层脱垂,需用手方可还纳,脱垂长度在4厘米左右;Ⅲ期,不仅在排便时直肠脱出,而且在咳嗽、打喷嚏、排气、行走或久站、久坐时直肠都脱出肛门外,无法自行还纳,脱垂长度在6厘米以上。

指压时,患者仰卧位,屈曲两膝,术者用手掌根或拇指腹按揉患者关元穴30~50下;更换俯卧位,术者以指端点压患者长强穴30~50下,再以拇指腹自尾骨端(长强穴)向上推按至第二腰椎棘突下(命门穴),反复5~10遍;最后用中指点压百会穴30下(囟门未闭者禁用)。每日1次。

129. 指压防治腱鞘炎

腱鞘是包绕肌腱的鞘状结构,外层为纤维组织,附着在骨及邻近的组织上,起到固定及保护肌腱的作用;内层为滑膜可滋养肌腱,并分泌滑液有利于肌腱的滑动。由于反复过度摩擦,引起肌腱及腱鞘发生炎症、水肿、纤维鞘壁增厚形成狭窄环,肌腱的纤维化和增粗造成肌腱在鞘管内滑动困难,就是狭窄性腱鞘炎。随着电脑普及,使用电脑工作的人越来越多。但长期反复以同一工作姿势会造成腱鞘炎,给人们的工作和生活带来痛苦和烦劳。肌腱是指把肌肉连至骨骼或其他肌肉的部分,而腱鞘则是指包绕肌腱的鞘状结构,将肌腱固定在骨膜上,防止肌腱弹起或向两侧滑移,肌腱长期在此过度摩擦,即可发生肌腱和腱鞘的损伤性炎症,引致肿胀,这情况便称为腱鞘炎。若不治疗,便有可能发展成永久性活动不便。腱鞘炎相当于中医学"伤筋""筋痹"的范畴。

(1)患者仰卧位,术者一手扶住前臂,另一手拇指端着力,分别按合谷、外关、手三里穴各约 1 分钟。

(2)患者仰卧位,术者两手交替着力,一手扶住腕部,另一手于腕部桡侧疼痛处和腕部周围及其前臂部,做上下来回推揉约 5 分钟;然后重点边推边揉腕部桡侧痛处约 2 分钟。

(3)患者仰卧位,术者一手固定患肢前臂下端,另一手握住患手掌近端,相对用力,在轻度牵拉下,将患肢手缓缓旋转,做掌屈、背伸及向尺侧偏歪活动,反复施术 5～7 次。

(4)患者仰卧位,术者一手固定患肢前臂下端,另一手食指、中指屈曲夹持患者拇指近侧端,相对用力拔伸拇指约 1 分钟,然后在继续拔伸下,使拇指做内收、外展被动活动约 1 分钟。

130. 指压防治腱鞘囊肿

腱鞘囊肿是发生于关节部腱鞘内的囊性肿物,一种关节囊周围结缔组织退变所致的病症。内含有无色透明或橙色、淡黄色的浓稠黏液,多发于腕背和足背部。患者多为青壮年,女性多见。

指压时,术者以拇指(小囊肿用单拇指,大囊肿用双拇指)指腹按压在患者囊肿上,其余四指握住患者肢体,由轻到重均匀加力揉挤,呈螺旋形疏导,当指下感到囊肿较前变软时,便猛加指力挤压囊肿,至指下有囊肿破溃感后再由大到小均匀减力,并以囊肿中心为圆心,向四周做画圆状揉按疏导患部 60～70 次,使囊液均匀分布于组织之间,以利囊肿迅速消散和囊液被完全吸收。

131. 指压防治类风湿关节炎

类风湿关节炎是一种病因未明的慢性、以炎性滑膜炎为主的系统性疾病。其特征是手、足小关节的多关节、对称性、侵袭性关节炎症，经常伴有关节外器官受累及血清类风湿因子阳性，可以导致关节畸形及功能丧失。

（1）患者坐位，术者以拇指指端按揉患者曲池穴 30 秒钟；术者以拇指指端按揉患者合谷穴 30 秒钟；术者以拇指和食指、中指用力由患者肩部至腕部进行拿捏 5 遍，均以感到酸胀为度。

（2）患者坐位，术者以拇指、食指指腹捏住患者手指，对称用力做捻转活动，捻时须边捻转边从指根移向指尖。10 个手指各捻1 遍。

（3）患者坐位，术者一手扶住其肩部，另一手托住其肘部，分别做顺时针和逆时针方向的运转各 5 次。

（4）患者坐位，术者用双手掌面夹住其肩臂部，由肩部至腕部做轻轻地快速搓揉 3 遍。

（5）患者仰卧位，术者以拇指指端按揉患者足三里穴约 1 分钟；术者以拇指指端按揉患者阳陵泉穴约 1 分钟；术者以拇指指端按揉患者膏肓俞穴约 1 分钟；术者以拇指指端按揉患者脾俞穴约1 分钟；术者以拇指指端按揉患者胃俞穴约 1 分钟；术者以拇指指端按揉患者中点处的居髎穴约 1 分钟；术者以拇指指端按揉患者委中穴约 1 分钟；术者以拇指指端按揉患者承山穴约 1 分钟，均以感到酸胀为度。

132. 指压防治风湿性关节炎

风湿性关节炎是一种常见的急性或慢性结缔组织炎症，可反复发作并累及心脏，属变态反应性疾病。临床以关节和肌肉游走性酸楚、疼痛为特征。是风湿热的主要表现之一，多以急性发热及关节疼痛起病。风湿性关节炎的典型表现是轻度或中度发热,游走性多关节炎,受累关节多为膝、踝、肩、肘、腕等大关节,常见由一个关节转移至另一个关节,病变局部呈现红、肿、灼热、剧痛,部分患者也有几个关节同时发病。不典型的患者仅有关节疼痛而无其他炎症表现,急性炎症一般于2～4周消退,不留后遗症,但常反复发作。若风湿活动影响心脏,则可发生心肌炎,甚至遗留心脏瓣膜病变。

(1)术者拇指、食指同时用重力揉按患者双侧天柱穴,每隔20秒钟放松1次,反复揉按3～5分钟;拇指指腹用重力扪按肩井穴,每隔10秒钟放松1次,反复扪按3～5分钟;食指指腹用中等力量揉按大椎穴,连续揉按3分钟;拇指指尖用重力切按后溪穴,每隔10秒钟放松1次,反复切按3～5分钟;拇指置于肩髃穴上,食指置于肩髎穴上,两指指腹用较重力同时揉按肩髃、肩髎穴,每隔30秒钟放松1次,反复揉按5～7分钟;拇指指腹用力扪按风池穴,每隔20秒钟放松1次,反复扪按3～5分钟;拇指指腹置于曲池穴上,食指指腹置于该穴背面,两指用重力捏按,每隔20秒钟放松1次,反复捏按3～5分钟,直至局部均出现明显酸胀感为止。

(2)手三里穴的治疗方法同曲池穴。

(3)术者拇指指端置于患者尺泽穴上,食指指端置于曲泽穴上,两指用中等力量同时扪按尺泽、曲泽穴,每隔20秒钟放松1次,反复扪按2～3分钟;拇指指腹置于合谷穴上,食指指腹置于该穴背面,两指用重力捏按合谷穴,每隔20秒钟放松1次,反复按压3～5分钟;拇指指腹置于外关穴上,食指指腹置于内关穴上,两指用较重力捏按,每隔20秒钟放松1次,反复捏按3～5分钟,直至局部均出现明显酸胀感为止。

(4)术者左拇指指腹置于患者环跳穴上,右拇指指腹压在左拇指指背面,两拇指同时用重力扪按环跳穴,每隔15秒钟放松1次,反复按压5～7分钟,直至局部出现酸胀感为止。

（5）术者拇指指腹用重力扪按患者髀关穴，每隔 10 秒钟放松 1 次，反复扪按 5～7 分钟，直至局部出现酸胀感为止。

（6）风市穴的治疗方法同髀关穴。

（7）术者食指指腹用较重力扪按患者犊鼻穴，每隔 10 秒钟放松 1 次，反复扪按 3～5 分钟。

（8）术者拇指指腹用重力扪按患者梁丘穴，每隔 10 秒钟放松 1 次，反复扪按 5～7 分钟。

（9）术者拇指指腹置于患者阳陵泉穴上，其余四指置于小腿内侧面，拇指用重力捏按阳陵泉穴，每隔 10 秒钟放松 1 次，反复捏按 3～5 分钟。

（10）术者中指指腹置于患者委中穴上，拇指指腹置于髌骨下缘，两指用力捏按，反复捏按2～3分钟。

（11）术者拇指指腹置于患者昆仑穴上，食指指腹置于太溪穴上，两指用重力捏按，反复捏按 2～3 分钟，直至局部出现明显酸胀感为止。

（12）术者拇指指腹置于患者丘墟穴上，其余四指置于足背内侧面，拇指用重力捏按丘墟穴，每隔 10 秒钟放松 1 次，反复捏按 2～3 分钟。

（13）术者拇指指尖用重力切按患者解溪穴，每隔 10 秒钟放松 1 次，反复切按 2～3 分钟。

（14）术者拇指指尖置于患者太冲穴上，其余四指置于足底，拇指用力切按太冲穴，每隔 10 秒钟放松 1 次，反复切按 2～3 分钟。

（15）术者拇指指尖置于患者内庭穴上，食指、中指指腹置于足底，拇指用较重力切按内庭穴，每隔 10 秒钟放松 1 次，反复切按 2～3 分钟。

（16）术者拇指指尖置于患者足临泣穴上，其余四指置于足底，拇指用稍重力切按足临泣穴，每隔 10 秒钟放松 1 次，反复切按2～3 分钟。

(17)术者拇指指腹置于患者涌泉穴上,其余四指置于足背,拇指用重力捏按涌泉穴,每隔 10 秒钟放松 1 次,反复捏按2～3分钟,直至局部出现酸胀感为止。

133. 指压防治肩周炎

肩周炎是肩关节周围软组织的无菌性炎症,50 岁左右多见,女性多于男性。常因肩周软组织的退行性变,感受风寒湿邪及提重物伤筋脉;或因动作失度,或内分泌功能紊乱导致本病。主要表现为肩部周围疼痛,或牵涉上臂及前臂,无固定痛点,夜间疼痛加重夜不能眠,或从熟睡中痛醒,活动时疼痛加重。病程较长者,可出现肩部肌肉萎缩,肩部僵硬。本病相当于中医学"漏肩风""五十肩"的范畴。多因露肩贪凉,风寒湿邪乘虚侵袭,阻滞经络所致。

(1)术者拇指置于患者肩髃穴上,食指于肩髎穴上,两指指腹同时用重力扣按肩髃、肩髎穴,每隔 20 秒钟放松 1 次,反复扣按5～7分钟,直至局部出现较明显酸胀感为止。

(2)术者拇指指腹用重力扣按患者风池穴,每隔 20 秒钟放松1 次,反复扣按 3～5 分钟,直至局部出现较明显酸胀感为止。

(3)术者拇指指腹置于患者臂臑穴上,其余四指置于该穴背面,拇指用力捏按臂臑穴,每隔 20 秒钟放松 1 次,反复捏按 3～5分钟,直至局部出现较明显酸胀感为止。

(4)曲池、阳陵泉穴的治疗方法同臂臑穴。

(5)术者拇指指端置于患者合谷穴上,食指指腹置于该穴背面,两指用重力捏按,每隔 20 秒钟放松 1 次,反复捏按 3～5 分钟,直至局部出现明显酸胀感为止。

134. 指压防治落枕

落枕是一种常见病,好发于青壮年,以冬春季多见。落枕的常见发病经过是入睡前并无任何症状,晨起后却感到项背部明显酸痛,颈部活动受限。这说明病起于睡眠之后,与睡枕及睡眠姿势有密切关系。落枕的一般表现为起床后感觉颈后部,上背部疼痛不适,以一侧为多,或有两侧俱痛者,或一侧重,一侧轻,由于身体由平躺改为直立,颈部肌群力量改变,可引起进行性加重,甚至累及肩部及胸背部。多数患者可回想到昨夜睡眠位置欠佳,检查时颈部肌肉有触痛。由于疼痛,使颈项活动不利,不能自由旋转,严重者俯仰也有困难,甚至头部强直于异常位置,使头偏向病侧。

(1)患者坐位,术者拇指端着力,分别按患者两侧的风府、风门、天宗穴各约 1 分钟;术者一手扶头,另一手拇指和其余四指着力,分别按揉患者颈项两侧,尤以痛点处作重点治疗部位,反复施术约 5 分钟;术者两手拇指指腹着力,分别揉患者两侧肩胛骨内上角处,反复施术约 2 分钟。

(2)患者俯卧位,术者两手拇指端着力,分别点按患者承山穴。用力由轻到重,一边点按一边嘱患者尽量活动头颈部,反复施术约 1 分钟。

135. 指压防治腕关节扭伤

腕关节扭伤是指外力使桡腕关节活动超出正常范围,导致相应的腕部韧带筋膜等组织损伤,以在相应或相反的受力部位发性肿胀,腕部酸痛无力,局部有压痛、肿胀,因肌肉痉挛,腕关节的功能活动受到限制为主要表现的疾病。

(1)患者将患肢置于治疗台上,术者以一指禅推法或拇指按揉、弹拨患者痛点及周围 10 分钟。并根据损伤部位的不同,进行重点施术。

(2)用于腕关节桡侧疼痛,多因桡侧副韧带损伤、第一腕掌关节扭伤、拇长展肌、拇短伸肌腱扭伤、桡侧屈腕肌腱拉伤、桡侧的腕骨间韧带损伤等引起。患者将患肢置于治疗台上,桡侧朝上,术者以一指禅推法施术于患者腕背横纹桡侧端,拇短伸肌腱与拇长伸肌腱之间的凹陷中的阳溪穴及其周围,以患者有酸痛感为度。

（3）用于腕关节尺侧疼痛,多因尺侧副韧带损伤、尺侧屈腕肌腱损伤、尺侧腕骨间韧带损伤等引起。患者将患肢置于治疗台上,背侧朝上,术者以一指禅推法施术于患者腕背横纹尺侧端,尺骨茎突前凹陷中的养老穴及其周围,以患者有酸痛感为度。

（4）亦用于腕关节尺侧疼痛。患者将患肢置于治疗台上,掌侧朝上,术者以一指禅推法施术于患者腕横纹尺侧端,尺侧腕屈肌腱的桡侧凹陷中的神门穴及其周围,以患者有酸胀感为度。

（5）用于腕关节背侧疼痛,多因桡腕背侧韧带损伤、伸指总肌腱损伤等引起。患者将患肢置于治疗台上,背侧朝上,施术者以一指禅推法施术于患者腕背横纹中,指总伸肌腱尺侧缘凹陷中的阳池穴及其周围,以患者有酸痛感为度。

（6）用于腕关节掌侧疼痛,多因腕部深、浅屈指肌腱损伤引起。患者将患肢置于治疗台上,掌侧朝上,术者以一指禅推法施术于患者腕横纹中央,掌长肌腱与桡侧腕屈肌腱之间的大陵穴及其周围,以患者有酸胀感为度。

（7）患者坐位,术者双手分握患腕之两侧拔伸1～2分钟,同时上下左右摇动腕关节,以改善腕的运动功能。急性期慎用此法,避免加重腕关节的损伤。

（8）患腕置治疗台上,术者以大鱼际或小鱼际着力,擦患者腕关节,以透热为度。应根据损伤部位的不同,选择不同的位置,以施术方便为宜。

136. 指压防治踝关节扭伤

踝关节扭伤是临床常见的疾病,在关节及韧带损伤中是发病率最高的疾病。踝关节是人体距离地面最近的负重关节,也就是说踝关节是全身负重最多的关节。踝关节的稳定性对于日常的活动和体育运动的正常进行起重要的作用。踝关节周围的韧带损伤都属于踝关节扭伤的范畴。踝关节扭伤可能导致的损伤包括外踝的距腓前韧带跟腓韧带，内踝三角韧带，下胫腓横韧带等。

（1）术者拇指指腹用重力捏按患者阳陵泉穴，每隔10秒钟放松1次，反复捏按2～3分钟，直至局部出现明显酸胀感为止。

（2）三阴交穴的治疗方法与阳陵泉穴相同。

（3）术者拇指指尖用重力切按患者悬钟穴，每隔10秒钟放松1次，反复切按1～2分钟。

（4）术者拇指指尖用重力捏按患者太冲穴，每隔20秒钟放松1次，反复切按2～3分钟。

（5）术者拇指指腹置于患者公孙穴上，其余四指置于足背外侧，拇指用力捏按公孙穴，每隔20秒钟放松1次，反复捏按3～5分钟，直至局部出现明显酸胀感为止。

137. 指压防治软组织损伤

软组织损伤指软组织或骨骼肌肉受到直接或间接暴力，或长期慢性劳损引起的一大类创伤综合征。组织受创后出现微循环障碍、无菌性炎症，致使局部肿胀疼痛。

患者仰卧位，术者点按其陷骨、公孙、内关穴数次。点章门、期门穴时，让患者深呼吸，再让患者侧卧位，取章门、期门穴各点按3～5次。点按穴位后即施以手法按摩；患者仰卧位，术者立于患者左侧床旁，首先以双手揪提患者胸部痛点皮下，同时令患者咳嗽（揪提时用力不宜过大），其次以双手拇指沿肋缘下向两侧分推，以舒筋理气。最后顺胸肋部周围上下左右施以摩法和揉捏手法疏通经络。每日或隔日1次，适用于胸壁挫伤。

138. 指压防治颞下颌关节紊乱综合征

颞下颌关节紊乱综合征是口腔颌面部常见的疾病之一。在颞下颌关节疾病中，颞下颌关节紊乱综合征最为多见。好发于青壮

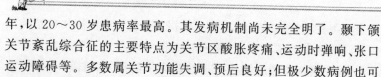

年,以 20～30 岁患病率最高。其发病机制尚未完全明了。颞下颌关节紊乱综合征的主要特点为关节区酸胀疼痛、运动时弹响、张口运动障碍等。多数属关节功能失调、预后良好;但极少数病例也可发生器质性改变。

（1）术者中指指腹轻轻扣按患者下关穴,每隔 10 秒钟放松 1 次,反复扣按 1～2 分钟。

（2）术者拇指指腹用中等力量扣按患者颊车穴,每隔 10 秒钟放松 1 次,反复扣按 1～2 分钟。

（3）术者拇指指端用重力捏按患者合谷穴,每隔 10 秒钟放松 1 次,反复捏按 2～3 分钟。

（4）术者中指指腹用重力扣按患者足三里穴,每隔 20 秒钟放松 1 次,反复扣按 3～5 分钟,直至局部出现酸胀感为止。

139. 指压防治下颌关节脱位

运动中相互碰撞、张口过大、韧带松弛致使下颌关节向前脱出。症状为张口不能闭合.处于不能说话和下咽的状况,局部疼痛和压痛,口涎外溢,颈部向前突出,下颌小头位置有空凹。分单侧脱位和全脱位。

指压时,让患者坐在靠背椅上,头靠墙两腿伸直,肌肉放松,坐位也要适中,以患者下颌牙齿咬合面位于术者两肘关节的臂及前臂的夹角为 120°～130° 为标准。助手立于患者一侧,双手固定头部,施术者站在患者前方,先以双手拇指在"下关穴"用力向中线点按,感到酸、麻、胀,待咬肌痉挛缓解时即行整复。整复时,术者双手拇指分别置于两侧下颌体与下颌支前缘交界处,其余四指托住下颌体,双手拇指牢牢拿住下颌骨,由轻而重地向下按压下颌骨,余指托住下颌同时向后上方推送,此时常听到入臼声,畸形消失,口能闭合,即已复位。

140. 指压防治跟痛症

跟痛症是由多种慢性疾病所致跟部跖面（即脚后跟）疼痛,其与劳损和退化有密切关系,常见的病因有:足跟纤维脂肪垫炎、跖筋膜炎、跟骨骨刺。临床表现主要为足跟跖面疼痛、肿胀和压痛,走路时加重。跟痛症多发生于中年以后的肥胖者,男性发生率高,一侧或两侧同时发病。大多数为慢性起病,常同时有风湿性或类风湿关节炎、骨性关节炎等。跟痛症主要以非手术疗法为主,疗效较佳。非手术治疗无效者,则需行手术治疗。

患者俯卧位,术者一手扶住其小腿部,另一手拇指端着力,分别点按承山、昆仑穴各约 1 分钟;术者两手掌指交替着力,一手固定患肢足底部,另一手掌心置于足跟底部,用掌指着力,反复揉摩跟底和跟周约 10 分钟;术者一手固定患肢足跟,另一手拇指端用力,按拨滑顶患部痛点处,反复施术约 2 分钟;术者一手固定患侧足跟部,另一手握住足跖部,反复背伸、跖屈和顺逆时针方向摇动踝关节,共约 1 分钟。

141. 指压防治膝关节损伤

膝关节损伤常见于体育运动中的接触性或非接触性损伤,包括膝关节半月板损伤、膝关节韧带损伤（两者常合并发生）、髌骨脱位肌腱断裂等一系列损伤性疾病。

（1）患者仰卧位,膝关节伸直。在确定无骨折的情况下,术者采用右手拇指指压膝关节疼痛处 3～5 分钟。

（2）术者指压患者患侧阳陵泉、悬钟、太冲等穴 3～5 分钟。

（3）术者沿患者患侧膝关节痛点处进行自上而下指压 3～5 分钟,以感觉酸胀为度。

142. 指压防治膝关节骨性关节炎

膝关节骨性关节炎是指由于膝关节软骨变性、骨质增生而引起的一种慢性骨关节疾患,又称为膝关节增生性关节炎、退行性关节炎及骨性关节病等。本病多发生于中老年人,也可发生青年人;可单侧发病,也可双侧发病。

(1)患者仰卧位,将病侧下肢伸直,术者位于患者右侧,用掌根揉法,在患膝部反复操作3～5分钟。

(2)术者用双手自患者大腿前部往膝部至小腿,交替进行指压5～10分钟。

(3)术者两手握住患者膝关节两侧,两拇指自患者髌骨下方指压至上方,反复操作3～5分钟。

(4)术者指压患者阳陵泉、阴陵泉、血海、膝眼、足三里、三阴交穴等3～5分钟。

143. 指压防治肱骨外上髁炎

肱骨外上髁炎又称网球肘,肱骨外上髁炎患者的肘关节外侧前臂伸肌起点处肌腱发炎疼痛。疼痛的产生是由于前臂伸肌重复用力引起的慢性撕拉伤造成的。患者会在用力抓握或提举物体时感到患部疼痛。肱骨外上髁炎是过劳性综合征的典型例子,网球、羽毛球运动员较常见,家庭主妇、砖瓦工、木工等长期反复用力做肘部活动者,也易患此病。

(1)患者坐位,术者一手托住患肢,另一手掌指着力,先从前臂外侧开始经肘、上臂向肩部推揉,反复施术约3分钟;施术者两手换握,一手同前,另一手从前臂内侧开始,经肘、上臂向腋下推揉,反复施术约3分钟。

(2)患者坐位,术者一手扶住患肢,另一手拇指端着力,分别点按曲池、少海、手三里穴各约1分钟。

（3）患者坐位，术者一手握住患肢腕部，使掌心向上；另一手握住肘部，拇指置于肘外侧，一面使患肘屈伸，一面拇指在肱骨外上髁处做上下来回垂直按揉约 3 分钟。手法轻重适度，以患者有酸胀感为宜。

（4）患者坐位，术者一手固定患肢肘部，拇指置于肘外侧肱骨外上髁处，另一手握住前臂轻度外展，以肘关节为轴心，做顺时针方向摇动半分钟。

144. 指压防治肱骨内上髁炎

肱骨内上髁炎又称高尔夫肘，是指手肘内侧的肌腱发炎疼痛。疼痛的产生是由于负责手腕及手指背向伸展的肌肉重复用力而引起的。患者会在用力抓握或提举物体时感到肘部内侧疼痛。网球肘是过劳性综合征的典型例子。研究显示，手腕伸展肌，特别是桡侧腕短伸肌，在进行手腕伸直及向桡侧用力时，张力十分大，容易出现肌肉筋骨连接处的部分纤维过度拉伸，形成轻微撕裂。

患者坐位，术者用大鱼际或掌根轻揉患者疼痛及肿胀处 3～5 分钟；术者用点按法、弹拨法施于患者内上髁屈肘肌腱 3～5 分钟，再用一手握腕部来回做前臂旋后活动；术者一手握腕，一手四指握住患侧肘关节内侧，快速内收屈肘，牵抖肘关节，反复操作 3～5 分钟；揉搓患者前臂肌群。

145. 指压防治桡骨小头半脱位

桡骨小头半脱位又称达拉肘，是婴幼儿常见的肘部损伤之一。发病年龄 1～4 岁，其中 2～3 岁发病率最高，占 62.5%。本病男性比女性多见，左侧比右侧多。当肘关节伸直，前臂旋前位忽然受到纵向牵拉时容易引起桡骨小头半脱位，有时幼儿翻身时上臂被压在躯干下导致受伤引起脱位。常见的是大人领小儿上台阶、牵拉手臂时出现。患儿哭闹或神色紧张，患侧上肢下垂，前臂处于旋前位,不敢活动患侧上肢。经复位后,患肢可立即活动。患者桡骨小头处有明显疼痛。

患儿坐位,术者与患儿面对面,用拇指指压法在患儿患侧的合谷穴上操作3分钟。术者以一手的拇指按压住患儿患侧的桡骨小头处,用另一只手握住患儿患侧肘部,将患儿的前臂缓缓旋转,然后再慢慢地屈曲患侧的肘关节至最大幅度。手法宜柔和,动作应轻缓。

146. 指压防治腕管综合征

腕管综合征是最常见的周围神经卡压性疾病,也是外科医生最常进行手术治疗的疾病。腕管综合征非手术治疗方法很多,包括支具制动和糖皮质激素注射等。如果保守治疗方案不能缓解患者的症状,则要考虑手术治疗。

(1)患者坐位,患肢搭于术者上臂,术者以一手臂托患侧肘关节,另一手拿、推患侧上臂;术者一手拿住患侧腕部,另一手用拇指点按患侧小海、曲池、手三里、内关、神门、合谷穴等;患肢放松,术者双手四指拿扶患侧臂,以双手拇指沿手太阴肺经、手少阴心经、手厥阴心包经向下推3~5遍。

(2)患者坐位,患肢手臂放松,自然外展,术者立于患者侧方,双手拿住患者拇指与四指,微微用力轻抖,用力不可过猛,频率逐渐加快,以腕关节胀麻感消失为宜。

147. 指压防治肘关节损伤

凡使肘关节发生超过正常活动范围的运动,均可引起关节内、外软组织损伤。常见的有肘关节尺、桡侧副韧带撕裂,关节囊、肱二头肌腱部分撕裂及其他肘部肌肉、韧带、筋膜撕裂。其撕裂程度差异性较大,有的在骨折、脱位纠正后,肘关节扭挫伤就成为突出的病症;也有某些运动造成肘关节扭挫伤,损伤后并未引起注意,至出现并发症引起肘关节活动受限时,才引起重视。

(1)患者坐位,前臂略屈曲,术者以单手拇指压法治疗患侧手三里,持续治疗 3～5 分钟。手法的力度由小到大,以患者能忍受为度;术者以单手拇指压法治疗患侧曲池穴,持续治疗3～5 分钟;术者以单手揉拿法治疗患处,持续治疗 3～5 分钟。手法应着实,动作应缓慢。

(2)患者坐位,术者用双手掌面扶住肘关节,相对用力做快速搓揉,同时做上下往返移动。操作时双手用力要对称,搓动要快,移动要慢。

148. 指压防治棘上韧带损伤

自枕外粗隆至腰部,在棘突后方均有棘上韧带相连。其纤维长,一般表现为较粗厚的项韧带,对枕颈部的稳定起重要作用;在胸段,棘上韧带较薄弱;而腰部的棘上韧带亦较强壮,但于腰$_5$至骶$_1$处常缺如或较为薄弱,以致易引起其深部的棘间韧带损伤。棘上韧带损伤是慢性腰痛的常见原因,多发生在中年以上患者,以下腰段损伤多见。

患者俯卧,术者在患者压痛点周围由轻到重施指压法或指揉3～4 分钟;用掌根揉法揉患者脊柱两侧肌肉,以达到局部肌肉放松的目的,反复施术 3～4 分钟;指压患者环跳、肾俞、承扶、委中、阳陵泉、承山穴等3～5 分钟,以酸胀为度。

149. 指压防治冈上肌损伤

冈上肌损伤多发于中年体力劳动者,有肩部劳损或外伤史,或感受风寒湿邪病史;肩外侧肱骨大结节处有明显压痛,或肩峰下压痛。疼痛弧是本病的特点,即在肩外展 60°～120°时疼痛加重,不到 60°或超过 120°以上疼痛消失;慢性损伤者,起病缓慢,但在着凉或外伤后疼痛加剧,疼痛可放射到颈项及臀部;X 线片示部分患者肱骨大结节处可有钙化影。

(1)一指摩推法:患者坐位,术者以一指摩推法治疗患处 2～4 分钟,以放松疼痛的肌肉。

(2)单掌揉法:患者坐位,术者一手托其上肢将肩关节外展 45°,另一手在患处掌揉 2～3 分钟。

(3)提拿冈上肌:患者坐位,术者以单手拿法提拿患侧冈上肌 3～5 分钟。

(4)患者坐位,指压冈上肌:术者一手托住患侧肘部,另一手以 拇指指压法治疗患侧冈上肌,重复 5～7 分钟。

(5)摇肩部:患者坐位,术者一手扶住患肩,一手托住其肘部, 摇肩关节 3～5 分钟。

150. 指压防治冈上肌肌腱炎

冈上肌肌腱炎是指劳损和轻微外伤或受寒后逐渐引起的肌腱 退行性改变,属无菌性炎症,以疼痛、功能障碍为主要临床表现的 疾病。好发于中青年及以体力劳动者、家庭主妇、运动员。单纯冈 上肌肌腱炎发病缓慢,肩部外侧渐进性疼痛,上臂外展 60°～120° (疼痛弧)时肩部疼痛剧烈。冈上肌腱钙化时,X 线片可见局部有 钙化影。

(1)患者坐位,术者以一手托住患侧肘部或上臂的远端,另一 手以单手拇指揉法治疗肩髃穴及其周围区域,持续3～5 分钟。手 法的力度应适当,动作应略缓慢。

(2)患者坐位,术者以单手拇指推法治疗患侧的冈上肌处,持 续治疗 3～5 分钟。手法的动作应缓慢。

(3)患者坐位,术者以一手托住患侧的肘部或上臂的远端,另 一只手以单掌揉法治疗患侧的肩部,持续治疗 3～5 分钟,动作应 略缓慢。

(4)患者坐位,术者以单手拇指揉法治疗患侧的外关穴,持续治疗 3～5 分钟。

151. 指压防治肩关节损伤

肩关节损伤指因肩部各组织(包括肩袖、韧带)发生退行性改变，或因反复过度使用、创伤等原因造成的肩关节周围组织的损伤，表现为肩部疼痛。常见的肩关节损伤有肩峰下撞击症、肩袖损伤、冻结肩、肱二头肌长头腱损伤、上盂唇从前到后撕裂损伤、肩关节不稳。

(1)患者坐位，术者以单手拇指压法治疗患侧肩井穴，持续操作 3～5 分钟。动作应缓慢。

(2)术者以单手揉法揉患侧肩髎、肩贞、天宗穴 3～5 分钟。

(3)患者坐位，术者以单掌摩法治疗患侧肩部 3～5 分钟。

(4)术者用两掌分别置于患肩的前面及后面，以搓法治疗患侧的肩部 3～5 分钟。手法的力度应适当，两手应协调，动作宜略缓慢。

152. 指压防治臂丛神经损伤

臂丛神经由颈$_{5\sim8}$与胸$_1$神经根组成，分支主要分布于上肢，有些小分支分布到胸上肢肌、背部浅层肌和颈深肌，主要的分支有胸背神经、胸长神经、腋神经、肌皮神经、正中神经、桡神经、尺神经。臂丛神经主要支配上肢和肩背、胸部的感觉和运动。臂丛神经损伤是由工伤、交通事故，或产伤等原因引起的一种周围神经损伤。受伤后患者上肢功能部分或完全丧失，遗留终身残疾。

(1)患者坐位，术者用中指点揉患肢的上臂 3～5 分钟；再拿揉前臂、后臂，以解除其痉挛、疼痛、麻木等症状。

(2)患者坐位，术者用捏揉法反复捏揉患者上肢肌肉，自肩部向臂部至腕部，反复操作 3～5 分钟，最后拍打肩部及上肢四面，以缓解肌肉痉挛，促使肌肉放松。

（3）患者坐位，术者以双手拿法治疗患者双侧肩井穴3～5分钟，以深透有力为宜。

153. 指压防治胸锁乳突肌损伤

胸锁乳突肌位于颈前部两侧，起于胸骨柄前面和锁骨上缘内1/3段，向上行止于乳突外侧面。患者多因头颈部运动不协调、扭挫或挥鞭样损伤而发病。也有的人是因为睡眠姿势不良、枕头过高，致使一侧胸锁乳突肌过度牵拉而发病。常在头颈姿势不良时熟睡，颈肩裸露着凉或头部猛力扭伤所致。睡熟或扭伤后数小时，感觉颈部酸痛不适，活动受限。重者可有肩背部酸沉疼痛。检查可发现胸锁乳突肌痉挛、变硬，常在该肌中上部触及块状或条索状物，并有明显压痛，头颈向一侧扭转受限，且症状加重。

（1）患者坐位，术者对病重者可先做局部指摩1～2分钟，再施指揉法治疗1～2分钟。力量由轻到重，逐渐加力。主要起到放松肌肉的作用。

（2）患者坐位，术者对患者胸锁关节至乳突以拿揉法重复治疗3～5分钟，力量以耐受为度。

（3）患者坐位，术者对患者胸锁乳突肌进行由轻渐重的指压3～5分钟，用力不宜过重。

154. 指压防治正中神经损伤

正中神经由臂丛神经外侧索分出的外侧根和从内侧索分出的内侧根，两者共同组成正中神经。正中神经支配前臂屈侧的大部分肌肉，以及手内桡侧半的大部分肌肉和手掌桡侧皮肤感觉。正中神经损伤较多见。少数病例与尺神经同时受伤。火器伤、玻璃割伤、刀伤及机器伤较常见，尤以正中神经的分支手部指神经伤为多见。肱骨下端骨折和前臂骨折，均可合并正中神经伤。缺血性挛缩亦常合并正中神经伤。

（1）患者坐位，术者用右手掌根揉患侧上肢，从肘部揉至腕部，反复操作5～10分钟。

（2）患者坐位，术者用右手拇指着力，反复指压患处3～5分钟。

（3）患者坐位，术者用右手拇指指压患者曲池、手三里、少海、内关、外关、合谷穴3～5分钟。

155. 指压防治棘间韧带损伤

棘间韧带损伤多无外伤史。腰痛长期不愈，以弯腰时明显，但在过伸时因挤压病变的棘间韧带，也可引起疼痛。部分患者疼痛可向骶部或臀部放射。检查时在损伤韧带处棘突或棘间有压痛，但无红肿。有时可扪及棘上韧带在棘突上滑动。长期埋头弯腰工作者，不注意定时改变姿势，脊柱因伤病不稳定，使棘上、棘间韧带经常处于紧张状态即可产生小的撕裂、出血及渗出。如伴有退行性变，则更易损伤。这种损伤性炎症刺激分布到韧带的腰神经后支的分支，即可发生腰痛。病程长者，韧带可因退变、坏死而钙化。棘上韧带与棘突连接部可因退变、破裂而从棘突上滑脱。此外，因暴力所致棘上、棘间韧带破裂，在伤后固定不良而形成较多瘢痕，也是慢性腰痛的原因。

（1）患者俯卧位，术者用指压法、指揉法施于患者腰背部，反复操作3～5分钟。

（2）患者俯卧位，术者在患者腰部脊柱两侧行指揉法，以放松局部肌肉3～4分钟。

（3）患者俯卧位或坐位，术者指压患者环跳、肾俞、承扶、委中、阳陵泉、承山、昆仑、太溪等各1分钟。

156. 指压防治原发性脊柱侧弯

原发性脊柱侧弯又称特发性脊柱侧弯，约占全部脊柱侧弯的

70％以上。青少年原发性脊柱侧弯的发病特点是：发病年龄越小的患者，其病情可能发展得越快；双弯型的脊柱侧弯患者比单弯型的脊柱侧弯患者，病情发展得越快；脊柱弯曲的度数越大者，病情发展得越快。原发性脊柱侧弯的初期症状是脊柱畸形。特别是患者在站立时，姿势不对称，如双肩不等高、一侧肩胛骨向后突出、前胸不对称等。病情严重时，患者可出现胸廓旋转畸形、上身倾斜、胸廓下沉、躯干缩短、气促、心悸、腰痛等症状。

（1）术者以指压法在患者督脉来回指压 3～5 分钟，手法轻快柔和。

（2）术者以多指揉法施于患者两侧膀胱经来回 3～5 分钟。先做一侧，治毕再施于另一侧。

（3）术者以掌推法推两侧膀胱经，自胸椎推至骶椎，用力均匀，来回 3～5 分钟。

（4）术者以两手拇指从患者胸椎至骶椎，按压棘突附近的软组织。一侧治毕，再治另一侧。持续治疗 3～5 分钟。两手的动作协调一致。

157. 指压防治腰椎骶化

脊柱分为颈、胸椎、腰椎、骶椎和尾椎五段。各段相邻处的椎骨有时具有另一段的特征，称为移行椎。移行椎在腰处表现为腰椎骶化，如果在骶椎处就表现为骶椎腰化。不完全腰椎骶化常会导致腰骶、骶髂关节负重和运动的不平衡，从而引起腰背部疼痛及腰骶关节创伤性关节炎，甚至发生椎间盘退行性改变，容易导致椎间盘突出。

（1）术者右手掌置于患者脊柱中间部，以掌心着力，沿棘突、棘突间隙由上至下，按压至骶尾部止。手法力度轻柔，反复操作 2～3 分钟。

（2）术者右手食指、中指并拢，指腹着力，自患者大椎穴起，揉至腰骶为止。手法宜轻柔,其中在命门、腰阳关、肾俞穴等处延长停留时间。

(3)术者双掌分别置于患者两侧膀胱经上,以掌揉法自肺俞穴向下揉至秩边穴,力度中等。

(4)术者指揉患者肾俞、环跳、承扶、委中穴等3～5分钟。

158. 指压防治骶椎腰化

骶椎腰化是指第一骶椎向同侧脊柱同化,其一侧或两侧与第二骶椎游离,形成腰椎。不完全骶椎腰化常导致腰骶、骶髂关节负重和运动不平衡,从而引起腰背痛及腰骶关节创伤性关节炎,甚至发生椎间盘退行性变,导致椎间盘突出。骶椎腰化的疼痛特点是下腰部疼痛,可放射到臀部或膝关节上部,甚至合并坐骨神经疼痛。

(1)患者俯卧位,术者两手拇指在患者两侧膀胱经处自上而下指揉3～5分钟;术者用双十指尖按揉患者脊柱两侧及腰骶部3～5分钟,用力要深透柔和;术者按揉患者肾俞、环跳、承扶、委中、大肠俞、气海穴等3～5分钟。

(2)患者俯卧位,术者右手掌根置患者下腰部棘突上,用掌根揉法在腰骶部反复操作3～5分钟。

159. 指压防治腰椎椎管狭窄症

腰椎椎管狭窄症是指各种原因引起椎管各径线缩短,压迫硬膜囊,脊髓或神经根,从而导致相应神经功能障碍的一类疾病。它是导致腰痛及腰腿痛等常见腰椎病的病因之一,又称腰椎椎管狭窄综合征,多发于40岁以上的中年人。静或休息时常无症状,行走一段距离后出现下肢痛、麻木、无力等症状,需蹲下或坐下休息一段时间后缓解,方能继续行走。随病情加重,行走的距离越来越短,需休息的时间越来越长。

（1）患者俯卧位，术者用四指推法或指揉法施于腰椎两侧的肌肉，沿膀胱经自上而下往返3～5次。

（2）患者俯卧位，术者在其腰部、大腿后侧、小腿后外侧，施以指压法5～10分钟。

（3）紧接上法，术者指压患者肾俞、命门、秩边、居髎、阳陵泉穴及阿是穴3～5分钟。

（4）患者俯卧位，术者用掌根揉施术于患者腰骶部两侧骶棘肌处，以患者局部透热为度，并可配合热敷。

160. 指压防治臀上皮神经损伤

臀上皮神经损伤是指臀上皮神经在行走中受到牵拉、压迫等损伤而造成的疼痛综合征。多数患者有腰臀部扭挫伤史，亦可是外伤史不明显而呈慢性发病。臀上皮神经损伤主要的症状为患侧腰臀部疼痛，呈刺痛、撕裂样疼痛，大腿后侧膝以上部位可有牵扯痛，但不过膝。急性期疼痛较剧烈，弯腰受限，起坐困难，由坐位改站位时需攀扶他人或物体，患者常诉疼痛部位较深，区域模糊，没有明显的分布界限。检查时可在髂嵴最高点内侧2～3厘米处触及"条索样"硬物，压痛明显，有麻胀感。直腿抬高试验阳性，但不出现神经根性症状。

患者俯卧位，术者用四指压法、揉法，从第二腰椎棘突以下到患肢膝部，施以放松手法，时间约10分钟；在患侧阿是穴及腰眼、环跳、秩边、居髎、风市、委中穴等施按揉法3～5分钟；沿患者臀上皮神经的部位，一手拇指在患处按压，另一手拇指将条索状物按于触摸到的凹陷沟痕之中，再反复施术3～5分钟；沿患者臀上皮神经分布的部位反复使用指压法3～5分钟，以患者皮肤透热为度，并可配合热敷。

161. 指压防治梨状肌综合征

梨状肌综合征是引起急慢性坐骨神经痛的常见疾病。一般认为,腓总神经高位分支,自梨状肌肌束间穿出或坐骨神经从梨状肌肌腹中穿出。当梨状肌受到损伤,发生充血、水肿、痉挛、粘连和挛缩时,该肌间隙或该肌上,下孔变狭窄,挤压其间穿出的神经、血管,因此而出现的一系列临床症状和体征称为梨状肌损伤综合征。

患者俯卧位,术者用肘根揉法,在患侧梨状肌处反复操作3～5分钟;术者用右手拇指指压患者痛点(通常在臀部的内上方),反复指压3～5分钟;术者指压患者阳陵泉、承山穴3～5分钟,用力可稍重。

162. 指压防治第三腰椎横突综合征

第三腰椎横突综合征是腰痛或腰腿痛患者常见的一种疾病,好发于青壮年体力劳动者。由于第三腰椎横突特别长,且水平位伸出,附近有血管、神经束经过,有较多的肌筋膜附着。在正位上第三腰椎处于腰椎生理前凸弧度的顶点,为承受力学传递的重要部位,因此易受外力作用的影响,容易受损伤而引起该处附着肌肉撕裂、出血、瘢痕粘连、筋膜增厚挛缩,使血管神经束受摩擦、刺激和压迫而产生症状。

患者俯卧位,术者以单指揉法治疗患侧第三腰椎横突外缘处,持续指压3～5分钟;术者以单手拇指指压法或两拇指叠合指压法依次治疗患侧的居髎及环跳穴,每个穴位处各持续治疗3～5分钟;术者以单指揉法治疗患侧的伏兔穴,持续治疗3～5分钟;术者以单手拿法治疗患侧的承山穴,持续治疗3～5分钟。手法需柔和。

163. 指压防治肾虚腰痛

肾虚腰痛,指因房事不节、劳倦过度,损伤肾脏精气所致的腰痛,又称肾经腰痛。有肾阳虚、肾阴虚之分。肾阳虚者,症见腰间冷痛,手足不温,面色苍白,便溏溺清,舌淡,脉沉细或虚软无力。肾阴虚者,症见腰痛绵绵,面色黧黑,头晕耳鸣,咽干口燥。阴虚火旺者,更见面红升火,内热心烦,小便黄赤,舌质红,脉细数或洪而无力。治宜滋阴补肾。见于慢性肾炎、肾下垂、腰肌劳损、脊椎结核等病。

患者俯卧位,术者用掌根揉法,在患者两侧腰部轻揉3～5分钟;术者用右手拇指指压患者腰部的痛点,反复操作3～5分钟,用力要轻而柔和;术者再用双手指指压患者肾俞、脾俞、肝俞穴3～5分钟;术者沿患者膀胱经及其相应的穴位,在阳陵泉、委中穴等指压3～5分钟。

164. 指压防治弹响髋

弹响髋是指髋关节在主动伸屈活动和行走时,出现听得见或感觉得到的响声。关节外弹响较常见。发生的主要原因是髂胫束的后缘或臀大肌肌腱部的前缘增厚,在髋关节做屈曲、内收、内旋活动时,增厚的组织在大粗隆部前后滑动而发出弹响,同时可见到和摸到一条粗而紧的纤维带在大粗隆上滑过。被动运动时无此现象,多见于青壮年,常为双侧性。这种弹响往往是自发地出现,可以发展到走一步响一声的严重程度。但一般无疼痛,如出现疼痛,则常是并发大粗隆部滑囊炎的结果。

(1)患者俯卧位,术者双手拇指深沉而缓和地沿患者臀大肌方向进行指压治疗,同时做髋关节后伸、外展的被动动作。

(2)术者使患者臀大肌放松,再用指压法在疼痛的一侧臀大肌上做按压2～3分钟。

（3）患者侧卧位，患侧在上，术者用指压法在患侧的髋关节上，反复操作3～5分钟，用力不宜过重。

165. 指压防治腓总神经损伤

腓总神经损伤常因外伤引起，主要表现为足下垂，走路呈跨越步态；踝关节不能背伸及外翻，足趾不能背伸；小腿外侧及足背皮肤感觉减退或缺失；胫前及小腿外侧肌肉萎缩。小腿前外侧伸肌麻痹，出现足背屈、外翻功能障碍，呈足下垂畸形。伸踇伸趾功能丧失，呈屈曲状态及小腿前外侧和足背前、内侧感觉障碍。

（1）患者仰卧位，术者用指压法从大腿前侧到小腿外侧和足背部，往返操作3～5遍，约10分钟。以达到舒筋通络止痛之效。

（2）患者俯卧位，术者指压患者髀关、伏兔、阳陵泉、丘墟、足三里、解溪穴等各30秒钟，以达活血通络行气。

（3）患者俯卧位，膝关节屈曲90°，术者在患者小腿后侧自上而下指压3～5分钟，以患者感酸胀为度。

166. 指压防治股外侧皮神经炎

股外侧皮神经炎又称感觉异常性股痛，为一种股外侧皮肤感觉异常的疾病。股外侧皮神经系由股外侧皮神经自腰大肌外缘伸出后，在腹股沟韧带下方的3～5厘米处进入皮下组织，在该神经行程中，如果由于受压、外伤等某种原因影响到股外侧皮神经时，即可能发生股外侧皮神经炎。

患者仰卧位，在患侧膝关节下垫一薄枕，术者在患者大腿外侧或痛处进行拇指指压，自上而下反复施术3～5分钟；术者用掌根揉法在患者阿是穴及风市、血海、伏兔穴进行施术，持续3～5分钟；术者可用掌揉法在患者大腿外侧进行施术，以局部皮肤透热为度。手法宜轻柔和缓，持久。用力不宜过猛、过重，免得揉伤皮肤。

167. 指压防治急性腰扭伤

急性腰扭伤是腰部肌肉、筋膜、韧带等软组织因外力作用突然受到过度牵拉而引起的急性撕裂伤,常发生于搬抬重物、腰部肌肉强力收缩时。急性腰扭伤可使腰骶部肌肉的附着点、骨膜、筋膜和韧带等组织撕裂。

(1)患者俯卧位,术者两手拇指端着力,分别点按患者两侧的肾俞、环跳、委中穴各约1分钟。

(2)患者俯卧位,术者两手掌指交替着力,从患者上背至腰骶部,再从腰部至上背部,在足太阳膀胱经上,一边推一边揉,反复施术约5分钟。然后在腰骶部做重点推揉,直至腰部有温热感为宜。推揉中要先轻后重,随着肌肉痉挛的逐渐缓解而逐渐加力。

(3)患者俯卧位,术者一手扶住患者小腿部,另一手肘关节屈曲,鹰嘴部垂直持续按承山穴,同时嘱患者爬起,两手支撑于床上,一边用力反复咳嗽,腰部向左右、前后摇动,然后再俯卧位。如此反复2~3次,腰部疼痛立刻减轻,活动较自如。

(4)患者下蹲位,两足跟着地,腰部前屈,术者一手扶住患者肩部,另一手掌指着力擦腰骶部,由上向下擦之,直至腰骶部发热为止。最后五指并拢微屈,用掌面轻快拍打腰骶部数次。

168. 指压防治腰肌劳损

腰肌劳损又称功能性腰痛、慢性下腰损伤、腰臀肌筋膜炎等,实为腰部肌肉及其附着点筋膜或骨膜的慢性损伤性炎症,是腰痛的常见原因之一,主要症状是腰或腰骶部胀痛、酸痛,反复发作,疼痛可随气候变化或劳累程度而变化,如日间劳累加重,休息后可减轻时轻时重,为临床常见病、多发病,发病因素较多。其日积月累,可使肌纤维变性,甚而少量撕裂,形成瘢痕、纤维索条或粘连,遗留长期慢性腰背痛。

（1）患者俯卧位，两膝伸直，两手放于体侧，腰背部肌肉放松，术者两手掌指着力，从患者上背至腰骶部、再从腰骶至上背部，反复揉约 10 分钟，然后在腰部做重点揉 3 分钟，直至有温热感、疼痛减轻为宜。

（2）患者俯卧位，两膝伸直，术者两手拇指端着力，分别同时点按患者两侧的委中穴约 30 秒钟。

（3）患者仰卧位，髋、膝屈曲，腰骶部放松，术者一手托住患者臀部，另一手扶住膝关节，使患者左右缓慢摇晃约 1 分钟。

（4）患者下蹲位，两足跟着地，腰部前屈，术者一手扶住患者肩部，另一手掌指着力，擦腰骶部，自上向下反复擦之约 1 分钟，然后以空拳掌面拍打骶部 5～7 次。

169. 指压防治腰椎间盘突出症

腰椎间盘突出症是较为常见的疾病之一，主要是因为腰椎间盘各部分，尤其是髓核，有不同程度的退行性改变后，在外力因素的作用下，椎间盘的纤维环破裂，髓核组织从破裂之处突出于后方或椎管内，导致相邻脊神经根遭受刺激或压迫，从而产生腰部疼痛，一侧下肢或双下肢麻木、疼痛等一系列临床症状。腰椎间盘突出症以腰腰$_{4\sim5}$、腰$_5$及骶$_1$发病率最高，约占 95％。

（1）患者俯卧位，术者两手掌指交替着力，紧贴皮肤，沿足太阳膀胱经走行，由第一胸椎推摩至腰骶部，继而沿下肢患侧臀部后侧、外侧至足跟，反复施术约 3 分钟，手法要深透有力。

（2）患者俯卧位，术者两手掌指交替着力，揉患者腰背部，从上背至腰骶，再从腰部至上背部，往返施术约 3 分钟，然后重点揉腰骶部，反复施术直至患处发热、疼痛减轻为宜。

（3）患者俯卧位，术者一手拇指端着力，分别点按患者环跳、委中、承山穴各约 1 分钟。

（4）患者侧卧位，患肢在上，并屈髋屈膝，健肢伸直，术者两肘关节屈曲，一手肘部置于患者肩前陷窝部，另一手肘部置于髂骨翼的后侧，两肘前后以相反方向适当用力突然斜扳1～3次，常听有清脆响声，然后再用同法换做健侧。

（5）患者仰卧位，术者拇指端着力，分别按揉患者风市、阳陵泉、解溪穴各约1分钟。

（6）患者仰卧位，髋、膝屈曲，两手抱住膝关节，术者一手托住其背部，另一手扶住其膝关节，嘱患者来回摇动腰骶部约1分钟。

170. 指压防治退行性脊柱炎

退行性脊柱炎又称肥大性脊柱炎、增生性脊柱炎、老年性脊柱炎、脊椎骨关节炎等，是指椎间盘退变狭窄，椎体边缘退变增生及小关节因退变而形成的骨关节病变。以椎体边缘增生和小关节肥大性变化为其主要特征。退行性脊柱炎好发于中年以后，男性多于女性，长期从事体力劳动者易患此病。

（1）患者俯卧位，术者以㨰法施术于腰部脊柱两侧约5分钟；术者立于一侧，以掌根着力，按揉其命门穴约1分钟；术者立于一侧，以掌根着力，按揉其肾俞穴约1分钟；术者立于一侧，以掌根着力，按揉其十七椎穴约1分钟，均以有酸胀感为度。

（2）患者俯卧位，术者一手按压其腰部，另一手托其下肢并用力向上扳抬，两手协调用力，使腰椎后伸。可做一次短促的扳动，也可反复地做后伸运动5～10次。

（3）患者侧卧位，上侧下肢屈膝屈髋，下侧下肢伸直，术者一手按住患者肩前部向后推，另一手或肘部放在臀部向前扳动，两手协调用力扳至极限，再做一短促的扳动，两侧各扳1次。腰椎骨质增生有骨桥形成者禁用。

（4）患者俯卧位，术者以小鱼际着力，沿其脊柱方向擦督脉和两侧膀胱经，以透热为度。

171. 指压防治增生性膝关节炎

增生性膝关节炎又称为肥大性膝关节炎、退行性膝关节炎,是由于外伤、劳损、内分泌紊乱、新陈代谢障碍或遗传等因素导致膝关节软骨变性或碎裂,关节囊和滑膜增厚,关节边缘的软骨和骨组织形成骨刺或唇样增生,产生骨赘,致关节间隙狭窄,压迫关节周围组织产生一系列症状,如关节酸痛、僵硬=行动不便、久站或久行后症状加重。

患者仰卧位,将病侧下肢伸直,术者用掌根揉法,在患膝部反复施术3～5分钟;术者用双手自患者大腿前部往膝部至小腿,交替进行指压5～10分钟;术者两手握住患者膝关节两侧,两拇指自患者髌骨下方指压至上方3～5分钟;术者指压患者阳陵泉、阴陵泉、血海、膝眼、足三里、三阴交穴等3～5分钟。

172. 指压防治颈椎病

颈椎病是指颈椎及周围软组织,如颈椎间盘、椎体小关节、骨质磨损,前后纵韧带、黄韧带、脊髓鞘膜等发生病理性改变,导致颈部脊髓、颈神经根、交感神经、椎动脉、椎间孔等受到压迫或刺激而引起的症候群(即颈椎综合征)。常发生于中年以后,男性多于女性。病变主要累及颈椎、椎间盘和周围纤维结构,伴有明显的脊神经根和脊髓变性。临床主要表现有头颈肩臂麻木疼痛,重者肢体酸软无力,肢凉出汗等。若病变累及椎动脉与交感神经时,则出现头晕、头痛、心悸、血压升高等,并可有进行性肢体感觉和运动功能障碍,最后可导致四肢瘫痪。中医学认为,颈椎病属肾虚精亏、气血不足及气滞血瘀痰浊致经络瘀滞,风寒湿邪外袭,痹阻太阳经脉,经脉不通,筋骨不利而发病。颈椎病相当于中医学"痹症""痿症""颈筋急"的范畴。

(1)术者拇指、食指指腹同时用重力扣按患者风池穴,每隔20

秒钟放松 1 次,反复扣按 2～3 分钟,直至局部出现明显酸胀感为止。

(2)术者拇指、食指指腹同时用重力扣按患者天柱穴,每隔 20 秒钟放松 1 次,反复扣按 2～3 分钟,直至局部出现明显酸胀感为止。

(3)术者食指指腹用较重力量揉按患者肩井穴,连续揉按 2～3 分钟,直至局部出现明显酸胀感为止。

(4)术者食指或中指指腹用中等力量揉按患者大椎穴,连续揉按 2～3 分钟,直至局部出现轻微酸胀感为止。

(5)术者拇指指尖用重力切按患者阳陵泉穴,每隔 20 秒钟放松 1 次,反复切按 2～3 分钟,直至局部出现较明显酸胀感为止。

(6)术者拇指指端置于患者外关穴上,其余四指置于该穴的背面,拇指用重力捏按外关穴,每隔 20 秒钟放松 1 次,反复捏按 2～3 分钟,直至局部出现明显酸胀感为止。

(7)术者中指指端用中等力量揉按患者肩髃穴,连续揉按 3～5 分钟,直至局部出现酸胀感为止。

173. 指压防治骨质增生

骨质增生症是由于构成关节的软骨、椎间盘、韧带等软组织变性、退化,关节边缘形成骨刺、滑膜肥厚等变化,而出现骨破坏,引起继发性的骨质增生,导致关节变形,当受到异常载荷时,引起关节疼痛,活动受限等症状的一种疾病。分原发性和继发性两种。颈椎骨质增生表现为颈项部有强硬的感觉,活动受限,颈部活动有弹响声,疼痛常向肩部和上肢放射,手和手指有麻木,触电样感觉,可因颈部活动而加重,不同的病变累及不同部位,就出现不同的症状,晚期可导致瘫痪。颈椎骨质增生严重者还会引起颈椎病性高血压、心脑血管疾病、胃炎、心绞痛、吞咽困难等。腰椎骨质增生以腰$_{3\sim4}$最为常见,临床上常出现腰椎及腰部软组织酸痛、胀痛、僵硬与疲乏感,甚至弯腰受限,如邻近的神经根受压,可引起相应的症状,出现局部疼痛、发僵、后根神经痛、麻木等,如压迫坐骨神经可引起坐骨神经炎,出现患肢剧烈麻痛,灼痛,抽痛,串痛,向整个下肢放射。膝关节骨质增生初期,起病缓慢者膝关节疼痛不严重,有可持续性隐痛,气温降低时疼痛加重,与气候变化有关,晨起后开始活动,长时间行走,剧烈运动或久坐起立开始走时膝关节疼痛僵硬,稍活动后好转,上下楼困难,下楼时膝关节发软,易摔倒,蹲起时疼痛,僵硬,严重时,关节酸痛胀痛,跛行,合并风湿病者关节红肿、畸形,功能受限,伸屈活动有弹响声,部分患者可见关节积液,局部有明显肿胀,压缩现象。

(1)患者站位,术者先检查其腰部俯仰及侧弯困难情况,检查抬腿、踢腿时疼痛的部位,然后患者俯卧位,术者检查病变部位的压痛点及臀部、腿部的过敏点,再用双手掌在脊椎两侧,从背部至腰骶部按揉(即揉压)5～6次。在脊椎上,用双掌根并列从胸椎至腰椎按拨5～6次,继而在患者压痛点上,用双掌根做压放法,即一压一放,开始慢压慢放,渐至重压快放,至全用力地快压快放。此法为本病的重点手法,时间约15分钟。

(2)患者俯卧位,术者再在患者第一腰椎至第一骶椎的椎间,由上而下用肘尖按推(即推压法),反复数遍,又在第一腰椎至第一骶椎两侧骨缝中,用肘尖按推,由上到下反复数遍,再按压腰阳关、肾俞、环跳、委中穴。

(3)患者侧卧位,术者按压其风市、阳陵泉穴;患者仰卧穴,术者在其腹部用双手掌按抚数遍,按压气海、足三里穴。

(4)患者站位,术者以拇指按压其双侧肾俞穴,患者同时做腰部活动;施术者按压其腰阳关,患者同时做腰部俯仰活动。

(5)每次施术时间约为40分钟,病重者住院治疗。轻者每日1次,重者每日2次,10次为1个疗程。

174. 指压防治湿疹

湿疹是一种常见的由多种内外因素引起的表皮及真皮浅层的炎症性皮肤病，一般认为与变态反应有一定关系。其临床表现，具有对称性、渗出性、瘙痒性、多形性和复发性等特点。也是一种过敏性炎症性皮肤病以皮疹多样性，对称分布、剧烈瘙痒反复发作、易演变成慢性为特征。可发生于任何年龄，任何部位，任何季节，但常在冬季复发或加剧有渗出倾向，慢性病程，易反复发作。中医文献中记载的"浸淫疮""旋耳疮""绣球风""四弯风""奶癣"等类似西医学的急性湿疹、耳周湿疹、阴囊湿疹、异位性皮炎及婴儿湿疹等。近年来，湿疹的发病呈上升趋势，这可能与气候环境变化，大量化学制品在生活中的应用，精神紧张，生活节奏加快，饮食结构改变均有关。

指压时，一面缓慢吐气，一面按压治痒穴（手臂下垂，从肩膀凹陷处的垂直线，该线与乳头的水平线相交点即是）6秒钟，反复做10遍，即可止痒。再依上法按压双侧太白穴，反复做20遍，如此操作，湿疹引起的红色会消失。

175. 指压防治荨麻疹

荨麻疹俗称风团、风疹团、风疙瘩、风疹块，是一种常见的皮肤病。由各种因素致使皮肤黏膜血管发生暂时性炎性充血与大量液体渗出。造成局部水肿性的损害。其迅速发生与消退、有剧痒。可有发热、腹痛、腹泻或其他全身症状。可分为急性荨麻疹、慢性荨麻疹、血管神经性水肿与丘疹状荨麻疹等。荨麻疹是一种常见的过敏性皮肤病，在接触过敏源或机体内存在致病因子的时候，会在身体不特定的部位，冒出一块块形状、大小不一的红色斑块，这些产生斑块的部位，会发生发痒的情形，如果没有停止接触过敏源并加以治疗，出疹发痒的情形就会加剧。本病相当于中医学"隐疹"的范畴。

指压时,取大椎、曲池、血海穴,每穴先按压 30 秒钟,再指叩 10～15 下,如此反复做 3～5 遍,每日 1 次。

176. 指压防治带状疱疹

带状疱疹是由水痘-带状疱疹病毒引起的急性炎症性皮肤病。其主要特点为簇集水疱,沿一侧周围神经作群集带状分布,伴有明显神经痛。由于病毒具有亲神经性,感染后可长期潜伏于脊髓神经后根神经节的神经元内,当机体抵抗力下降后,病毒活动繁殖而激发带状疱疹。本病中医称为缠腰火丹。带状疱疹多发于春秋两季,成年人较多。本病相当于中医学"缠腰火丹""蛇串疮"的范畴。

(1)术者拇指指尖用重力切按患者支沟穴,每隔 20 秒钟放松 1 次,反复切按 2～3 分钟。

(2)术者拇指指端用重力捏按患者太冲穴,每隔 20 秒钟放松 1 次,反复捏按 2～3 分钟。

(3)术者拇指指腹用重力捏按患者阳陵泉穴,每隔 20 秒钟放松 1 次,反复捏按 3～5 分钟。

(4)术者拇指指腹用较重力扣按患者三阴交穴,每隔 20 秒钟放松 1 次,反复扣按 2～3 分钟。

(5)术者拇指指腹重力按患者背俞穴,每隔 20 秒钟放松 1 次,反复扣按 2～3 分钟。直至局部均出现明显酸胀感为止。

177. 指压防治痤疮

痤疮又称青春痘、粉刺,是由于毛囊及皮脂腺阻塞、发炎所引发的一种皮肤病。青春期时,体内的激素会刺激毛发生长,促进皮脂腺分泌更多油脂,毛发和皮脂腺因此堆积许多物质,使油脂和细菌附着,引发皮肤红肿的反应。由于这种症状常见于青年男女,所以称为"青春痘"。其实,青少年不一定都会长青春痘;而青春痘也不一定只长在青少年的身上。

(1)患者坐位,术者用双手食指、中指指腹着力,自其下颌摩至两侧面颊,如此重复向上向外方摩动5～10分钟;术者用手掌掌面着力摩擦其上肢外侧,由上往下用力,重点在上肢外侧的前线大肠经、中线三焦经、后线小肠经,擦热为度。

(2)患者仰卧位,术者用手掌掌面在其腹部做顺时针的抚摩3～5分钟;术者用拇指及食指、中指相对用力,提捏其背部脊柱的肌肤,自长强穴向大椎穴,由下而上捏拿3～5遍。

(3)患者仰卧位或坐位,术者用拇指指端着力,按压其足三里穴约30次。

178. 指压防治黄褐斑

黄褐斑为面部的黄褐色色素沉着,多对称蝶形分布于颊部,多见于女性。血中雌激素水平高是主要原因,其发病与妊娠、长期口服避孕药、月经紊乱有关;也见于一些女性生殖系统疾病、结核、癌症、慢性乙醇中毒、肝病等患者;日光可促使发病。男性患者约占10%,有研究认为,男性发病与遗传有关。黄褐斑的临床表现损害为黄褐或深褐色斑片,常对称分布于颧颊部,也可累及眶周、前额、上唇和鼻部,边缘一般较明显。无主观症状和全身不适。色斑深浅与季节,日晒,内分泌因素有关。精神紧张,熬夜,劳累可加重皮损。

(1)患者坐位,术者用食指、中指、无名指指腹分别在患者的攒竹、承泣、四白、颧髎、迎香、地仓、承浆、百会穴上做揉法,每穴1分钟;术者用食指、中指、无名指指面在患者黄褐斑比较明显和集中的部位做顺时针方向的摩法2分钟。

(2)患者仰卧位,术者用拇指指面或食指、中指、无名指指面揉患者的膻中穴约1分钟;术者用拇指指端揉其血海穴,约1分钟;术者用拇指指端揉其三阴交穴,约1分钟。

(3)患者坐位,术者用双手掌掌面沿患者的胁肋部,做自上而下的搓动3～5次。

179. 指压防治雀斑

雀斑是发生面部皮肤上的黄褐色点状色素沉着斑,系常染色体显性遗传。日晒可诱发和加重皮损。多在3～5岁出现皮损,女性较多。其数目随年龄增长而逐渐增加。好发于面部,特别是鼻部和两颊,可累及颈、肩、手背等暴露部位,非暴露部位无皮疹。损害为浅褐或暗褐色针头大小到绿豆大斑疹,圆形、卵圆形或不规则形。散在或群集分布,孤立不融合。无自觉症状。夏季经日晒后皮疹颜色加深、数目增多,冬季则减轻或消失。常有家族史。

(1)患者坐位,术者用食指、中指、无名指指面在其承泣、四白、迎香穴、印堂穴做按揉动作,每穴1分钟;术者用食指、中指、无名指指面在其双侧面颊部、额部做来回直擦,约5分钟。

(2)患者仰卧位或坐位,术者用拇指指端在其足三里穴做按揉法,约1分钟;术者用拇指指端在其髌骨内侧缘端上2寸处做按揉法,约1分钟。

(3)患者坐位,术者用双手掌掌面沿其胁肋部,做自上而下的搓动3～5次。

180. 指压防治睑腺炎

睑腺炎即麦粒肿,因其红肿似麦粒,故名之。睑腺位于眼睑组织深部,但开口于睑缘处,细菌可由开口处进入腺体而引起炎症。根据受损腺体组织的不同而有内外之分。外睑腺炎也称睑缘疖,俗称针眼,为睫毛囊所属的杰氏皮脂腺炎,多为葡萄球菌感染所致,与身体其他处所起的疖肿相同。内睑腺炎是睑板腺的化脓性炎症,较外睑腺炎少见,但两者症状相似,只是疼痛更甚。中医学认为,本病多为风热外袭,热毒上熏,结聚胞睑,致使局部红肿痛热,眼睑部有圆形隆起,压痛明显,有时有波动,常于睑缘处或睑结膜内有黄白色脓点,当以疏风泻热,解毒散结为治。

指压时,取指端压痛点(位于手指端甲沟角旁 1 分处,即井穴处),双手指均检查,一般以小指、无名指外侧甲沟角旁反应明显。患病左眼,右手反应明显;病右眼,左手反应明显的规律。用切法,交替切即可,即压痛点为右手时,以左手拇指、食指指甲切。各指切用力要均衡,勿切破皮肤。反复切最痛处,每日重复上述方法2～3 次,至红肿消退为止。

181. 指压防治眼睑痉挛

眼睑痉挛是一种不明原因的、不自主的面神经支配区肌肉的痉挛和抽搐,多发于中老年人,是神经科疾病,给患者精神和身体带来极大的痛苦,也极其影响美观。它没有面部肌肉的阵挛性抽动,持续痉挛时间可长可短,痉挛的表现为非意志性强烈闭眼的不断重复。许多睑痉挛患者在得到明确的诊断和治疗以前已忍受了相当长时间的痛苦,而且常因误诊耽误了及时治疗。

以右眼睑痉挛为例。指压时,患者坐位,术者左手握其左手腕,右手拇指着于眼点穴(位于上臂腋横纹肱二头肌外凹陷中,即臂臑穴上方凹陷处),其余四指呈钳状附着相应后臂。先用拇指指腹轻揉 2 分钟,继用拇指与上臂呈垂直方向拨动 3 分钟,然后指腹点按 3 分钟,最后轻拿两侧合谷穴各3～5 分钟。

182. 指压防治眼外肌外伤

眼外肌外伤又称外伤性眼外肌麻痹、外伤性麻痹性斜视、外伤性斜视等,为由于钝性外力或锐器伤于眼部或头部,直接或间接损伤眼外肌及其支配神经,引起神经麻痹或肌肉断离、眼球运动障碍眼位偏斜或融合功能破坏而出现复视症状的斜视。

指压时，取睛明、承泣、四白、太阳、百会、鱼腰、攒竹、瞳子髎、丝竹空、风池、肝俞、胆俞、合谷、光明穴及眼区周围等部位和穴位。用一指禅推法、揉法。患者仰卧位，术者先用一指禅推法，推睛明、承泣、四白、太阳穴；后用双手拇指分别按揉百会、鱼腰、攒竹、睛明、瞳子髎、丝竹空、风池、太阳穴；再用双手拇指指腹分揉眼眶周围。上述手法反复交替使用，约治疗 20 分钟。患者坐位，术者在患者背部点揉肝俞、胆俞穴及捏对侧合谷穴和下肢光明穴 5～10 分钟。每次操作共 30 分钟左右，每日 1 次，10 次为 1 个疗程。

183. 指压防治急性结膜炎

急性结膜炎发生由病毒、细菌或变应性引起，可有混合感染和原因不明者。结膜炎也可能与感冒和疹病伴同存在。结膜炎也可由风、粉尘、烟和其他类型的空气污染、电弧、太阳灯的强紫外光和积雪反射的刺激引起。急性结膜炎俗称"红眼病"，多发于春季，为季节性传染病，传播途径主要是通过接触传染，往往通过接触患者眼分泌物或与红眼病患者握手或用脏手揉眼睛而被传染。本病相当于中医学"天行赤眼""暴风客热""目痒"等的范畴。

指压时，术者用拇指依次按压患侧攒竹、丝竹空穴或太阳、四白穴各 50～100 下，合谷穴 30 下。如眼睑肿胀未减者，点按四白、合谷穴各 20～30 下，每日 1～2 次。

184. 指压防治泪囊炎

泪囊炎一般表现为慢性和急性两种，而以慢性最常见。急性泪囊炎常是慢性泪囊炎的急性发作，原因是毒力强的细菌（如链球菌或混合肺炎链球菌等）感染所致。泪囊炎是由于患者长时间患沙眼、慢性结膜炎或慢性鼻炎，累及鼻泪管黏膜，造成鼻泪管阻塞。

指压时，取阳白、瞳子髎、承泣穴，急性者配头维、大椎穴，每穴点压 10～20 下，或按压 1.5～3 分钟，每日 1 次。

185. 指压防治暴盲

暴盲是指眼外观端好,猝然一眼或两眼视力急剧下降,甚至失明的严重内障眼病。患眼外观虽无明显异常,但瞳内病变却多种多样,病因病机则更为复杂。由于发病急剧,应及早救治。西医学有多种眼底病可以引起暴盲的症状,最常见者如视网膜中央血管阻塞、视网膜静脉周围炎及急性视神经炎等。

指压时,患者仰卧位,先以手指单指或二指叩击眼区周围2~3行,切双侧合谷穴。每次操作10~15分钟,每日2次,中病即止。

186. 指压防治弱视

眼球无明显器质性病变,而单眼或双眼矫正视力仍达不到1.0者称为弱视。目前,我国弱视标准为矫正视力≤0.8或两眼视力差≥2行。弱视是一种严重危害儿童视功能的眼病,如不及时治疗可引起弱视加重,甚至失明。消除抑制,提高视力,矫正眼位,训练黄斑固视和融合功能,以达到恢复两眼视功能。弱视的治疗效果与年龄及固视性质有关,5~6岁较佳,8岁后较差;中心固视较佳,旁中心固视较差。

(1)术者用双手在患者眼周反复指压3~5分钟。

(2)术者指压患者印堂、睛明、四白穴3~5分钟。

(3)术者指压患者百会穴1~3分钟。

(4)术者指压患者风府、心俞、肝俞穴3~5分钟。

187. 指压防治近视

近视是眼在调节松弛状态下,平行光线经眼的屈光系统的折射后焦点落在视网膜之前。近视的发生与遗传、发育、环境等诸多因素有关,但确切的发病机制仍在研究中。儿童、青少年均需散瞳验光,排除假性近视,并佩戴合适的凹球面镜矫正。高度近视除验光配镜外,也可用接触镜矫正。高度近视有眼底病变者辅以药物治疗,必要时行后巩膜加固术。20岁以上无禁忌证者可考虑行放射状角膜切开术或激光屈光性切除术。

(1)患者坐位,术者以两手的拇指指面分别按左右攒竹穴,其他四指屈成弓状,支撑在前额上,用两拇指轻揉攒竹穴1分钟,用力不宜过大;术者以左手或右手的拇指、食指,跨按在睛明穴处,先向下按,然后向上挤,一按一挤,重复进行20次;术者两手握拳,伸出拇指、食指、拇指分别托在下颌骨凹陷处,两手食指分别点压四白穴1分钟。

(2)仰卧位,用两手的食指按压丝竹空穴,中指按揉鱼腰穴约1分钟,手法以轻揉为好。

(3)坐位,两手半握拳,左右食指屈成弓状,以第二指节的内侧面紧贴上眼眶,两拇指分别按压两侧太阳穴,食指由内向外,先上后下刮内眼眶,拇指按揉太阳穴,重复进行约20次。

(4)患者干洗脸5遍。

指压结束后,闭目休息几分钟,每日早晚各1次。

188. 指压防治青光眼

青光眼是一种发病迅速、危害性大、随时导致失明的常见疑难眼病。特征就是眼内压间断或持续性升高的水平超过眼球所能耐受的程度而给眼球各部分组织和视功能带来损害,导致视神经萎缩、视野缩小、视力减退,失明只是时间的迟早而已,在急性发作期24~48小时即可完全失明。青光眼属双眼性病变,可双眼同时发病,或一眼起病,继发双眼失明。

指压时,取瞳子髎、攒竹、睛明、球后、风池、合谷、光明穴。慢性青光眼用揉法、点穴法,急性青光眼用切法。揉、点、切上述有关穴位,每穴3~5分钟,反复进行,每日早晚各1次。

189. 指压防治视神经萎缩

视神经萎缩不是一个疾病的名称,而是指其他疾病引起视网膜神经节细胞和其轴突发生病变,致使视神经全部变细的一种形态学改变,一般发生于视网膜至外侧膝状体之间的神经节细胞轴突变性。视神经萎缩是视神经病损的最终结果,表现为视神经纤维的变性和消失,传导功能障碍,出现视野变化,视力减退并丧失。一般分为原发性和继发性两类。眼底检查可见视盘颜色为淡黄或苍白色,境界模糊,生理凹陷消失,血管变细等。

指压时,取角孙、颅息、太阳、睛明、风池穴。实证先压后揉,虚证先揉后压。刚柔相济,灵活施治,或加点压,或加震颤,反复进行。每穴 1.5～3 分钟,每日 1 次,10 次为 1 个疗程。

190. 指压防治中耳炎

中耳炎是累及中耳(包括咽鼓管、鼓室、鼓窦及乳突气房)全部或部分结构的炎性病变,好发于儿童。可分为非化脓性及化脓性两大类。非化脓性者包括分泌性中耳炎、气压损伤性中耳炎等;化脓性者有急性和慢性之分。特异性炎症太少见,如结核性中耳炎等。

指压时,先以拇指轻轻揉压患侧听会穴 3 分钟,再以双拇指揉压双侧肾俞、脾俞穴 5 分钟后,并加温灸 10～15 分钟。每日 1 次,10 次为 1 个疗程。适用于慢性化脓性中耳炎。

191. 指压防治耳鸣

耳鸣是累及听觉系统的许多疾病不同病理变化的结果,病因复杂,机制不清,主要表现为无相应的外界声源或电刺激,而主观上在耳内或颅内有声音感觉。在临床上它既是许多疾病的伴发症状,也是一些严重疾病的首发症状。

(1)患者仰卧位,术者食指、中指、无名指指腹着力,置于患侧耳区周围,重点放在耳屏耳垂前后反复揉约3分钟。

(2)患者坐位,术者中指端着力按揉翳风穴约1分钟。

(3)患者坐位,中指端着力点按听宫穴约1分钟。

192. 指压防治耳聋

听觉系统中传音、感音及其听觉传导通路中的听神经和各级中枢发生病变,引起听功能障碍,产生不同程度的听力减退,统称为耳聋。一般认为,语言频率平均听阈在26分贝以上时称之为听力减退或听力障碍。根据听力减退的程度不同,又称之为重听、听力障碍、听力减退、听力下降等。

(1)中指指尖用中等力量切按听会穴,每隔10秒钟放松1次,反复切按1~2分钟,直至局部出现酸痛感为止。

(2)拇指、食指指腹分别同时用中等力量扪按双侧风池穴,每隔20秒钟放松1次,反复扪按2~3分钟,直至局部出现酸胀感为止。

(3)拇指指端用重力捏按外关穴,每隔20秒钟放松1次,反复捏按2~3分钟,直至局部出现明显酸胀感为止。

(4)涌泉穴的治疗方法与外关穴相同。

(5)拇指指尖用较重力量切按丘墟穴,每隔10秒钟放松1次,反复切按1~2分钟,直至局部出现较强烈酸胀感为止。

193. 指压防治耳胀耳闭

耳胀耳闭是指以耳内胀闷堵塞感及听力下降为主要特征的中耳疾病。耳胀多为病之初起,以耳内胀闷为主,或兼有疼痛,多因风邪侵袭而致,所以古人又有"风聋"之称;耳闭多为病之久者,耳内如物阻隔,清窍闭塞,听力明显下降,多为耳胀反复发作,邪毒滞留耳窍,迁延日久转化而致。西医学的分泌性中耳炎、气压损伤性中耳炎等疾病可参考本病进行辨证施治。

（1）患者仰卧位，术者用点揉穴位法，在耳周反复操作3～5分钟。

（2）患者仰卧位，术者用右手中指指揉患者耳门穴1～3分钟；术者指压患者翳风穴1～3分钟，用力由轻到重。

（3）患者坐位，术者取太冲穴、涌泉穴进行指压3～5分钟。

194. 指压防治颞颌关节功能紊乱症

颞下颌关节紊乱综合征是口腔颌面部常见的疾病之一。在颞下颌关节疾病中，此病最为多见。好发于青壮年，以20～30岁患病率最高。其发病机制尚未完全明了。本症的主要特点为关节区酸胀疼痛、运动时弹响、张口运动障碍等。多数属关节功能失调、预后良好；但极少数病例也可发生器质性改变。

（1）患者坐位，术者用右手掌心擦法、鱼际擦法在患者两侧面部，反复操作3～5分钟。

（2）患者坐位，术者用右手拇指指压患侧的颊车、地仓穴，反复操作3～5分钟。

（3）患者坐位，术者分别指压患者人中、合谷穴各3～5分钟。

195. 指压防治单纯性鼻炎

单纯性鼻炎是指鼻腔黏膜或黏膜下层的炎症持续数月以上，或炎症反复发作，间歇期内亦未恢复正常，且无明确的致病微生物感染者，与肥厚性鼻炎的本质区别在于黏膜或黏膜下组织无增生现象。临床症状以鼻塞为主，一般表现为白天、劳动或运动时减轻，夜间、静坐或寒冷时加重。

（1）患者仰卧位，术者用右手拇指指压患者印堂穴3～5分钟。

（2）患者侧仰卧位，术者双手分别指压患者山根、迎香穴各3～5分钟。

（3）患者坐位，术者用双手指压患者风池、风府穴各 3～5
分钟。

196. 指压防治慢性鼻炎

慢性鼻炎是鼻黏膜及黏膜下层的慢性炎症。其主要特点是炎
症持续 3 个月以上或反复发作，迁延不愈，间歇期亦不能恢复正
常，且无明确的致病微生物，伴有不同程度的鼻塞，分泌物增多，鼻
黏膜肿胀或增厚等障碍。根据慢性鼻炎的病理和功能紊乱的程
度，可分为慢性单纯性鼻炎和慢性肥厚性鼻炎，前者是以鼻黏膜肿
胀、分泌物增多为特征的鼻黏膜慢性炎症；后者是以黏膜、黏膜下
层，甚至骨质的局限性或弥漫性增生肥厚为特点的鼻腔慢性炎症。

（1）术者拇指指尖用中等力量切按患者迎香穴，每隔 10 秒钟
放松 1 次，反复切按 1～2 分钟，直至局部出现轻微胀感为止。

（2）术者拇指指腹轻揉患者印堂穴 2～3 分钟，直至局部出现
轻微酸胀感为止。

（3）术者拇指、食指指腹分别同时用中等力量扣按患者双侧风
池穴，每隔 20 秒钟放松 1 次，反复扣按 2～3 分钟，直至局部出现
明显酸胀感为止。

（4）术者拇指指端用重力捏按患者合谷穴，每隔 10 秒钟放松
1 次，反复捏按 2～3 分钟，直至局部出现较强烈酸胀感为止。

（5）术者用拇指指腹用较重力量扣按患者肺俞穴，每隔 20 秒
钟放松 1 次，反复扣按 2～3 分钟，直至局部出现酸胀感为止。

197. 指压防治过敏性鼻炎

过敏性鼻炎是鼻腔黏膜的变应性疾病，并可引起多种并发症。
但临床表现与上述两型变应性鼻炎相似，称为血管运动性鼻炎或
称神经反射性鼻炎，过敏性鼻炎症状表现为充血或者水肿，患者经
常会出现鼻塞，流清水涕，鼻痒，喉部不适，咳嗽等症状。过敏性鼻

炎带有大量的分泌物,并可以因感染而变成黄色。

第一组取鼻通、合谷穴;第二组取迎香、少商穴。伴有前额头痛者,配阳白、攒竹、上星、百会穴等;目眶痛者,配鱼腰、睛明、印堂穴;偏头痛者,配太阳、头维、率谷穴等;流黄涕者,配风池、曲池穴等,用切法。2组穴位隔日交替进行。患者仰卧位,身体自然放松,施术者位于患者身侧,用一手拇指偏峰切穴位。先取面部穴,然后取手上穴位,每穴施术3分钟左右,使局部有酸、麻、胀感为得气,先轻切之,逐渐加压,操作过程中适当加指颤动作,最后逐渐减压结束治疗。每日1次,15次为1个疗程。

198. 指压防治鼻窦炎

一个或多个鼻窦发生炎症称为鼻窦炎,累及的鼻窦包括,上颌窦、筛窦、额窦和蝶窦。这是一种在人群中发病率较高的疾病,影响患者生活质量。鼻窦炎可分为急性、慢性鼻窦炎。急性鼻窦炎多由上呼吸道感染引起,细菌与病毒感染可同时并发。慢性鼻窦炎较急性者多见,常为多个鼻窦同时受累。

(1)足底部反射区:用拇指指端点法、食指指间关节点法、按法、食指关节刮法、拇指推法、用擦法、拳面叩击法等。

(2)足外侧反射区:用食指外侧缘刮法、拇指推法、叩击法等。

(3)足背部反射区:用拇指指端点法、食指指间关节点法、食指推法、拇指推法等。

199. 指压防治鼻出血

鼻出血是临床常见的症状之一,可由鼻部疾病引起,也可由全身疾病所致。鼻出血多为单侧,少数情况下可出现双侧鼻出血;出血量多少不一,轻者仅为涕中带血,重者可引起失血性休克,反复鼻出血可导致贫血。引起鼻出血的原因很多,可因鼻腔本身疾病引起,也可因鼻腔周围或全身性疾病诱发。

指压时,患者两手食指将双耳屏按压于外耳口,使耳道闭塞,以能耐受为度,2～3分钟,术者急用拇指重点或来回推按患侧掌根穴100～200下,使局部发热。

200. 指压防治酒渣鼻

酒渣鼻又称玫瑰痤疮,是一种主要发生于面部中央的红斑和毛细血管扩张的慢性炎症性皮肤病。多见于30～50岁中年人,女性多见。酒渣鼻的病因尚不十分清楚。可能是在皮脂溢出的基础上,由于体内外各种有害因子的作用,使患部血管舒缩神经功能失调,毛细血管长期扩张所致。毛囊虫及局部反复感染是发病重要因素。嗜酒、吸烟、刺激性饮食、消化道功能紊乱、内分泌功能失调(尤其绝经期)、精神因素、病灶感染、长期作用于皮肤的冷热因素(如高温工作、日晒、寒冷、风吹等),均可诱发和加重本病。酒渣鼻好发于颜面中部,以鼻尖、鼻翼为主,其次为颊部、颏部、前额,常对称分布,多发于中年人,妇女较多,患者多并发皮脂溢,颜面犹如涂脂。皮损表现为红斑、毛细血管扩张和有炎症的毛囊丘疹及脓疱等。病程缓慢,可分为红斑期、丘疹期、肥大期,但无明显界限。

指压时,第一组取迎香、肺俞、合谷穴;第二组取素髎、胃俞、上迎香穴。用扪法、叩法、揉法。每次取一组,交替使用。每穴先强压3下(一压一放),再叩击5～10下,然后揉压、按摩3分钟,如此重复做3～5遍。每日1次,10次为1个疗程。

201. 指压防治慢性咽炎

慢性咽炎为咽黏膜、黏膜下及淋巴组织的慢性炎症,弥漫性咽炎常为上呼吸道慢性炎症的一部分;局限性咽炎则多为咽淋巴组织炎症。慢性咽炎在临床中常见,病程长,症状容易反复发作。

(1)术者中指指腹轻轻揉按患者天突穴1～2分钟,直至局部出现轻微胀热感为止。

（2）术者拇指指尖用中等力量切按患者鱼际穴，每隔 10 秒钟放松 1 次，反复切按 1～2 分钟，直至局部出现酸胀感为止。

（3）照海穴的治疗方法与鱼际穴相同。

（4）术者拇指指腹用重力捏按患者三阴交穴，每隔 10 秒钟放松 1 次，反复捏按 1～2 分钟，直至局部出现酸胀感为止。

202. 指压防治急慢性喉炎

急性喉炎是指喉黏膜及声带的急性非特异性炎症，病程通常在 1 个月以内，为呼吸道常见的急性感染性疾病之一，占耳鼻咽喉科疾病的 1‰～2‰。急性喉炎常继发于急性鼻炎及急性咽炎，男性发病率高于女性，多发于冬春季节。小儿急性喉炎有其特殊性，严重影响呼吸，病情较严重和病情变化较快。慢性喉炎是指喉部黏膜的慢性非特异性炎症，病程超过 3 个月，可波及黏膜下层及喉内肌。慢性喉炎是造成声嘶的常见原因。根据患者的声音嘶哑、喉部分泌物增加、喉部不适感 3 个月以上的病史，结合间接喉镜、直接喉镜、纤维喉镜或者电子喉镜下见声带慢性充血肿胀、黏膜增厚或黏膜萎缩附有痂皮，可初步诊断为慢性喉炎。

（1）患者仰卧位，术者用双手在患者两侧胸部推揉，反复操作 3～5 分钟。

（2）患者坐位，术者用右手拇指指压患者天突、中府、云门穴，反复操作 3～5 分钟。

（3）患者坐位，术者用右手中指指压患者翳风、风池穴 3～5 分钟。

（4）慢性喉炎者，术者用右手五指拿住患者喉结部，轻轻做上下抖动的合喉法 3～5 分钟。

203. 指压防治声音嘶哑

声音嘶哑多由喉部病变所致，也可因全身性疾病所引起。声嘶的程度因病变的轻重而异,轻者仅见音调变低、变粗,重者发声嘶哑甚至只能发出耳语声或失音。

指压时,患者仰卧位,术者以食指尖对准天容穴,向患者对侧耳郭方向按压,用力要均匀,由轻到重,食指可以略做旋转动作,每次按压1分钟。如无效,则稍停片刻,再重复进行1～2次。根据病情需要,可按压单侧,或双侧同时进行。适用于癔症性声音嘶哑。

204. 指压防治扁桃体炎

扁桃体炎可分为急性扁桃体炎和慢性扁桃体炎。患急性传染病(如猩红热、白喉、麻疹、流感等)后,可引起慢性扁桃体炎,鼻腔有鼻窦感染也可伴发本病。病源菌以链球菌及葡萄球菌等最常见。临床表现为经常咽部不适,异物感,发干或痒,刺激性咳嗽,口臭等症状。

(1)术者拇指指尖用中等力量切按患者少商穴,每隔10秒钟放松1次,反复切按1～2分钟,直至局部出现胀痛感为止。

(2)术者拇指指端用较重力量捏按患者合谷穴,每隔10秒钟放松1次,反复捏按1～2分钟,直至局部出现较明显酸胀感为止。

(3)术者拇指指尖用较重力量切按患者鱼际穴,每隔10秒钟放松1次,反复切按1～2分钟,直至局部出现明显酸胀感为止。

(4)术者拇指指腹用重力捏按患者孔最穴,每隔20秒钟放松1次,反复捏按2～3分钟,直至局部出现明显酸胀感为止。

(5)曲池穴的治疗方法与孔最穴相同。

(6)术者食指指腹用较轻力量扪按患者天突穴,每隔10秒钟放松1次,反复扪按1～2分钟,直至局部出现轻微胀感为止。

205. 指压防治牙痛

牙痛是口腔科的常见病症,主要原因有龋病、牙髓炎、牙周炎、冠周炎等口腔疾病。龋病常因细菌作用、食物滞留、唾液质量的改变、牙齿结构或形态的变化，以及营养状况差等因素所致。以牙齿硬组织的色、形、质的改变为其特点。牙齿的硬组织可由透明的乳白色逐渐变得松软，呈褐色乃至黑色，牙冠部患区可生成龋洞，伴有牙齿过敏和触压痛等症。当成为牙本质深龋时，因接近牙髓，每受冷刺激都有明显的疼痛。发生牙髓炎时，可有剧烈的自发性疼痛。牙髓炎主要由于细菌和毒素通过接近牙髓或已经穿髓的龋洞，逆行感染而致，以剧烈牙痛，疼痛呈自发性、间歇性乃至持续性，夜卧加重，逢冷、热加重，可沿三叉神经分布区域放射至同侧头部等为其特点。牙周炎是指炎症波及整个牙齿的支持组织，除有牙龈充血、肿胀、发绀、易出血或牙龈增生肥大外，还可因牙周脓肿而发生严重的疼痛、常伴有不同程度的发热，颔下淋巴结肿大，压痛等。冠周炎是以早期患处疼痛，咀吸嚼加重，牙冠周围组织有红肿、压痛，随病情发展，以后还有畏寒、发热，下颔部肿胀、压痛及有不同程度的张口困难和吞咽疼痛等特点。中医学认为，牙痛有实、虚之分，实痛多因胃火引起牙龈红肿、大便秘结、口臭等症；虚痛多由肝火上炎或风热、火毒上攻；或肾阳亏虚、浮阳上越所致。

（1）患者坐位或卧位，术者拇指指腹分别按患者两侧的合谷穴各约3分钟，以感酸胀、沉麻为宜。

（2）患者坐位，术者两手指同时着力，分别捏拿患者两侧的肩井穴各1分钟。

（3）患者仰卧位，术者两手食指、中指、无名指指腹同时着力，分别轻揉患者两侧面颊各2分钟，重点揉患侧。

（4）患者仰卧位，术者两手中指着力，分别同时点按患者两侧的颊车穴各1分钟。